Ⅰ章　呼吸器内科における検査・治療手技
Ⅱ章　肺　癌
Ⅲ章　間質性肺炎・希少難病
Ⅳ章　閉塞性肺疾患
Ⅴ章　呼吸器感染症
Ⅵ章　その他の重要な呼吸器疾患
Ⅶ章　呼吸器集中治療

呼吸器内科 実践NAVI

Practical Handbook of Respiratory Medicine

監修
林 清二

編集
杉本親寿
安宅信二
井上義一
橘 和延
鈴木克洋
新井 徹
井上 康

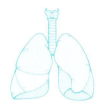

KINCHU
"近中"の極意
NO
GOKUI

南江堂

■監　修

| 林　　清二 | はやし　せいじ | 近畿中央胸部疾患センター　院長 |

■編　集

杉本　親寿	すぎもと　ちかとし	近畿中央胸部疾患センター臨床研究センター 治験管理研究室長
安宅　信二	あたぎ　しんじ	近畿中央胸部疾患センター臨床研究センター 肺がん研究部長
井上　義一	いのうえ　よしかず	近畿中央胸部疾患センター臨床研究センター 臨床研究センター長
橘　　和延	たちばな　かずのぶ	近畿中央胸部疾患センター内科　教育研修部長
鈴木　克洋	すずき　かつひろ	近畿中央胸部疾患センター内科　統括診療部長
新井　　徹	あらい　とおる	近畿中央胸部疾患センター臨床研究センター 呼吸不全研究部長
井上　　康	いのうえ　やすし	近畿中央胸部疾患センター内科・RCU, 麻酔科 内科医長／RCU 医長／麻酔科医長

■執　筆 （執筆順）

倉原　　優	くらはら　ゆう	近畿中央胸部疾患センター内科
園延　尚子	そのべ　しょうこ	近畿中央胸部疾患センター内科
谷口　善彦	たにぐち　よしひこ	近畿中央胸部疾患センター内科
審良　正則	あきら　まさのり	近畿中央胸部疾患センター放射線科　部長
玉舎　　学	たまや　まなぶ	近畿中央胸部疾患センター内科　医長
松井　秀夫	まつい　ひでお	近畿中央胸部疾患センター内科　内科系部長
木村　洋平	きむら　ようへい	兵庫県立淡路医療センター呼吸器内科　医長
辻　　泰佑	つじ　たいすけ	京都第一赤十字病院呼吸器内科　医長
金津　正樹	かなづ　まさき	刀根山病院呼吸器腫瘍内科
西條　伸彦	さいじょう　のぶひこ	近畿中央胸部疾患センター内科
中尾　桂子	なかお　けいこ	近畿中央胸部疾患センター内科
蓑毛祥次郎	みのも　しょうじろう	近畿中央胸部疾患センター内科
佐々木由美子	ささき　ゆみこ	地方独立行政法人岐阜県立多治見病院呼吸器 内科　主任医長
田宮　朗裕	たみや　あきひろ	近畿中央胸部疾患センター内科　医長
所　　昭宏	ところ　あきひろ	近畿中央胸部疾患センター心療内科　科長
沖塩　協一	おきしお　きょういち	近畿中央胸部疾患センター臨床研究センター 情報推進疫学研究室長

大町　直樹	おおまち　なおき	医療法人えいしん会岸和田リハビリテーション病院喀血・肺循環センター　呼吸器内科インターベンション医長
直木　陽子	なおき　ようこ	近畿中央胸部疾患センター内科
中濱　賢治	なかはま　けんじ	泉大津市立病院内科
橘　和延	たちばな　かずのぶ	近畿中央胸部疾患センター内科　教育研修部長
井上　義一	いのうえ　よしかず	近畿中央胸部疾患センター臨床研究センター臨床研究センター長
新井　徹	あらい　とおる	近畿中央胸部疾患センター臨床研究センター呼吸不全研究部長
杉本　親寿	すぎもと　ちかとし	近畿中央胸部疾患センター臨床研究センター治験管理研究室長
竹内奈緒子	たけうち　なおこ	近畿中央胸部疾患センター内科　医長
香川　智子	かがわ　ともこ	近畿中央胸部疾患センター内科・RCU内科医長
小林　岳彦	こばやし　たけひこ	近畿中央胸部疾患センター内科
木庭　太郎	こば　たろう	大阪大学大学院医学系研究科呼吸器・免疫内科学
二見　真史	ふたみ　しんじ	大阪大学大学院医学系研究科呼吸器・免疫内科学
内藤祐二朗	ないとう　ゆうじろう	大阪大学大学院医学系研究科呼吸器・免疫内科学
露口　一成	つゆぐち　かずなり	近畿中央胸部疾患センター臨床研究センター感染症研究部長
鈴木　克洋	すずき　かつひろ	近畿中央胸部疾患センター内科　統括診療部長
杜倉紗代子	とくら　さよこ	近畿中央胸部疾患センター内科
林　清二	はやし　せいじ	近畿中央胸部疾患センター　院長
松田　能宣	まつだ　よしのぶ	近畿中央胸部疾患センター心療内科　医長
井上　康	いのうえ　やすし	近畿中央胸部疾患センター内科・RCU，麻酔科内科医長／RCU医長／麻酔科医長
前倉　俊也	まえくら　としや	星ヶ丘医療センター呼吸器内科　医長

序

「呼吸器内科実践 NAVI ～"近中"の極意～」を手に取っていただきありがとうございます。私たち"近中"つまり近畿中央胸部疾患センターは呼吸器内科・外科診療だけで運営している変わった性格の病院ですが，呼吸器単科施設である特性を活かして質の高い診療を提供できる十分な数の優秀な専門医を擁し，活発に臨床研究を行い情報発信にも努めています。このような自賛を臆面もなく……という向きには，医療界全体の厳しい経営環境を意に介さない当院の若い医師の活気から，私がのぼせているだけではないとご理解いただけるのではと考えます。本書はこのような専門病院で日々行われている診療実践と工夫をまとめ，研修医・若手医師，呼吸器診療に苦慮している医師に向けて，実際の診療に役に立つ一冊として提供することを目的にして作りました。

そもそも本書を作ろうと思いついたきっかけには，当院の性格が深く関わっています。当院には若い医師が全国から集まります。特に内科は，出身大学も前任の病院も多様な医師が構成する集団です。それぞれの前任地での修練を反映した検査・処置の手技の微妙な違い，つまり様々な"お作法"が混在することとなり，その統一の必要性が生じました。一例を挙げれば，週日の午後は毎日気管支鏡検査を行っており，その件数は年間約 1,000 例に上ります。中堅医師 5 人が責任者として各曜日の検査を統括しますが，責任医師がどこで気管支鏡を学んだかによって，以前は検査手順に微妙な違いが生じていました。若い医師に無用な混乱を招かないために安全性が高く最も合理的なものを取捨選択し，"近中"版手技マニュアルを作成しました。その一部が本書にも引き継がれています。

総勢 35 名あまりの医師で構成される当院の内科は，外科，放射線科，病理の各科の協力を得て診療と臨床研究を行っています。その経験と知見，そして収集した情報を本書に盛り込みました。疾患の概説以外に，薬物療法の実際，機器の取り扱い，各種書類の記載法など，実際の診療業務をどのように進めるかということにも紙幅を費やしています。さらに各項に付けた"デキる呼吸器医の極意"は，私たちが多数の症例から実際に学んだ注意点やコツをまとめたものです。医局からベッドサイドや検査室，処置室，あるいは外来診察ブースに出向く前に診療のポイントの整理のために本書がお役に立てば嬉しく思います。

最後に，当院は 2018 年秋の新病棟開設に合わせて"近畿中央胸部疾

患センター"から"近畿中央呼吸器センター"へと変わる予定です．この改称は患者さんにとって診療内容がよりわかりやすくなるようにということを目指していますが，呼吸器診療に込める私たちの決意も盛り込んでいます．ちなみに長く親しんできた略称はそのままですので，今後とも"近中"をよろしくお願いいたします．

2018 年 4 月

監修者

近畿中央胸部疾患センター 院長

林　　清　二

目次

I章　呼吸器内科における検査・治療手技

1. 呼吸器内科の問診・身体所見のポイント………倉原　優　**2**
2. 呼吸器疾患の血液検査，動脈血ガス分析………園延　尚子　**9**
3. 喀痰検査……………………………………………谷口　善彦　**16**
4. 画像検査……………………………………………審良　正則　**19**
5. 生理機能検査
   - A. 呼吸機能検査…………………………………玉舍　学　**27**
   - B. 心電図………………………松井　秀夫，玉舍　学　**31**
   - C. 終夜睡眠ポリグラフィー（PSG）…………玉舍　学　**33**
   - D. 6分間歩行試験………………………………玉舍　学　**35**
6. 気管支鏡検査・治療………………………………木村　洋平　**37**
7. CTガイド下生検……………………………………辻　泰佑　**44**
8. 胸腔穿刺，胸膜生検………………………………金津　正樹　**47**
9. 胸腔ドレナージ，胸膜癒着術……………………西條　伸彦　**51**
10. 局所麻酔下胸腔鏡…………………………………中尾　桂子　**56**
11. 右心カテーテル検査，肺動脈造影………………蓑毛祥次郎　**59**
12. 呼吸リハビリテーション………………………佐々木由美子　**66**

II章　肺癌

1. 検査と診断法………………………………………田宮　朗裕　**70**
2. インフォームドコンセントの実際………………所　昭宏　**79**
3. 小細胞肺癌…………………………………………沖塩　協一　**83**
4. 非小細胞肺癌………………………………………大町　直樹　**87**
5. 高齢者肺癌…………………………………………金津　正樹　**95**
6. その他の胸部悪性腫瘍
   - A. 胸膜中皮腫……………………………………直木　陽子　**100**
   - B. 胸腺腫，胸腺癌………………………………中濱　賢治　**105**
7. 薬物投与法の実際…………………………………西條　伸彦　**108**
8. 副作用対策…………………………………………田宮　朗裕　**112**
9. Oncologic emergency………………………………谷口　善彦　**119**
10. 支持・緩和治療とチーム医療……………………所　昭宏　**125**
11. 禁煙と肺癌予防……………………………………橘　和延　**131**

III章　間質性肺炎・希少難病

1. 特発性肺線維症 ･･････････････････････････････････ 井上　義一　**136**
2. その他の特発性間質性肺炎 ･･････････････････････ 新井　　徹　**142**
3. 膠原病肺 ･･･････････････････････････････････････ 辻　　泰佑　**149**
4. 過敏性肺炎 ･････････････････････････････････････ 中尾　桂子　**155**
5. リンパ脈管筋腫症 ･･･････････････････････････････ 井上　義一　**160**
6. 肺 Langerhans 細胞組織球症 ･･･････････････････ 杉本　親寿　**165**
7. Birt-Hogg-Dubé 症候群 ･･････････････････････ 竹内奈緒子　**169**
8. 肺胞蛋白症 ･･････････････････････････････ 新井　　徹, 井上　義一　**172**
9. 好酸球性肺炎 ･･･････････････････････････････ 佐々木由美子　**175**
10. 肺胞出血 ･･･････････････････････････････････････ 香川　智子　**179**

IV章　閉塞性肺疾患

1. 慢性閉塞性肺疾患（COPD） ･････････････････････ 橘　　和延　**184**
2. 気管支喘息，慢性咳嗽 ･･･････････････････････ 佐々木由美子　**191**
3. ACO（喘息と COPD のオーバーラップ） ･･･････ 小林　岳彦　**201**
4. 気管支炎
   A. 閉塞性細気管支炎 ･････････････････････････ 谷口　善彦　**205**
   B. Swyer-James 症候群 ･･････････････････････ 木庭　太郎　**208**
   C. 呼吸細気管支炎 ･･･････････････････････････ 二見　真史　**211**
   D. 濾胞性細気管支炎 ･････････････････････････ 内藤祐二朗　**214**
   E. びまん性汎細気管支炎 ･････････････････････ 木村　洋平　**217**

V章　呼吸器感染症

1. 肺結核 ･･･ 露口　一成　**222**
2. 肺非結核性抗酸菌（NTM）症 ･･･････････････････ 鈴木　克洋　**232**
3. 肺真菌症 ･･･････････････････････････････････････ 杜倉紗代子　**241**
4. 市中肺炎，医療・介護関連肺炎，院内肺炎 ･･･････ 倉原　　優　**248**
5. その他の感染症（膿胸，ノカルジア，寄生虫） ･･･ 倉原　　優　**257**

VI章　その他の重要な呼吸器疾患

1. サルコイドーシス ･･･････････････････････････････ 杉本　親寿　**264**
2. 薬剤性肺障害 ･･･････････････････････････ 杜倉紗代子, 杉本　親寿　**271**
3. リンパ増殖性肺疾患 ･････････････････････････････ 竹内奈緒子　**275**

4. アミロイドーシス ··· 倉原　優　**279**
5. 肺高血圧症 ·································· 蓑毛祥次郎, 松井　秀夫　**283**
6. 肺分画症 ······································· 内藤祐二朗　**289**
7. 誤嚥性肺炎, リポイド肺炎 ························ 佐々木由美子　**292**
8. じん肺とその関連疾患 ····························· 林　清二　**296**
9. 睡眠時無呼吸症候群 ····························· 小林　岳彦　**300**
10. 慢性の良性呼吸器疾患の治療
  A. 肺移植の適応 ······························· 林　清二　**305**
  B. 慢性呼吸不全 ······························· 園延　尚子　**309**
  C. 慢性呼吸器疾患に対する緩和医療 ············· 松田　能宣　**313**
  D. 呼吸器心身症 ······························· 松田　能宣　**316**

VII章　呼吸器集中治療

1. 総論：重症呼吸不全症例の評価, 管理の流れ ····· 井上　康　**320**
2. 呼吸管理
  A. 酸素療法 ···································· 前倉　俊也　**324**
  B. 非侵襲的陽圧換気療法（NPPV） ················ 前倉　俊也　**328**
  C. 気道管理 ···································· 井上　康　**333**
  D. 気管挿管下の人工呼吸管理 ········· 香川　智子, 井上　康　**339**
  E. 分離肺換気 ·································· 井上　康　**344**
  F. 人工呼吸管理中の循環管理 ········· 井上　康, 松井　秀夫　**349**
  G. 人工呼吸管理中の鎮痛・鎮静とせん妄の管理 ····· 香川　智子　**352**
  H. 人工呼吸管理中の栄養法 ·························· 香川　智子　**356**
3. 疾患別管理方法
  A. 急性呼吸窮迫症候群（ARDS） ·················· 井上　康　**359**
  B. 間質性肺疾患 ····················· 香川　智子, 井上　康　**363**
  C. 重症呼吸器感染症 ····························· 前倉　俊也　**366**
  D. 慢性閉塞性肺疾患（COPD）の増悪 ············· 前倉　俊也　**370**
  E. 肺胞蛋白症に対する全肺洗浄の管理
   ①全肺洗浄の方法 ····························· 新井　徹　**375**
   ②全肺洗浄の麻酔管理と術後管理 ················· 井上　康　**378**

索引 ··· **383**

謹告　著者ならびに出版社は，本書に記載されている内容について最新
かつ正確であるよう最善の努力をしております．しかし，薬の情報およ
び治療法などは医学の進歩や新しい知見により変わる場合があります．
薬の使用や治療に際しては，読者ご自身で十分に注意を払われることを
要望いたします．　　　　　　　　　　　　　　　　株式会社　南江堂

I 章

呼吸器内科における検査・治療手技

1. 呼吸器内科の問診・身体所見のポイント
2. 呼吸器疾患の血液検査, 動脈血ガス分析
3. 喀痰検査
4. 画像検査
5. 生理機能検査
6. 気管支鏡検査・治療
7. CT ガイド下生検
8. 胸腔穿刺, 胸膜生検
9. 胸腔ドレナージ, 胸膜癒着術
10. 局所麻酔下胸腔鏡
11. 右心カテーテル検査, 肺動脈造影
12. 呼吸リハビリテーション

I章. 呼吸器内科における検査・治療手技

呼吸器内科の問診・身体所見のポイント

[問診]
- 忙しい外来の合間に呼吸器系の問診をすべて行うのは難しい. そのため, 呼吸器系の主訴を訴えている患者に対しては呼吸器系の問診に特化した質問票を書いてもらうことが望ましい.
- 特に喫煙歴は重要である. 呼吸器科医が喫煙歴を問診しないことは, 眼科が目を診ないのと同じである.
- 去痰薬は作用機序や病態によって使い分けるべきである.

[身体所見]
- 呼吸音の種類によって呼吸器疾患の鑑別を行う.
- 聴診は患者と対話するコミュニケーションのツールでもある. 聴診器を当ててもらうだけで安心する患者もいる.
- 呼吸器診療において, ばち指の確認や膠原病の診察のために患者の手をみることも重要である.

デキる呼吸器医の極意

a 問診のポイント

- 呼吸器内科には様々な主訴を有する患者が来院する. その中でも頻度が多いのは, 労作時呼吸困難(息切れ), 咳嗽, 喀痰である. それぞれに聴取すべき問診のポイントを記載する. 呼吸器診療において最低限問診しておくべき内容は表1の通りである.

1) 労作時呼吸困難(息切れ)の診かた

- 国際的には修正MRC質問票(mMRC)(表2)が最も使用されている. 以前まではFletcher-Hugh-Jones分類(F-H-J)(表3)がよく用いられていた.
- 労作時呼吸困難で頻度の多い疾患は, 慢性閉塞性肺疾患(chronic obstructive pulmonary disease:COPD), 慢性間質性肺疾患(特発性肺線維症など)である. 総合病院では二次性肺高血圧症も比較的よく遭遇する.
- 突然の呼吸困難を呈した場合, クリティカルな呼吸器疾患である気胸, 肺血栓塞栓症だけでなく, 急性冠症候群や大動脈解離などの循環器疾

1　呼吸器内科の問診・身体所見のポイント

表1　呼吸器診療で問診しておくべき内容

問　診	鑑別に役立つ疾患
喫煙歴	すべての呼吸器疾患（特に COPD）
職業歴（粉じん吸入歴，農業，有機物など）	じん肺，過敏性肺炎
既往歴（呼吸器系以外の疾患，薬剤歴など）	膠原病関連間質性肺疾患，胃食道逆流症による慢性咳嗽，薬剤性肺障害など
家族歴	特発性肺線維症，リンパ増殖性疾患
生活歴（羽毛布団使用の有無，鳥の飼育歴など）	過敏性肺炎
アレルギー歴	喘息，咳喘息，アトピー咳嗽，好酸球性肺炎
症状の発現時期	急性 / 亜急性の判断

表2　修正 MRC 質問票（mMRC）

グレード分類	あてはまるものにチェックしてください（1 つだけ）	
0	激しい運動をした時だけ息切れがある	☐
1	平坦な道を早足で歩く，あるいは緩やかな上り坂を歩く時に息切れがある	☐
2	息切れがあるので，同年代の人よりも平坦な道を歩くのが遅い，あるいは平坦な道を自分のペースで歩いている時，息切れのために立ち止まることがある	☐
3	平坦な道を約 100 m，あるいは数分歩くと息切れのために立ち止まる	☐
4	息切れがひどく家から出られない，あるいは衣服の着替えをする時にも息切れがある	☐

呼吸リハビリテーションの保険適用については，旧 MRC のグレード 2 以上，すなわち上記 mMRC のグレード 1 以上となる．
［日本呼吸器学会 COPD ガイドライン第 4 版作成委員会（編）：COPD（慢性閉塞性肺疾患）診断と治療のためのガイドライン，第 4 版，メディカルレビュー社，東京，p33，表1，2013 より許諾を得て転載］

表3　Fletcher-Hugh-Jones 分類（F-H-J）

1度	同年齢の健常者とほとんど同様の労作ができ，歩行，階段昇降も健常者並みにできる
2度	同年齢の健常者とほとんど同様の労作ができるが，坂や階段の昇降は健常者並みにはできない
3度	平地でさえ健常者並みには歩けないが，自分のペースなら 1 マイル（1.6 km）以上歩ける
4度	休みながらでなければ 50 ヤード（46 m）も歩けない
5度	会話，着物の着脱にも息切れを感じる．息切れのため外出ができない

患を想起する必要がある.

- 喫煙によって呼吸困難が増悪する場合,喘息やCOPDを考えるが,若年患者で初めての喫煙によって呼吸困難を呈した場合には急性好酸球性肺炎を鑑別に入れる.
- パニック障害の既往がある患者が促迫した呼吸困難を訴える場合,過換気症候群の頻度が最も高いが,基本的な呼吸困難の鑑別疾患を見逃さないよう注意する.
- 労作時呼吸困難をみた場合,SpO_2が低下していないかどうかを確認する.COPDや慢性間質性肺疾患によってSpO_2が低下している場合,在宅酸素療法の適応になりうる(p310参照).

2) 咳嗽のみかた(慢性咳嗽については p191 参照)

- 臨床で遭遇する咳嗽の多くが感染後咳嗽である.
- 季節性の咳嗽を呈している場合,咳喘息,喘息を考慮する.wheezesがないか聴診で確認する必要がある.喘息を強く疑う場合は,呼気一酸化窒素濃度(FeNO)や1秒量・1秒率を測定する(p27参照).
- 喀痰がからむ咳の場合,感染後咳嗽,COPD,上気道咳症候群(後鼻漏を含む),肺結核などを考慮する.
- 咳嗽の鑑別診断を進めるうえで,診断に時間を要すると判断したときは対症療法としてコデインリン酸やデキストロメトルファン(メジコン®)を処方してもよい.

> コデインリン酸塩　散1%　1回20mg　1日3回
> デキストロメトルファン(メジコン)　錠15mg　1回2錠　1日3回

- 上記の治療でも効果がなければ,塩酸モルヒネを用いることもある(通常の咳嗽治療に反応しない3ヵ月以上続く難治性咳嗽に対してプラセボと比較して咳嗽スコアを有意に下げる効果がある).

> モルヒネ塩酸塩　末　1回5〜10mg　頓服(2〜3mgでも効果が出ることもある)

3) 喀痰の診かた

- 喀痰は気道の腺上皮の分泌が過多になることによってみられる.
- 喀痰を呈する患者を診た場合,その色と量の問診が重要である.
- 喀痰の色が赤い場合(血痰),肺結核,気管支拡張症,非結核性抗酸菌症,びまん性汎細気管支炎,肺癌,肺胞出血などを考慮する.

1 呼吸器内科の問診・身体所見のポイント

- 喀痰の色が膿性の場合，呼吸器感染症全般，気管支拡張症を考慮する．特に悪臭が強い場合は，肺化膿症や誤嚥性肺炎などの嫌気性菌感染症の可能性がある．
- 喀痰の色が鉄さび色の場合，肺炎球菌性肺炎を考慮する．
- 喀痰の色がピンク色の場合，肺水腫，軽度の気道出血を考慮する．
- 喀痰の量が多い場合，気管支拡張症，bronchorrhea（浸潤性粘液腺癌や肺胞蛋白症によって起こる気道分泌物過多）などを考慮する．
- 去痰薬（表4）を用いることもあるが，あくまで対症療法であり根本的解決策ではない．

表4　去痰薬一覧

分類	作用	代表的薬剤	使用場面
気道分泌促進薬	気道分泌液を増加させることで喀出しやすくする	ブロムヘキシン（ビソルボン）	喀痰が多少増えてもいいので，喀痰のキレをよくしたい ※吸入液はアスピリン喘息に禁忌
気道粘膜潤滑薬	肺胞II型細胞のサーファクタント分泌を促進する	アンブロキソール（ムコソルバン，ムコサール）	キレの悪い喀痰（ムコソルバンLは夜の内服で朝の排痰に有効）
気道粘液修復薬	フコースとシアル酸のバランスを正常化する	カルボシステイン（ムコダイン，ムコトロン），フドステイン（スペリア，クリアナール）	・量の多い喀痰 ・COPD急性増悪の予防
分泌細胞正常化薬	杯細胞の過形成を抑制，粘液産生を抑える		
気道粘液溶解薬	痰中の化学結合などを分解し，粘調度を低下させる	・S-S結合分解：システイン系薬：アセチルシステイン（ムコフィリン），エチルシステイン（チスタニン），メチルシステイン（ペクタイト） ・蛋白分解：プロナーゼ（エンピナース） ・多糖類分解：ブロムヘキシン（ビソルボン）	・急性期のキレの悪い喀痰（ムコフィリンネブライザー） ・その他はエビデンス乏しい
界面活性剤	痰の表面張力を低下させて排出を促す	チロキサポール（アレベール）	COPD急性増悪（アレベールネブライザー：ただしエビデンス乏しい）

5

Ⅰ章　呼吸器内科における検査・治療手技

b 身体所見のポイント

1) 視診

● COPD のように長期間呼吸補助筋を使っている呼吸器疾患患者は，胸鎖乳突筋などの呼吸補助筋が腫大している．また，息切れを主訴に来院した患者では，必ず下肢浮腫の有無をチェックしておく．呼吸器疾患と思い込んでいると，慢性心不全例を見逃す可能性がある．

2) 聴診

● 主たる聴診の用語は4つある．

　① wheezes：笛声音とも呼ばれる高調性の連続性ラ音．特に呼気で強く聴取される．喘息や COPD 増悪で聴取される．

　② rhonchi：いびき音とも呼ばれる低調性の連続性ラ音．呼気，吸気ともに聴取され，wheezes よりも太い気管支に由来する音．気道分泌物が多い喘息，COPD 増悪などで聴取される．

　③ coarse crackles：水泡音とも呼ばれる低調性の断続性ラ音．呼気，吸気ともに聴取され，気道分泌物が呼吸によって破裂することにより発生する．肺水腫，びまん性汎細気管支炎，市中肺炎，気管支拡張症などで聴取される．吸気時全体に coarse crackle を聴取する場合（pan-inspiratory crackles），細菌性肺炎の可能性が高い．

　④ fine crackles：捻髪音・ベルクロラ音とも呼ばれる高調性の断続性ラ音．coarse crackles よりも crackles の幅が密である．吸気終末に下肺野，特に肺底区で多く聴取される．線維化を伴う特発性間質性肺炎（特発性肺線維症など），じん肺，慢性過敏性肺炎などで聴取される．

● 国際肺音学会（The International Lung Sounds Association：ILSA）が推奨している三上らの案が現在の標準である（表5）．

3) ばち指

● ばち指とは，炎症を伴わない線維増生であり，X線写真で骨に変化をきたさないものを指す．

● ばち指は，変形性関節症との鑑別が重要である．X線写真で関節裂隙の狭小化や骨棘があれば，変形性関節症を疑う．

● ばち指を診た場合，呼吸器疾患では低酸素血症を伴いやすい慢性呼吸器疾患（COPD，慢性間質性肺疾患），肺癌を疑う．

● 人指し指同士を背面で合わせたときに正常なら爪母の部分に菱形の空

6

表5 呼吸音の分類

1. 呼吸音(breath sounds)
   A. 正常(normal)
      a. 肺胞呼吸音(vesicular sounds)
      b. 気管支肺胞呼吸音(bronchovesicular sounds)
      c. 気管支呼吸音(bronchial sounds)
      d. 気管呼吸音(tracheal sounds)
   B. 異常(abnormal):減弱,消失,呼気延長,気管支呼吸音化,気管狭窄音など
2. 副雑音(adventitious sounds)
   A. ラ音(pulmonary adventitious sounds)
   ①連続性ラ音(continuous sounds)(80 msec 以上)
      a. 低調性連続性ラ音,類鼾音(rhonchi)(およそ150 Hz)
      b. 高調性連続性ラ音,笛声音(wheezes)(基本的に400 Hz 以上)
         polyphonic wheezes, monophonic wheezes
      c. スクウォーク(squawk)(およそ200 msec, 200〜300 Hz)
      d. ストライダー(stridor)(正確には肺胞由来の音ではない,500 Hz以上)
   ②断続性ラ音(discontinuous sounds = crackles)
      a. 粗い断続性ラ音,水泡音(coarse crackles)(およそ350 Hz)
         (crackle は10〜25 msec のことが多い,多くが低調性・pan-inspiratory crackles)
      b. 細かい断続性ラ音,捻髪音(fine crackles)(およそ650 Hz)
         (crackle は5 msec 以下のことが多い,多くが高調性・late-inspiratory crackles)
   B. その他(miscellaneous)
      胸膜摩擦音, Hamman 徴候,肺血管性雑音

(文献 1, 2 を参考に著者作成)

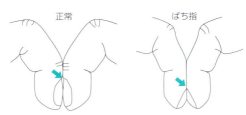

図1 Schamroth sign(文献3より引用)

間ができるが,ばち指があると菱形の空間が消える(Schamroth sign)(図1).

爪母の厚さ/DIP(distal interpharangeal)関節部の厚さ = DPD/IPD(distal phalangeal finger depth/interphalangeal finger depth)の比率で判定するもの.ばち指があるとDPD/IPD比が1.0を超える(図2).

I章　呼吸器内科における検査・治療手技

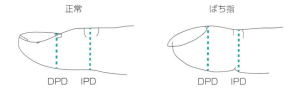

図2　DPD/IPD（文献3より引用）

- 爪の傾きによってばち指を判定する方法もある．hyponychial angle（∠ABD）とLovibondの報告したprofile angle（∠ABC）の2種類がある．ばち指がある場合，∠ABDが200°，∠ABDが180°を超えることが多い（図3）．

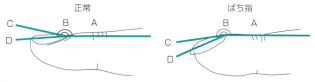

図3　Nail-fold angles（文献3より引用）

文献

1) Mikami R, et al: International Symposium on Lung Sounds. Synopsis of proceedings. Chest **92**: 342, 1987
2) Bohadana A, et al: Fundamentals of lung auscultation. N Engl J Med **370**: 744, 2014
3) Myers KA, et al: The rational clinical examination. Does this patient have clubbing? JAMA **286**: 341, 2001

I章．呼吸器内科における検査・治療手技

呼吸器疾患の血液検査，動脈血ガス分析

- 間質性肺疾患を認め臨床的に膠原病を疑うときは，積極的に自己抗体を測定する．
- 腫瘍マーカーは腫瘍に特異的なものではなく，良性疾患でも高値となる場合がある．

a 間質性肺炎の血清マーカー

1) KL-6（表1）

- KL-6 は膜貫通型の非分泌型ムチンである MUC1 ムチンに属する 200 kDa 以上の高分子量糖蛋白抗原のひとつで，肺では主に II 型肺胞上皮細胞が産生し，肺の線維化の過程で肺胞腔内線維化を促進している物質とされる．

表1 主要疾患における血清 KL-6 の陽性率

		陽性率			
		きわめて低値 (<10%)	低値 (10〜30%)	中等度 (30〜70%)	高値 (70〜100%)
良性疾患	肺	肺胞性肺炎 気管支喘息 慢性閉塞性肺疾患 気管支拡張症 軽症薬剤性肺障害	肺結核 じん肺	びまん性汎細気管支炎 広範な病変を示す肺結核	特発性間質性肺炎 過敏性肺炎 放射線肺炎 膠原病関連間質性肺炎 サルコイドーシス肺野型 ニューモシスチス肺炎 サイトメガロウイルス肺炎 肺胞蛋白症 石綿肺 重症薬剤性肺障害
	肺以外	肝炎 肝硬変 膵炎 胆嚢炎			
悪性疾患		胃癌 大腸癌 肝細胞癌		肺癌 膵癌 乳癌	

（文献1より引用）

I章　呼吸器内科における検査・治療手技

2）SP-D，SP-A

● SP-D と SP-A は肺胞 II 型上皮細胞とクララ細胞を主な産生細胞とする分泌型蛋白質である．肺胞腔内に豊富に存在し，肺胞 II 型上皮細胞への再吸収または肺マクロファージに取り込まれ代謝される．

b びまん性肺疾患の診断と鑑別に有用な血液検査（表 2）

表 2

項　目	陽性となる鑑別疾患	ポイント
自己抗体 　抗核抗体 　リウマチ因子	膠原病	抗核抗体，リウマチ因子は IPF や NSIP の 10 ～ 20% で陽性を示すが，抗体価が高い場合には膠原病の可能性を検討する必要がある[2]．
特徴的自己抗体 　抗 dsDNA 抗体 　抗 Sm 抗体 　抗 U1-RNP 抗体 　抗 SS-A/SS-B 抗体 　抗セントロメア抗体 　抗 Scl-70 抗体 　抗 CCP 抗体 　抗 Jo-1 抗体 　MPO-ANCA/PR3-ANCA 　抗 GBM 抗体 　抗 ARS 抗体	SLE SLE MCTD，SSc（全身性） Sjögren 症候群 CREST 症候群，SSc（限局型） SSc（全身型） 関節リウマチ PM/DM EGPA，MPA/GPA Goodpasture 症候群，急速進行性腎炎 PM/DM	膠原病関連間質性肺炎の診断，除外のため膠原病関連の自己抗体を測定する． 抗 ARS 抗体陽性例では筋炎の他に高率に間質性肺炎を併発し，抗 ARS 抗体症候群と呼ばれる．抗 ARS 抗体は 2014 年 1 月より保険収載された．
ACE	サルコイドーシス 慢性ベリリウム肺，珪肺，過敏性肺炎，リンパ脈管筋腫症でも高値を示すことあり	サルコイドーシスでは類上皮肉芽腫から産生され，肉芽腫の量と相関すると考えられている．
リゾチーム	活動性サルコイドーシス	サルコイドーシスの活動性の指標として重要．血液疾患，肺結核などの炎症性疾患でも上昇するため，特異性にかける．
可溶性 IL-2 受容体	悪性リンパ腫・成人 T 細胞性白血病（ATL）などの血液疾患，膠原病，サルコイドーシス，過敏性肺炎，結核など	悪性リンパ腫のマーカーとしてのみ保険適用されている．
IgG4	IgG4 関連疾患	IgG4 は IgG のサブクラスのうち 3 ～ 6% と少ない IgG4 関連多臓器リンパ増殖性症候群の診断基準では，IgG4 135 mg/dL 以上を IgG4 高値と規定[3]．
抗トリコスポロン抗体	夏型過敏性肺炎	夏型過敏性肺炎は *Trichosporon asahi，T. mucoides* に対する III 型，IV 型アレルギー反応が原因と考えられている．

10

2 呼吸器疾患の血液検査，動脈血ガス分析

C 呼吸器感染症マーカー（表3）

表3

検査項目	陽性となる鑑別疾患	ポイント
アスペルギルス抗原	アスペルギルス症 ※ PIPC/TAZ 投与患者で陽性となることがある.	ガラクトマンナン抗原を ELISA 法で検出する. 侵襲性肺アスペルギルス症では最近カットオフ値が 1.0 から 0.5 に下げられ感度が上昇した.
アスペルギルス抗体	アスペルギルス症	*Aspergillus fumigatus* に対する抗体（オクタロニー法）を検出する. 定着型の肺アスペルギローマでは強陽性，ABPA などのアレルギー型では弱陽性である. 組織侵入型アスペルギルス症では，免疫不全が基礎にあり抗体が産生されるまでに死亡してしまうことが多いため,検出されないことが多い.
オウム病クラミジア抗体	オウム病, *C. pneumoniae* や *C. trachomatis* 感染症	ペア血清で 4 倍以上，シングルでは 32 倍以上で有意とする.
クラミドフィラ・ニューモニエ抗体 （IgM, IgG, IgA）	肺炎クラミドフィラ感染症	初感染では感染後 3 週以降に IgM が上昇し，次いで IgG，IgA が 2 〜 3 週遅れて上昇する. 再感染では IgG，IgA が 2 〜 3 週で比較的急激に上昇するが，IgM は通常上昇しない.
クリプトコッカス抗原	肺クリプトコッカス症 クリプトコッカス髄膜炎	*Cryptococcus neoformans* の可溶性莢膜多糖体でラテックス凝集反応による.
クォンティフェロン® TB ゴールド（QFT-3G）	結核 一部の非結核性抗酸菌 （*M. kansasii*, *M. marinum*, *M. szulgai* etc）	結核の感度は 80 〜 90%，特異度は 100% と高い. 一部の非結核性抗酸菌では結核菌特異抗原が存在するため，陽性となる. *M. avium*, *M. intracellulare*, *M. abscessus* には結核菌特異抗原は存在しない.
キャピリア® MAC 抗体	MAC 症	カットオフ値を 0.7 U/mL とすると，肺 MAC 症は感度 84%，特異度 100%であった[4]
サイトメガロウイルス pp65 抗原	サイトメガロウイルス感染症	サイトメガロウイルス pp65 抗原は白血球 5 万個当たり陽性細胞数が 10 個以上で陽性と診断するが，7.5 個以上であっても治療したほうがよいとする見解もある[5]
マイコプラズマ抗体	マイコプラズマ肺炎 マイコプラズマ感染症	1 週目から上昇し，2 〜 6 週でピークに達する. ペア血清で 4 倍以上の上昇かシングル血清 320 倍以上で診断する.
（1 → 3)-β -D- グルカン	深在性真菌症，ニューモシスチス肺炎 ※クリプトコッカス症で上昇することはまれ.	ムコールを除くすべての真菌の細胞壁骨格を形成する多糖体である（1 → 3)- β -D- グルカンを血漿中に検出する.

I
2
呼吸器疾患の血液検査，動脈血ガス分析

Ⅰ章　呼吸器内科における検査・治療手技

d 腫瘍マーカー（表4）

表4

項　目	陽性となる鑑別疾患	ポイント
CEA (carcinoembryonic antigen) カットオフ値：5.0 ng/mL 以下	肺癌（特に腺癌） ※偽陽性：喫煙，加齢，間質性肺炎，慢性甲状腺機能低下症，肝炎・肝硬変，自己免疫性疾患，腎不全，炎症性腸疾患など	肺癌全体では約50％の陽性率で，組織型は腺癌に多く，病期に進行とともに陽性率も上昇する． 胸膜中皮腫との鑑別に有用である．
CYFRA (cytokeratin 19 fragment) カットオフ値：3.5 ng/mL 以下	扁平上皮癌 ※偽陽性：喫煙や採血手技による影響を受けないため低い．肺良性疾患では12.5％と報告されている．	扁平上皮癌で約70％の陽性率を示し，感度・特異度ともCEA，SCCよりも優れている．扁平上皮癌における予後因子であり，3.6 ng/mLより高値の扁平上皮癌の予後は低値の症例より不良である．
NSE (neuron specific enolase) カットオフ値：10.0 ng/mL 以下	神経内分泌細胞腫瘍（肺小細胞癌，小児神経芽腫瘍）	肺小細胞肺癌では60〜80％で陽性となる． 非小細胞癌でも10％ほど陽性になるが，多くは進行癌である
proGRP (progastrin-releasing peptide) カットオフ値：46.0 pg/mL 未満（血清），80.0 pg/mL 未満（血漿）	肺小細胞癌 ※偽陽性：腎機能障害，間質性肺炎などで上昇する．	GRP(gastrin-releasing peptide)の前駆体である． 肺小細胞癌で約65％の陽性率を示す． large cell neuroendocrine carcinoma(LCNEC)でも高値となることがある．
SCC (squamous cell carcinoma) カットオフ値：1.5 ng/mL 以下	扁平上皮癌 ※偽陽性：採血の際の複数回の穿刺による組織液の混入（正常皮膚表面にもSCC抗原が存在するため），広範囲の皮膚疾患，肺良性疾患（陽性率：22.6％）[6]	扁平上皮で産生される蛋白質で，各種臓器の扁平上皮癌で上昇する． 肺扁平上皮癌の約60％で陽性となり，血中半減期は約72時間と短いため，治療効果の判定に有用である．
SLX (sialyl Lewis X) カットオフ値：38.0 U/mL 以下	肺癌（特に腺癌），膵癌，卵巣癌 偽陽性：間質性肺炎，肺炎症性疾患（陽性率5％程度）	肺癌での陽性率は約38％で，腺癌で高い陽性率（約45％）を示すが，扁平上皮癌，大細胞癌，小細胞癌でも陽性になる．

12

2 呼吸器疾患の血液検査，動脈血ガス分析

e 動脈血液ガス分析

〈基準値〉

pH	$PaCO_2$(Torr)	PaO_2(Torr)	HCO_3^-(mmol/L)	BE(mmol/L)
7.40 ± 0.05	40 ± 5	80〜100(室内気)	24 ± 3	0 ± 2

STEP ① サンプル採取

● 大腿動脈，橈骨動脈もしくは上腕動脈などから採血する．気泡は誤差の原因となるので除去し，ただちに測定する．

● 検体採取時，息止めや過換気などをしないように指示する．酸素吸入や人工呼吸管理を行っている場合，開始後あるいは設定変更後 15 〜 20 分以上経て定常状態に達してから採血する．患者の状態が危機的であると予想され，速やかな対応を要する場合はすぐに採血し測定する．

● 測定時の体位，呼吸数，酸素吸入の有無・流量，人工呼吸器の設定などを必ず記録しておく．

STEP ② 酸素化能の評価

● PaO_2 に着目する．室内気で PaO_2 60 Torr 以下は呼吸不全である．吸入酸素濃度によって変化するため，PaO_2 の絶対値のみで酸素化能の評価はできない．

● 肺胞でのガス交換の異常がなくても，肺胞換気量が低下（肺胞気二酸化炭素分圧が上昇）すると，肺胞気酸素分圧が低下し PaO_2 は低下する．肺胞換気量の影響を考慮した肺酸素化能の評価には肺胞気・動脈血酸素分圧較差（$A\text{-}aDO_2$）を計算する．

> 室内気吸入ならば，$A\text{-}aDO_2 = 150 - PaCO_2/0.8 - PaO_2$
> 酸素吸入下ならば，$A\text{-}aDO_2 = (760 - 47) \times FiO_2 - PaCO_2/0.8 - PaO_2$
> （室内気吸入下での正常値は 10 Torr 以下．20 Torr 以上は異常と判断する）
> $A\text{-}aDO_2$ が開大する場合，肺胞でのガス交換の異常を考える．
> 吸入酸素濃度が高くなると，ガス交換に異常がなくても $A\text{-}aDO_2$ は開大する[7]．

● 酸素吸入あるいは人工呼吸管理中の場合，$A\text{-}aDO_2$ による酸素化の評価は困難となる．このような場合，P/F 比を計算して酸素化能を評価する．ただし，肺胞換気量の影響を考慮していない点に注意する．

13

I 章　呼吸器内科における検査・治療手技

P/F 比＝ PaO_2/FiO_2
正常値は 500 以上．P/F 比が低いほど酸素化能は不良であると判断する [7]．
低流量システムでの酸素吸入下では正確な FiO_2 が不明であり算出できない．

STEP ③　換気能の評価

● $PaCO_2$ で評価する．$PaCO_2$ は肺胞換気量に左右される．$PaCO_2$ 高値なら肺胞低換気，低値なら過換気と判断する．呼吸不全で $PaCO_2$ が 45 Torr 以下は I 型呼吸不全，45 Torr を超える場合は II 型呼吸不全に分類される．

STEP ④　酸塩基平衡の評価 [8]

● まず，pH に着目する．pH 7.4 より低いならアシドーシス，高いならアルカローシスと判断する．ただし，後述する代償反応が十分な場合は pH が正常に近くなるので注意する．

● 続いて $PaCO_2$，HCO_3^-，BE に着目し，呼吸性，代謝性あるいは混合性であるかを評価する．

● 代償反応の評価をする．呼吸性の酸塩基平衡異常では主に腎での HCO_3^- 再吸収量の調節（代謝性代償）で代償し，代謝性の酸塩基平衡異常では肺での換気量による $PaCO_2$ の調節（呼吸性代償）で代償する．ただし，pH の正常範囲を超えた代償は起こらない．呼吸性代償は直ちに作動するが，代謝性代償が十分機能するには時間がかかる．

● 呼吸性アシドーシスの代償反応には急性反応と慢性反応がある．急性反応は赤血球とヘモグロビンによる緩衝作用で生じ，pH の低下は大きく是正されない．慢性反応は腎での HCO_3^- 再吸収によるもので，時間経過と関係する．両反応それぞれに HCO_3^- の増加分を予測する公式がある．

急性反応：$\varDelta HCO_3^- = 0.1 \times \varDelta PaCO_2$
慢性反応：$\varDelta HCO_3^- = 0.4 \times \varDelta PaCO_2$

● HCO_3^- の代償限界は $PaCO_2$ が 60 Torr 以上で，急性反応なら 30 mmol/L 以内，慢性反応なら 30 mmol/L 以上となり 42 〜 45 mmol/L といわれる．

● また，急性反応では $\varDelta PaCO_2$ 10 Torr の上昇に対して $\varDelta pH$ は 0.08 低下し，慢性反応では急性反応で予測される $\varDelta pH$ よりも実際の $\varDelta pH$ は小さくなる．

● その他の酸塩基平衡異常での代償反応を予測する公式

2　呼吸器疾患の血液検査，動脈血ガス分析

呼吸性アルカローシス

急性の代謝性代償：$\varDelta HCO_3^- = 0.2 \times \varDelta PaCO_2$（$HCO_3^-$代償限界：18 mmol/L）

慢性の代謝性代償：$\varDelta HCO_3^- = 0.5 \times \varDelta PaCO_2$（$HCO_3^-$代償限界：12 mmol/L）

代謝性アシドーシス

呼吸性代償：$\varDelta PaCO_2 = (1 \sim 1.3) \times \varDelta HCO_3^-$（$PaCO_2$代償限界：15 Torr）

代謝性アルカローシス

呼吸性代償：$\varDelta PaCO_2 = (0.5 \sim 0.9) \times \varDelta HCO_3^-$（$PaCO_2$代償限界：60 Torr）

STEP ⑤　総合評価

● 代謝性アシドーシスの原因を鑑別するのにアニオンギャップを活用する.

アニオンギャップ＝ $Na^+ - (HCO_3^- + Cl^-)$　正常値 12 ± 2

アニオンギャップの増大は有機酸の増加によるアシドーシスと判断する.

● その他，同時に測定可能な項目（Hb・Ht，血糖，電解質，乳酸値など）も必ず確認する.

● 経過や臨床所見などと照らし合わせて総合的に病態の判断をする.

文献

1) 石川暢久ほか：疾患マーカー：KL-6. 間質性肺疾患診療マニュアル，第2版，久保惠嗣，藤田次郎（編），南江堂，東京，p144，2014

2) 新井 徹ほか：臨床検査・血液検査. びまん性肺疾患の臨牀―診断・管理・治療と症例，第4版，びまん性肺疾患編集，金芳堂，京都，p30，2012

3) 正木康史ほか：IgG4関連疾患とシェーグレン症候群―19世紀より続いた2つの病気をめぐる議論，そして今後. 医のあゆみ 236：175，2011

4) Kitada S, et al：Serodiagnosis of Mycobacterium avium-complex pulmonary disease using an enzyme immunoassay kit. Am J Respir Crit Care Med 177：793, 2007

5) Arai T, et al：Cytomegalovirus infection during immunosuppressive therapy for diffuse parenchymal lung disease. Respirology 18：117, 2013

6) 菅間康夫ほか：新しい肺癌マーカー　シフラのEIA法により多施設臨床試験―特に肺癌における臨床的有用性について. 臨検機器・試薬 16：1239，1993

7) 尾崎孝平ほか：呼吸器ケアの「なぜ？」が分かる黄金解説，メディカ出版，大阪，2014

8) 尾崎孝平：血液ガス・酸塩基平衡教室，メディカ出版，大阪，2009

I章. 呼吸器内科における検査・治療手技

喀痰検査

- ✓ 感染症治療において原因微生物の特定は重要なことであり，非侵襲的な喀痰検査は積極的に行う．
- ✓ 肺結核はいかなる陰影も呈する可能性があることから，典型的な陰影でなくとも，特に初診時には一般細菌に加えて抗酸菌検査を忘れずに行う．
- ✓ 喀痰細胞診は，肺癌では蓄痰を，結核，非結核性抗酸菌症などでは朝一番の痰を用いる．

デキる呼吸器医の極意

a 検体の採取

〈誘発喀痰法〉

● 喀痰の喀出が困難な場合には10％食塩水と蒸留水を使用して3〜5％の食塩水を作成し，5 mL程度をネブライザーを用いて吸入する．

10％食塩水2 mL＋蒸留水3 mL

b 検体の分類と解釈

1) 採取された喀痰の質を評価する

● Geckler分類（表1）を用いて適切な検体か不適切な検体か判断する．

表1 Geckler分類

グループ	細胞数／1視野（100倍）		判定
	白血球	扁平上皮細胞	
1	<10	>25	不適切
2	10〜25	>25	
3	>25	>25	
4	>25	10〜25	適切
5	>25	<10	
6	<25	<25	場合によっては適切

3 喀痰検査

2）一般細菌の解釈（表2）

表2

分　類	特　徴	主な肺炎の原因菌
グラム陽性球菌	双球菌	*Streptococcus pneumoniae*
	連鎖状	*Enterococcus spp.* *Peptostreptococcus spp.*
	ブドウ状	*Staphylococcus aureus*
グラム陽性桿菌		*Nocardia* *Actinomyces* *Corynebacterium spp.* *Clostridium spp.*
グラム陰性桿菌	大型	*Klebsiella pneumoniae*
	中型	*Escherichia coli*
	小型	*Pseudomonas aeruginosa*
グラム陰性双球菌		*Moraxella catarrhalis*
グラム陰性球桿菌		*H. influenzae*

3）抗酸菌検査結果の解釈（表3）

表3

記載法	蛍光法	Z-N法	ガフキー
－	0/30 視野	0/300 視野	G0
±	1 ～ 2/30 視野	1 ～ 2/300 視野	G1
1+	1 ～ 19/10 視野	1 ～ 9/300 視野	G2
2+	≧ 10/100 視野	≧ 10/100 視野	G5
3+	≧ 10/1 視野	≧ 10/1 視野	G9

Z-N 法：Ziehl-Neelsen 法

Ⅰ章　呼吸器内科における検査・治療手技

4）細胞診の解釈（表4，5）

表4　パパニコロウ分類

Class Ⅰ	異常または異常細胞を認めない	（陰性）
Class Ⅱ	異常または異常細胞を認めるが，悪性所見ではない	（陰性）
Class Ⅲa	悪性の疑いがある異常細胞を認めるが，悪性と判定できない	（疑陽性）
Class Ⅲ	悪性の疑いがある異常細胞を認めるが，悪性と判定できない	（疑陽性）
Class Ⅲb	悪性の疑いがある異常細胞を認めるが，悪性と判定できない	（疑陽性）
Class Ⅳ	悪性が強く疑われる異常細胞を認める	（陽性）
Class Ⅴ	悪性と判定できる細胞を認める	（陽性）
判定不能	固定不良，塗抹不良，細胞変形，細胞数不足などによる場合	

表5　肺癌細胞診判定基準

判定区分	細胞所見	指導区分
A	喀痰中に組織球を認めない	材料不適，再検査
B	正常上皮細胞のみ 基底細胞増生 軽度異型扁平上皮細胞 繊毛円柱上皮細胞	現在異常を認めない 次回定期検査
C	中等度異型扁平上皮細胞 核の増大や濃染を伴う円柱上皮細胞	程度に応じて6ヵ月以内の追加検査と追跡
D	高度（境界）異型上皮細胞または悪性腫瘍の疑いのある細胞を認める	ただちに精密検査
E	悪性腫瘍細胞を認める	

5）喀痰中好酸球

● 5％以上占めるときにアレルギー性気道炎症を示唆する．
● 3％以下に保つと喘息発作の頻度が低下する．
● 好中球が増加するタイプの気管支喘息には無効．

I章. 呼吸器内科における検査・治療手技

4 画像検査

- 胸部画像診断は胸部単純X線検査が基本である．読影のポイントを熟知する．
- 胸部CT検査は胸部画像診断で最も有用である．検査目的に応じた撮影方法を行うことが重要である．
- 結節影(径2cm以下)には病変全体を含めた薄いスライス厚の連続CTを追加する．
- びまん性肺疾患の診断には高分解能CT(high resolution CT：HRCT)が有用である．multi-detector CT(MDCT)の装置にもよるが，通常のMDCTのvolume dataからの再構成によるHRCTでは2次小葉内の細かい構造が描出されない．全肺の低線量撮影に1枚ごとのHRCTを加えても被曝線量はMDCT撮影時より低くなる．

a 胸部単純X線検査

- 胸部単純X線写真を評価するためには，胸部の解剖とそれぞれの臓器がどのように胸部単純X線写真に反映されているかを知っておく必要がある．また，様々な病気が胸部単純X線写真上にどのようにみられるかも知っておくことが重要である．

1) 撮影体位

- 通常，立位で撮影される．時には坐位，腹臥位，背臥位，または左右のどちらかを下にして撮影される．

〈正しく撮影されているか？〉
X線写真を見る際に気をつけたいのが，X線写真が正しく撮影されているかどうかである．患者が回転していると，回転する方向の鎖骨内側端は椎体から離れ，反対側の鎖骨内側端は中央陰影に重なる．真正面を向いて撮影されていると，左右の鎖骨内側端は椎体の辺縁から同じ距離にみえる．正面性が悪いとフィルム面に遠い片側の肺全体が暗くなる(白くなる)．吸気不足のときは肺容量が減少し両下肺がすりガラス状に暗くなる(白くなる)ことがある．

2) 胸部X線写真の読影手順(図1)

- 胸部X線写真を評価するためには系統的な読影が必要である．

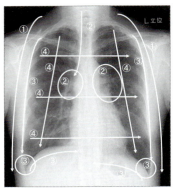

図1 胸部X線写真の読み方

① 右上腕骨，肩，肩甲骨，鎖骨，左上腕骨，肩，肩甲骨，鎖骨；軟部陰影→右肋骨(前，後)，左肋骨(前，後)
② 下部頸椎→胸椎および気管→肺門
③ 胸膜→横隔膜右半分と肋骨横隔膜角，横隔膜左半分と肋骨横隔膜角，横隔膜下
④ 肺尖→右肺野→左肺野
⑤ 心および血管構造，心臓の後ろ
⑥ 全体の検索

- 肺野の観察は左右の肺の同じ位置を比較しながら明るさや構造の違いを評価するのがよい．横隔膜の下，心陰影の後ろにも肺が存在するので，特に注意して観察する．これらの部位の結節影はよく見落とされがちである(図2)．側面写真では心臓の前の肺や横隔膜の後ろの肺がみやすい．

- 吸気の立位胸部X線写真では，横隔膜のドームは普通前方の第5～6肋間の高さにある．

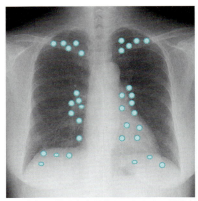

図2 胸部X線写真上見落とされやすい部位(●)

- 気管支と肺動脈，上葉の肺静脈が肺門を形成する．下肺静脈は直接左心房に入るので肺門には関与しない．左肺門は右肺門に比べ通常1～2cm高い位置にある．また，左肺門は右より後方にある．右肺動脈は縦隔を横切り上葉に分枝を出したのち下降し，中間気管支幹の外側を平行して走る．
- 心横径は正常では右心縁と左心縁に立てた垂線の間の距離が，左右肋骨内側縁間の最も長い水平線の長さの半分以下である．
- 縦隔の右上縁は腕頭静脈，上大静脈，右下縁は右心房，左上縁は大動脈，左下縁は左心室によって形成される．腕頭静脈の彎曲は上縦隔腫瘍に似る．上行大動脈の彎曲が右肺に突出して縦隔腫瘍に似ることもある．
- 肺動脈および静脈が肺紋理を形成する．立位では重力のために下肺の血管は上肺の血管より太くみえる．うっ血性心不全のときは上肺野の血管が太くなる．

3) 管やカテーテルの配置

- 気管内チューブの先端は気管分岐部の約5cm上にあるべきである．
- 気胸のために置かれたチューブは胸腔の前上方にあるべきである．
- 胸水のために置かれたチューブは胸腔の後下方にあるべきである．
- 中心静脈圧カテーテルは第1肋骨の前方の部位の鎖骨静脈よりも近位の上大静脈内に置かれるべきである．

4) 縦隔線（図3）

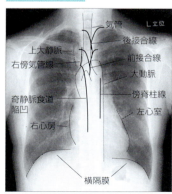

図3　縦隔線

①右傍気管線：気管内の空気と右肺の空気の間の軟部組織からなる．正常では4mm以下の太さである．
②傍脊柱線：肺と脊椎近傍の縦隔の軟部組織が接することによって作られる線状の陰影．
③奇静脈食道陥凹：心臓の後ろの縦隔と右肺との境界．
④前接合線：胸骨後部で両肺が接することにより形成される線．ほぼ正中からやや左下方に走行する線状影で，上方では胸骨柄の下縁あたりで左右に分かれる．

Ⅰ章　呼吸器内科における検査・治療手技

⑤後接合線：大動脈弓の上方で左右の肺が縦隔の後ろで接したときにできる．前接合線より上方にみられる．

5) 各種サイン

シルエットサイン (silhouette sign)	X線を同じ程度に減弱させる2つの物質が互いに接しているときは，X線はその境界の両側を同じように減弱するので，2つの物質の接触面はX線写真上みえない．X線減弱が同じ物質が接していないで互いに前後になっているときは，物質の辺縁はみえる．病変の位置関係を知るのに有用なサイン
エアブロンコグラム (air bronchogram)	含気のない肺病変の中で空気に満たされた気管支が浮き出てみえる場合，これをエアブロンコグラムと呼ぶ．病変が肺内にあることを示す所見
胸膜外徴候 (extrapleural sign)	病変が胸膜の外にあると胸膜におおわれるため，その辺縁が明瞭で，胸壁へなだらかに移行し，胸壁と病変との境界面は鈍角をなす．病変が肺内か肺外かの判断に有用
カーリーA線	肺門付近の比較的長い線状影．胸膜までは達しない
カーリーB線	下肺野外側部に水平で側胸壁に達する長さ1〜2cm，太さ1〜2mm以下の線状影．小葉間隔壁の肥厚による

b 胸部CT検査

1) 造影CT検査

- 血管がより明瞭に描出され，病変と血管との関係をみるのに有用である．悪性腫瘍などはよく造影効果を示すため病変が明瞭となる．
- ダイナミック造影CTでは血管撮影と同程度の評価が可能である．
- 適応疾患：解離性動脈瘤，肺門部の評価，肺血栓塞栓，脳動静脈奇形，肺分画症，喀血時の拡張気管支動脈の評価．

2) その他の撮影手法

①高分解能CT（HRCT）：びまん性肺疾患やじん肺症などにおいて肺野の評価に有用である．1，2cm間隔で撮影される．HRCTは病理所見をよく反映している．HRCTでは肺の2次小葉内分布が評価できる．

②ターゲットCT：高分解能CTである．肺内の結節やすりガラス型結節（GGN）の評価の場合に用い，陰影の全体を薄いスライス厚を用いて連続的に撮影する．不連続のHRCTと区別するため当院ではターゲットCTと呼んで区別している．

③吸・呼気CT：エアトラッピングを評価できる（図4）．閉塞性細気管支炎の診断に有用である．慢性過敏性肺炎やリウマチ肺などの膠原病肺ではしばしばエアトラッピングがみられ，特発性肺線維症との鑑別

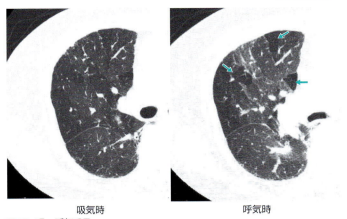

吸気時　　　　　　　　　　呼気時

図4　吸・呼気CT

吸気 CT での肺野低吸収の領域が，呼気 CT でより明瞭となっている（矢印）．

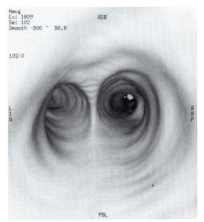

図5　仮想的内視鏡検査（virtual bronchoscopy）

に用いられる．肺気腫の定量評価にも用いられる．

④腹臥位 CT：通常の背臥位撮影では下肺野背側胸膜下で時に重力効果によるすりガラス影がみられる．この重力効果によるすりガラス影は腹臥位で消失するが，真の病変は消失しない．

⑤ MPR 像：MDCT の volume data を用いて冠状断像や矢状断像を作製することができる．

I章 呼吸器内科における検査・治療手技

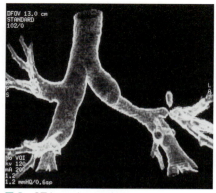

図6 CT bronchography

⑥仮想的内視鏡検査(virtual bronchoscopy)(図5):気道病変の観察,気管支鏡のシミュレーションに用いられる.
⑦ CT bronchography(図6):気管・気管支の external volume rendering 表示.
3) CT 用語とサイン(図7)

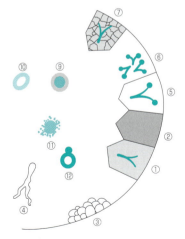

図7 各種用語のシェーマ

①すりガラス影	内部の肺血管や気管支壁が認識可能な軽度の肺野高吸収域：肺胞隔壁への細胞浸潤や浮腫性の肥厚，線維化や肺胞腔内への液体，細胞などの部分的な充填，肺胞腔内含気の減少などによる
②濃い肺野高吸収域（consolidation）	内部の肺血管や気管支壁の全く認識不可能な高度の肺野高吸収域：急性，亜急性，慢性で考えられる疾患が異なる．また，区域性・非区域性，肺内層優位・外層優位，気管支血管束周囲に沿っているかなどの病変分布が鑑別に役立つ
③蜂巣肺	径数 mm から 1 cm 大程度の大小不揃いの小輪状像の集合像
④牽引性気管支拡張像（traction bronchiectasis）	肺野高吸収域や蜂巣肺内でみられる静脈瘤様に不規則な拡張を示す気管支：周囲の肺血管維化と肺構造の歪みによる
⑤小葉中心性粒状影	肺の 2 次小葉の中心部，末梢肺動脈の先端領域に存在し，小葉辺縁と数 mm の距離をおく粒状影：DPB，HP，TB，RB-ILD，マイコプラズマ肺炎，FB などでみられる
⑥tree-in-bud appearance	小葉中心性病変で，分岐状構造を呈し，その末端ほど太く，いわゆる木の芽様にみえる像：活動性肺結核や DPB，非定型抗酸菌症，嚥下性細気管支炎，気管支拡張などでみられる
⑦crazy-paving pattern	すりガラス影内に細かい線状影が網目模様にみられる所見：肺胞蛋白症の診断に有用．AIP，ARDS，カリニ肺炎，薬剤性肺炎，肺胞出血，BAC などでもみられる
⑧mosaic pattern	肺野の吸収値が多小葉性に異なり，モザイク状にみえること：多小葉性のすりガラス影の存在，肺動脈塞栓症による血流低下，気道閉塞性疾患によるエア・トラッピングで起こる．すりガラス影では血管影に変化がみられないが，血流低下やエアトラッピングでは低吸収域内の血管径の減少がみられる
⑨CT halo sign	結節や腫瘤の周囲にすりガラス影が取り巻いているような像：侵襲性肺アスペルギルス症において最初に記載された．出血性梗塞による陰影である．その他の出血性結節，腫瘍の肺胞上皮置換型細胞浸潤，非出血性炎症性変化でも生じる
⑩reversed halo sign	環状の高吸収域：COP，サルコイドーシス，薬剤性肺炎，リンパ腫などでみられる．atall sign（環状さんご島），fairy ring sign（妖精の輪）とも呼ばれる
⑪sarcoid galaxy sign	粗大な結節の周囲に微細粒状影や樹枝状影を伴う像：サルコイドーシスに比較的特徴的であるが，tuberculoma でも認められる
⑫signet-ring sign	気管支の径は伴走する肺動脈の径とほぼ等しいが，拡張した気管支と伴走する肺動脈の横断面は signet-ring 様にみえる
⑬beaded septum sign	lymphangitic carcinomatosis による小葉間隔壁肥厚像はスムーズでなく，結節状やビーズ状に肥厚する
⑭dark bronchus sign	肺野にびまん性に軽度のすりガラス影があると気管支の内腔のエアがより黒く強調されてみられる所見

I章　呼吸器内科における検査・治療手技

c 胸部 MRI 検査

- 縦隔腫瘍の評価に有用である．囊胞や脂肪成分を評価しやすい．周囲臓器との関係をみるのにも有用である．
- 胸膜中皮腫の進展の評価に役立つ．経横隔膜的腹腔浸潤と胸壁浸潤の評価については，MRI が CT より有用である．
- 当院では行われていないが，キセノンを用いた検査は肺気腫の定量に有用である．

d RI 検査

- 骨シンチは悪性腫瘍の骨転移の評価に有用である．
- ^{67}Ga シンチはサルコイドーシスや間質性肺炎の活動性の評価に用いられる．
- 肺換気血流シンチ

  適応疾患：肺血栓塞栓症，肺切除術前評価，右左短絡性疾患，肝肺症候群．

e PET 検査

- 2-[fluorine-18]fluoro-2-deoxy-D-glucose(FDG) を用いた PET 検査は悪性腫瘍が疑わしい症例に有用である．癌細胞は正常細胞に比べ糖代謝の亢進があり，FDG-PET により癌を検出できる．炎症性病変とは FDG の取り込みが強いことで区別される．
- FDG-PET は転移や再発のチェックにも有用である．
- 心サルコイドーシスや間質性肺炎などの炎症性疾患の活動性評価にも用いられる．

I章. 呼吸器内科における検査・治療手技

5 生理機能検査

A 呼吸機能検査

- 喫煙者で，労作時呼吸困難を訴える患者では，慢性閉塞性肺疾患（COPD）と気管支喘息を疑い，スパイロメトリー検査で可逆性試験を行う．
- エアトラッピングの有無を推測するために，肺活量（VC）と努力性肺活量（FVC）の差や残気量（RV），RV/全肺気量（TLC）の上昇をみる．
- 呼吸機能検査結果が正しく病態を反映しているかを確認するため，必ずフローボリューム曲線がきれいに描けているかを最初に確認する．

デキる呼吸器医の極意

a スパイロメトリー検査

1) 手法

- 1秒量や肺活量では，測定された気量を，生体内の気体の温度が37℃であると仮定し，温度差による容積変化の計算補正を行い，結果表示を行う．
- 呼吸機能検査は，日常診療では立位ではなく座位で行うとよい（検査の途中でふらつく場合があり，安全への配慮のため）[1]．
- 身長，体重は，検査ごとに毎回測定する（正常予測値などの算出に，年齢，性別，身長，体重，ベル内の温度，大気圧が適宜使用されているため）．

2) 診断のポイント

- フローボリューム曲線の中央が凹型になる代表疾患は，COPDや喘息である．ピークが台形のような形である場合は，呼気努力の不足が考えられる．カーブの右下（呼気終末）が凹型になるのは，年齢に伴う変化とされる．
- スパイロメトリー検査で異常をきたす代表疾患を以下に示す．

27

Ⅰ章　呼吸器内科における検査・治療手技

〈スパイロメトリー検査で異常をきたす代表疾患〉

・閉塞性換気障害： 慢性閉塞性肺疾患（COPD），喘息，気管腫瘍，リンパ脈管筋腫症（LAM）， びまん性汎細気管支炎（DPB），閉塞性細気管支炎（BO）など
・拘束性換気障害： 間質性肺炎，肺葉術後，胸膜・胸郭疾患，肥満，神経筋疾患，特発性上葉 限局型肺線維症（PPFE），肺胞蛋白症（PAP）など
・混合性換気障害： じん肺，結核後遺症など

● 1秒量や努力性肺活量，肺活量の評価に「日本人のスパイログラムと動脈血液ガス分圧基準値 2001 年 4 月日本呼吸器学会肺生理専門委員会」の正常予測式からの基準値を使用する（日本人の評価に用いる場合）[2, 3]．

● Gaensler の 1 秒率（1 秒量／努力肺活量）は，健常者の検討にて年齢とともに低下することが判明している[4, 5]．このため，COPD の診断を 70％で区切ると，若年者では診断率が低下し，高齢者では過剰診断につながることになる．

● 2014 年に LMS 法〔L：lambda（skewness：歪度），M：mu（mean：平均値），S：sigma（coefficient of variation：変動係数）〕による日本人の新たな基準値が報告された[5]．計算には指数や対数が含まれ極めて複雑であるが，広く行き渡ることを期待したい．

● 2016 年 4 月に「身体障害者診断書・意見書」の予測肺活量 1 秒率の計算に日本呼吸器学会 2001 年の正常予測式による肺活量が使用されることに一部改訂された．

● 従来使用された Baldwin の肺活量[6]は，特に仰臥位の正常予測式であったため，座位または立位である日本呼吸器学会 2001 年の正常予測式と比べて 10 〜 15％の低値を示していた．

● 仰臥位の肺活量は，立位の肺活量に比べて 7 〜 8％低い値を示し，座位では立位よりも 1 〜 2％低値を示す[7]．

b 肺拡散能（DLco）検査

1）手　法

● 0.3％一酸化炭素（CO）を含むガスを，息を吐いた状態から強く吸い込み，約 10 秒の息こらえをする．健常な肺からは CO が血中へ取り込

まれる．この取り込み能力を評価する．

- DLco と DLco′ の違いは，それぞれ計算の元になる VA（全肺胞領域の含気）と VA′ を区別していることによる［(′) は，「微分」の意味．日本では習慣的に「ダッシュ」と読む］．
- VA は，閉鎖回路を用いた He 希釈法などで測定する残気量（RV）と（吸気）肺活量の和で計算する．換気を続けることにより He ガスが肺全体に均一になるのは，健常者でも約 2 〜 4 分は必要である．
- 1 回呼吸法で測定する VA′ は，息こらえをする約 10 秒の間に，混ぜ合わされている He ガスが肺内全体に拡散することで値を得る．健常者でも換気の不均等があるためと思われるが，VA′ は VA よりも少し小さく測定されることが多い．
- VA，VA′ が，DLco，DLco′ の結果の算出式の中では掛け算になっている．このため VA′ の減少に比例して DLco′ の値も小さく算出される．

2）診断のポイント

- 一般的に，DLco，DLco/VA ともに予測値の 80％以上を正常とする．
- 慢性間質性肺炎の場合，病理組織所見の推定に役立つ．病理学的に UIP(usual interstitial pneumonia) の線維化病変の場合は，細葉などの辺縁側に存在する密な線維化病変と正常肺胞領域が，接していることを反映して，気体の出入りする領域は正常肺胞にほぼ相当する場合が多い．したがって，% DLco が低値でも，肺気量あたりの% DLco/VA では，100％近くを示す場合が多い．
- NSIP(nonspecific interstitial pneumonia) の線維化病変の場合は，線維化を伴う肺胞領域が含気を含んだ状態で 5 〜 10 肺胞領域にかけて，なだらかに正常肺胞領域に移行するため，UIP の線維化病変と比較して肺気量あたりの% DLco/VA は低値を示す．
- 肺気腫では，細葉中心部や全体の正常肺胞壁が消失し，含気も増えるため，肺気量あたりの% DLco/VA は，% DLco と比較して極端に低値を呈しやすい．
- DLco と DLco′ の両方を一度に測定している場合には，特に肺気腫では He ガスが約 10 秒の息こらえで肺全体に拡散しないため，DLco よりも DLco′ がかなり低値を示す．

Ⅰ章　呼吸器内科における検査・治療手技

C 体プレチスモグラフ検査

1) 手 法
● 大きな箱の中に人間が入り体全体の容積変化などを測定する．
● 外部と気道を通して流通しない含気も測定される．

2) 診断のポイント
● 外部と気道を通して気体の流通の有無の観点から，RV を機能的残気量（FRC）の測定（He 希釈法）で得られたものと比較するとよい．
● たとえば BO（bronchiolitis obliterans）では，閉塞機転となる病態を反映して RV が，FRC での測定よりも，かなり高値を呈してくる．

文献
1) Miller MR, et al: General considerations for lung function testing. Eur Respir J **26** : 153-161, 2005
2) 日本呼吸器学会肺生理専門委員会：日本人のスパイログラムと動脈血液ガス分圧基準値．日呼吸器会誌 **39** : 巻末．2001
3) 日本呼吸器学会肺生理専門委員会（編）：結果の解釈．呼吸機能検査ガイドライン，メディカルビュー社，東京，p20-23．2004
4) Hankinson JL, et al: Spirometric reference values from a sample of the general U.S. population. Am J Respir Crit Care Med **159** : 179-187, 1999
5) Kubota M, et al: Reference values for spirometry, including vital capacity, in Japanese adults calculated with the LMS method and compared with previous values. Respir Investig **52** : 242-250, 2014
6) Baldwin ED, et al: Pulmonary insufficiency; physiological classification, clinical methods of analysis, standard values in normal subjects. Medicine（Baltimore）**27** : 243-278, 1948
7) American Thoracic Society: Lung function testing: selection of reference values and interpretative strategies. Am Rev Respir Dis **144** : 1202-1218, 1991

Ⅰ章. 呼吸器内科における検査・治療手技

Ⓑ 心電図

✔ 典型的な呼吸器疾患の患者であっても循環器疾患の合併に注意し，心電図検査は必須であり，また初期の診断時正常であっても，疾患の進行や合併症の併発もあり，定期的な検査を心がけるべきである．

✔ 心電図検査は，単回の所見だけでなく前回心電図と必ず比較するなど経時的変化も重要である．

✔ 最近，循環器疾患に限らず，QT 延長をきたす薬剤を使用することも多くなり，このような薬剤を使用する場合，定期的な心電図検査は必須である．

● 胸痛の鑑別のみならず，検査，処置，手術や治療などの前評価として行う．

ⓐ 診断のポイント

● 間質性肺炎や肺気腫，あるいは自己免疫性疾患の肺病変を背景とした肺高血圧の発症，進行に関しても，心電図を経時的検査し，右軸偏位，V1，V2 を中心とした，R 波の増高，strain 型の ST-T 変化などの右室負荷所見の出現に留意する．

● 突然の呼吸困難を説明できる胸部 X 線，CT 検査での異常所見に乏しい場合，肺動脈血栓症を念頭に心電図，さらに心臓超音波検査での右室負荷所見の有無は重要である．

● 洞性頻脈や，頻脈性不整脈（特に上室性）を認めた場合，心疾患だけを疑わず，低酸素血症，血管内脱水，β刺激薬やテオフィリン系薬剤など治療に伴うもの，癌化学療法時などは治療薬剤による心不全の発症，あるいは甲状腺機能亢進などを考え，他の modality も含め評価する必要がある．

● サルコイドーシスの症例では，まれであるが突然の完全 A-V block をきたす場合があり注意が必要である[1]．

● QT 延長は，Bazett による心拍数補正した修正 QT 時間 $[QTc = QT(秒)/\sqrt{RR(秒)}]$[2] が 440ms 以上の延長を認める場合である．

I章　呼吸器内科における検査・治療手技

● 治療経過での QT 延長は，表 1 に示す要因で起こり，Torsade de Pointes をきたすことがある．薬剤によるものは頻度のまれな場合が多いものの注意が必要である[3,4]．

● QT 延長の頻度として新規結核薬のデラマニド（デルティバ®）では 5% 以上[5]，チロシンキナーゼ阻害薬のセリチニブ（ジカディア®）では 5.7%，癌疼痛治療薬のメサドン塩酸塩（メサペイン®）では 15.4% であり，定期的に心電図を確認するなどの対策が必要となる．

〈治療経過中の QT 延長の要因〉

・**薬物によるもの**：レボフロキサシン（クラビット®），クラリスロマイシン（クラリシッド®），ペンタミジン（ベナンバックス®），リネゾリド（ザイボックス®），ボリコナゾール（ブイフェンド®），ホスフルコナゾール（プロジフ®），デラマニド（デルティバ®），クリゾチニブ（ザーコリ®），セリチニブ（ジカディア®），オシメルチニブ（タグリッソ®），リスペリドン（リスパダール®），トラゾドン（レスリン®），メサドン塩酸塩（メサペイン®），ファモチジン（ガスター®），ジソピラミド（リスモダン®），ビランテロール・フルチカゾン（レルベア®）の過量投与，ビランテロール・ウメクリジニウム（アノーロ®）の過量投与

・**病態によるもの**：低カリウム血症，低カルシウム血症，低マグネシウム血症

文献

1) 加藤靖周ほか：心電図，心エコー所見．サルコイドーシス，第 2 版，長井苑子（編），最新医学社，大阪，p89-99，2012
2) Bazett HC: An analysis of the time-relations of electrocardiograms. Heart **7**: 353-370, 1920
3) Olgin JE, et al: Specific arrhythmias: diagnosis and treatment. Braunwald's Heart Disease, 10th ed, Mann DL, et al（ed），Elsevier Saunders, Philadelphia, p748-797, 2015
4) Osterhoudt KC, et al: Drug toxicity and poisoning, Goodman & Gilman's Pharmacological Basis of Therapeutics, 12th ed, Brunton LL（ed），The McGraw-Hill companies, New York, Chicago, San Francisco, Lisbon, London, Madrid, Mexico City, Milan, New Delhi, San Juan, Seoul, Singapore, Sydney, and Toronto, p73-87, 2011
5) 日本結核病学会（編）：主な抗結核薬の分類と種類．結核診療ガイドライン，南江堂，東京，p92-96，2015

Ⅰ章. 呼吸器内科における検査・治療手技

Ⓒ 終夜睡眠ポリグラフィー（PSG）

✔ 第1夜効果をきたさないように検査入院の際は，なるべく制限を設けず，日常生活と変化がないように心がける．枕も寝やすいものがあれば，自宅から持参してもらうこともひとつの方法である．

✔ 特に長期に眠剤を使用している症例では，そのまま眠剤を使用してPSGの検査を行うのも一案．

✔ 設備による限界はあるが，検査に使う病室は，温度や明るさが快適に調節でき，防音設備があることが望ましい．ベッドは，十分に寝返りを打てるだけの横幅があるものが望ましい．

●終夜睡眠ポリグラフィー（polysomnography：PSG）は，脳波，眼球運動，オトガイ筋筋電図，呼吸気流，心電図，SpO_2，呼吸運動，いびき音，体位などを睡眠時に連続モニターする検査である．睡眠関連呼吸障害の疾患の鑑別や病状の評価および CPAP（continuous positive airway pressure）の治療効果の確認や設定条件の調節に用いる．

a 事前の準備

●検査当日は，昼寝，過度の運動および飲酒は禁止する．検査前数時間のカフェイン含有飲料および入浴は制限し，検査前の水分摂取は控えさせる．

●睡眠薬，精神安定剤は，服薬中止後の反跳現象を考慮し少なくとも2週間前からの休薬が必要とされる[1]．

b 診断のポイント

●閉塞性無呼吸は，上気道の完全閉塞あるいは部分閉塞が睡眠中に繰り返される．中枢性無呼吸と比較して呼吸努力が持続していることが特徴である．通常弱い覚醒反応によって終了する．多くの場合は，10〜30秒持続し，時に1分以上持続することがある．AHI（apnea hypopnea index）は，睡眠1時間当たりに生じる無呼吸および低呼

I章　呼吸器内科における検査・治療手技

吸の回数を示す．$5 \leqq AHI < 15$ で軽症，$15 \leqq AHI < 30$ で中等症，$AHI \geqq 30$ で重症と判定される[2]．無呼吸は，口鼻温度センサー信号が 90％以上低下した持続時間が 10 秒以上であることと定義される．低呼吸の定義は変遷しているが，2016 年の米国睡眠学会（AASM）の定義では，胸郭の動きあるいは口鼻での気流の（ベースラインからの）低下が 30％以上で，10 秒以上続き，3％以上の動脈血酸素飽和度低下あるいは覚醒反応を伴うものとされた．

● 中枢性無呼吸は，呼吸努力の停止・低下に伴い，換気が停止・低下するものである．臨床的には呼吸努力のない口鼻腔の気流の欠損が 10 秒以上続くものをいう[3]．

● アーチファクトの原因で一番多いのは，電極の装着不良である[4]．

● パルスオキシメーターによるスクリーニング検査と入院の PSG の結果に乖離がある場合は，飲酒の有無，眠剤の有無，カフェイン摂取の有無，喫煙の有無，臥位か側臥位であるかなど睡眠時の体位の時間的な差，まくらの形状を含めた寝室の環境，第 1 夜効果，それぞれの検査が行われた間にかなりの日数経過がある場合は体重の変化などを勘案する．

文献

1) 野田明子ほか：PSG の準備・手順・較正．臨床睡眠検査マニュアル，改訂版，日本睡眠学会（編），ライフ・サイエンス，東京，p19-27，2015

2) 山城義広：閉塞性睡眠時無呼吸症候群．臨床睡眠検査マニュアル，改訂版，日本睡眠学会（編），ライフ・サイエンス，東京，p114-118，2015

3) 中山秀章：特発性中枢型睡眠時無呼吸症候群．睡眠時無呼吸症候群，第 2 版，本間栄（編），克誠堂，東京，p29-34，2009

4) 川名ふさ江：PSG 記録でみられるアーチファクト．臨床睡眠検査マニュアル，改訂版，日本睡眠学会（編），ライフ・サイエンス，東京，p43-55，2015

Ⅰ章. 呼吸器内科における検査・治療手技

D 6分間歩行試験

✓ 特に入院患者でスリッパを使用している方には，検査の際には歩きやすい靴に履き替えてもらうように事前に説明を行う．この説明だけでも検査精度に大きく影響する．

✓ 冬場は気温の低下のため，Raynaud 現象だけではなく，一般に末梢循環が低下し指先の SpO_2 を測定するセンサーが感知しにくくなることが多い．検査前にカイロで手を温める対策を行うとよい．

✓ 検査の中止基準は，明確なエビデンスはないが，安全への配慮から SpO_2 85%に設定している．

デキる呼吸器医の極意

- 6分間歩行試験（6MWT）は，「平坦な廊下を自己のペースで6分間にできるだけ長い距離を歩き機能障害の重症度を評価する検査」である[1, 2]．

- 最低の SpO_2 を正確に記録するために，持続的に SpO_2 を測定することが推奨されている[1]．

- 絶対的禁忌としては，1ヵ月以内の不安定狭心症，前月からの心筋梗塞，相対的禁忌としては安静時心拍数 120 拍/分以上，安静時血圧 180/100mmHg 以上などである[2]．

- 検査の前後で，修正 Borg scale（Borg CR-10）[3] を用いて呼吸困難と疲労感の評価を行う．

a 診断のポイント

- 最低の SpO_2 が病気の重症度や予後の指標になる．

- 検査結果では，歩行開始の始めに心拍数の上昇を認め，遅れて SpO_2 の低下をきたす場合が比較的多い．心房細動などの不整脈がある場合には，SpO_2 の計測器機では脈拍数の変動が激しく評価が難しいことがある．

- 歩行距離も参考にする．米国の健常者から得た6分間歩行距離（6MWD）の報告[4]では，以下の式で算出できる．

35

男性：6MWD(m) = [7.57× 身長(cm)] − (5.02× 年齢) − [1.76× 体重(kg)] − 309(m)

女性：6MWD(m) = [2.11× 身長(cm)] − [2.29× 体重(kg)] − (5.78 × 年齢) + 667(m)

● 歩行距離は，高齢者の検討であるが，人種差を認めた報告[5]がある．日本人での検討が期待される．

● 慢性閉塞性肺疾患(COPD)では検査を繰り返すと歩行距離が約26.3m 延びる[6]．「学習効果」といわれる．

● 特に重症の COPD では，6MWD の低下と1秒量の低下は，強く関連する[6]．

文献

1) Holland AE, et al: An official European Respiratory Society/American Thoracic technical standard: field walking tests in chronic respiratory disease. Eur Respir J **44** : 1428, 2014

2) 日本呼吸ケア・リハビリテーション学会呼吸リハビリテーション委員会ワーキンググループ，日本呼吸器学会呼吸管理学術部会，日本リハビリテーション医学会呼吸リハビリテーションガイドライン策定委員会，日本理学療法士協会呼吸理学療法診療ガイドライン作成委員会(編)：6分間歩行試験(6MWT)．呼吸リハビリテーションマニュアル─運動療法，第2版，照林社，東京，p130-134，2012

3) Borg GAV, et al: Psychophysical bases of perceived exertion. Med Sci Sports Exerc **14** : 377, 1982

4) Enright PL, et al: Reference equations for the six-minute walk in healthy adults. Am J Respir Crit Care Med **158** : 1384, 1998

5) Enright PL, et al: The 6-min walk test: a quick measure of functional status in elderly adults. Chest **123** : 387, 2003

6) Singh SJ, et al: An official systematic review of the European Respiratory Society/American Thoracic Society: measurement properties of field walking tests in chronic respiratory disease. Eur Respir J **44** : 1447, 2014

I章. 呼吸器内科における検査・治療手技

気管支鏡検査・治療

✔ 不測の事態に対応できるよう準備をしっかり行う. 診断率を上げるためには, 事前の枝読みが最も重要である(最低でも3通りのルートを決める).

✔ 検査の方法・内容を丁寧に説明し, 検査中も声がけをすることが検査成功の秘訣である.

デキる呼吸器医の極意

a 適応と禁忌(表1)

● 適応は症例毎に総合的に判断され, また絶対的な禁忌の基準はない.

表1 気管支鏡検査の適応と禁忌

適応	検査	CTなどの非侵襲的検査にて原因が特定できない 咳嗽・喀痰・血痰・喘鳴 胸部異常陰影(悪性疾患・びまん性肺疾患など) など
	治療	難治性気管支喘息 異物除去 挿管目的 腫瘍などによる気道狭窄 など
禁忌		重度の不整脈や心不全などの心疾患を有する DICや血液疾患などのため出血傾向がある 破裂の危険のある大動脈瘤 重度のCOPD・間質性肺疾患・コントロール不良な気管支喘息などの呼吸器疾患を有する 抗凝固薬や抗血小板薬の休止が困難な場合 本人の検査に対する理解が得られない場合 全身状態が悪い場合 など

b 気管支鏡の目的・検査内容(表2)

● 多くは経気管支生検(TBB)や経気管支肺生検(TBLB)などの検査が目的の場合が多いが, 気管支充填術や難治性喘息へのサーモプラスティのように治療目的の使用も増加している.

I 章　呼吸器内科における検査・治療手技

表2　気管支鏡の目的・検査内容

検査	気管支洗浄 吸痰 経気管支生検(transbronchial biopsy：TBB) 経気管支肺生検(transbronchial lung biopsy：TBLB) 気管支肺洗浄(bronchoalveolar lavage：BAL) VATS・外科手術前のマーキング ガイドシース併用気管支腔内超音波断層法 (endobronchial ultrasonography with a guide sheath：EBUS-GS) 超音波気管支鏡ガイド下針生検 (endobronchial ultrasound-guided transbronchial needle aspiration：EBUS-TBNA) 経気管支肺吸引細胞診 (transbronchial needle aspiration cytology：TBAC)
治療	吸痰 気管内挿管 異物除去 高周波音凝固法 ステント留置 気管支充填術 気管支サーモプラスティ(bronchial thermoplasty：BT)

C 代表的な気管支鏡と使い分け

● 当院ではオリンパス社の気管支鏡を使用しており，使用頻度の高い気管支鏡は表3の通りである．

● 使い分けは，枝の入れ分けが必要な場合は細径・極細径を使用し，出血の危険性がある場合・TBLB などで大きな検体が必要な場合や，BAL を行う場合は 1T の生検用の気管支鏡を使用する．

● 腫瘍径が小さい場合や透視にて確認できない場合は EBUS-GS の使用を検討し，縦隔リンパ節などの生検鉗子が到達しない場所は EBUS-TBNA を行う．

表3　当院で主に使用している各気管支鏡の使用目的と外径・チャネル径

	処置 生検用	処置 生検用	細径	細径	極細径	観察用	TBNA 用
型番	1T260	1TQ290	P260F	P290	XP260F	6C260	UC260FW
先端部外径	5.9 mm	6.0 mm	4.0 mm	4.2 mm	2.8 mm	5.7 mm	6.9 mm
チャネル径	2.8 mm	3.0 mm	2.0 mm	2.0 mm	1.2 mm	2.0 mm	2.2 mm

1TQ290・P290 には挿入部回転機能とマイクロ CCD が搭載されている．

6　気管支鏡検査・治療

d　検査前の問診・診察にて確認すること

●検査を受けるにあたり表4の項目を最低限確認する.

表4　検査前に確認する項目

アレルギー歴	キシロカインを含め過去に薬剤アレルギー歴を確認する キシロカインにアレルギーがある場合はテトラカインなどの代替薬の使用を検討する
内服歴	降圧薬，抗不整脈薬，抗凝固薬，抗血小板薬などの有無について確認する 抗凝固・抗血小板薬を内服中で生検を予定している場合は，休薬可能か休薬中にヘパリン置換が必要かどうか主治医に確認を行う
既往歴	心疾患，緑内障，前立腺肥大症，気管支喘息などの有無を確認する 上記疾患があった場合は前処置でアトロピンの使用を控える その他併存疾患が安定しているかどうかも含め評価を行う

注釈)一時的に休薬することで血栓塞栓症の合併率が0.008％で起こるので[1]，休薬に伴うリスクを必ず患者に説明する.

e　気管支鏡検査前の検査項目（表5）

表5

血液検査	感染症の有無や凝固系を含め末梢血・生化学の評価を行う
胸部写真	CTにて検査を行う部位を同定し，枝読みを行う．末梢病変や病変が小さい場合は，ナビゲーションの使用を検討する X線にて病変が確認可能かを評価し，確認が難しい場合はEBUS-GSなどの使用を検討する
心電図	明らかな不整脈や虚血性心疾患などの評価を行い，必要があれば超音波検査や専門医での評価を行う
喀痰検査	感染が疑われる場合は，一般細菌と抗酸菌検査を行う
血液ガス	気管支鏡検査を行うことで，一般的に酸素化が低下するため，呼吸不全が疑われる場合には評価を行う
呼吸機能検査	COPD，びまん性肺疾患では低酸素化の危険があり，可能であれば，気管支鏡検査前に評価することが望ましい

注釈)医療者への感染を防ぐため，検査前に喀痰(3連痰など)，IGRAなどを測定し，検討を行う．当院は全例N95マスクを使用し対策している.

f　薬　剤

●前処置については表6の鎮痛・鎮静の薬剤および局所麻酔薬を適宜

I章　呼吸器内科における検査・治療手技

使用する.

〈前処置のコツ〉

①咳嗽反射が強く咽頭麻酔が困難な場合はリドカインビスカス2%を3〜5分間喉に溜めて麻酔を行う.

②当院ではびまん性肺疾患精査ためのTBLBでは多くの場合で鎮静せずに行い，検査時に鉗子を閉じた際に疼痛が出現したかどうかを確認できるようにしている.

表6　気管支鏡検査にて使用する薬剤

	一般名	用量	投与法
鎮痛	ペンタゾシン	15〜30 mg	筋注
	複方オキシコドン・アトロピン配合	0.5 A	筋注
鎮静	ミダゾラム	10 mg/2 mL(1 A)を生食8 mLで希釈し合計10 mLにする	1〜2 mLずつ鎮静の程度をみながらボーラス投与する
ベンゾジアゼピン受容体拮抗薬	フルマゼニル	0.5 mg	0.25 mgをiv し, 0.25 mgをメインの点滴内に混注する
局所麻酔	リドカイン液2%	適宜	適宜気道内に散布咽頭麻酔にてネブライザーで散布
	リドカインビスカス2%	適宜	3〜5分ほど喉に溜める
分泌物抑制	硫酸アトロピン	0.5 mg	筋注
止血剤	カルバゾクロムスルホン酸ナトリウムトラネキサム酸10%	100 mg1,000 mg	両剤を細胞外液に混注して点滴静注
	アドレナリン0.1%	1 mg/1 mL(1 A)を生食100 mLで希釈する	3〜5 mLずつ使用し, 気道内に散布する
	トロンビンソフトボトル1万単位	1本	1本を散布し, 吸引口の閉塞予防のため, 空気を送るか生食でフラッシュする

注釈1)検査終了後に，フルマゼニル0.25 mg(0.5 A)をiv し，残り0.25 mg(0.5 A)を点滴内に混注し滴下していく.

注釈2)アトロピンについては検査において必須ではないが，分泌物の抑制目的に使用する場合もある．しかし，緑内障，排尿障害を伴う前立腺肥大や重篤な不整脈がある場合は使用を控える.

g 検　査

1) 気管支肺胞洗浄(BAL)

●洗浄液の回収率のよいB^4, B^5次いでB^3で行う．下葉枝など回収が悪い場合，側臥位など代位を工夫する.

40

6　気管支鏡検査・治療

- 注射用シリンジから無菌生理食塩水 50 mL ずつを 3 回（合計 150 mL）行い，回収した洗浄液は滅菌ガーゼを通して無菌カップに入れる（当院ではアスベスト小体定量を行う際はガーゼを使用しない）．

2) 経気管支肺生検（TBLB）

- 透視下に胸膜直下を生検する．この際細気管支から肺胞領域の肺組織を採取するため，胸膜直下と鉗子との距離を確認しやすい B^{3a}，B^{2b}，B^{8a}，B^{9a} から行うことが多い．

3) 経気管支生検（TBB）

- 病変を直接鉗子にて生検を行うこと．腫瘍性病変の精査で行うことが多く，事前に病変に到達できる枝を確認し，生検時には鉗子をしっかり押し当て十分な組織量を採取する必要がある．

4) ガイドシース併用気管支腔内超音波断層法（EBUS-GS）（図 1）

- 先端に超音波の付いたプローブを用いて，病変に到達しているかがリアルタイムで確認できる．その後プローブのみを残してガイドシースから鉗子やブラシを何度も挿入することで同一部位から何度も生検・擦過が可能となる．

サイン	超音波画像	模式図	
within	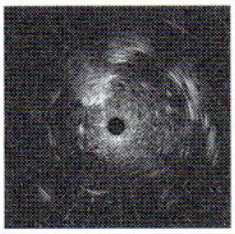	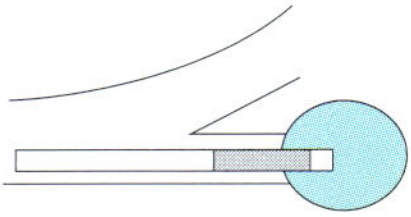	プローブが腫瘍内にある
adjacent to	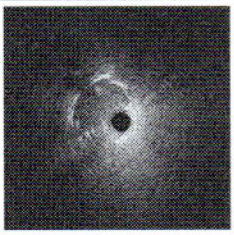	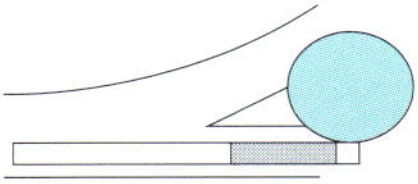	プローブが腫瘍に隣接している
outside	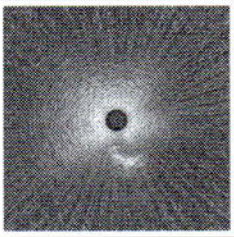	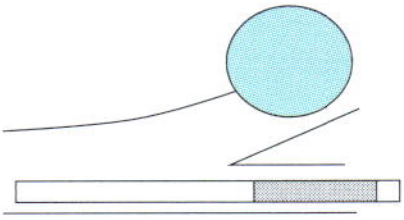	プローブが腫瘍から離れている
blizzard	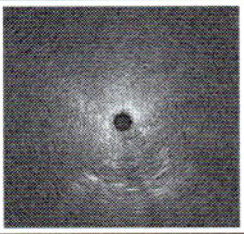	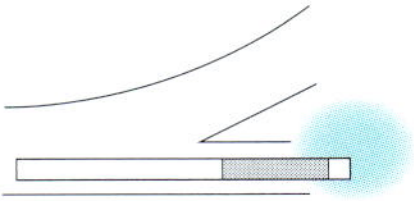	pure GGO 病変に特徴的な所見

図 1　超音波画像とその模式図

（文献 2，3 を参考に著者作成）

within は約 90％，adjacent to は約 70％の診断率である．

I章　呼吸器内科における検査・治療手技

h　気管支鏡の枝読み（一例）

● 中葉，下葉，舌区：CT 画像を左右反転する．
● 右上葉：CT 画像を反時計方向に 90° 回転する（右肺を画面の下側にする）．
● 左上区：CT 画像を時計方向に 90° 回転する（左肺を画面の下側にする）．
● TBB など気管支の入れ分けが必要な場合には病変に到達可能なルートを 3 つはみつける努力をする．そうすることで第一候補の気管支が病変に到達しない場合や EBUS で病変が描出されない場合でも慌てる必要がなくなる．

i　合併症と対策[4]（表 8）

表8

合併症（頻度）	対　策
出血 （0.02%〜0.85%）	①多くの場合，気管支鏡のウェッジにて止血可能である． ②止血困難な場合は，1,000 倍希釈したボスミンを 3 〜 5 mL ずつ散布，またはトロンビンを使用して止血する． ③患側が下側になるよう体位変換を行い，健側への出血のたれ込みを防ぐ． ④酸素投与を行いつつ，血管確保を行いカルバゾクロム・トラネキサム酸を混注した細胞外液の点滴を行う． ⑤それでも改善しない場合は健側への片肺挿管での気道確保も考慮する． ＊一度，気管支鏡を引き抜いてしまうと出血で視野の確保が困難なため，出血部位への再挿入は困難を極めるので，出血が疑わしい場合はゆっくりと引き抜きつつ止血を確認する．場合によっては透視にて気管支鏡の位置を確認しながら慎重に引き抜いてくる．
気胸 （0 〜 0.67%）	①末梢病変の生検を行った際は終了時に全例透視での肺虚脱の有無を確認する． ②透視は臥位での確認となるため，一般的な立位での気胸と異なり肺尖部に空気の貯留を認めない場合もあり，肺の外側も含め肺虚脱がないかをしっかり確認する必要がある． ③気胸は検査後 0.5 〜 1 時間後，まれに翌日に出現する場合もあり，患者説明（特に外来検査時）をしっかり行う必要がある．
リドカイン中毒 （0 〜 0.07%）	初期には舌・口のしびれから始まり，目眩・耳鳴り・興奮などの症状が生じ，その後中枢神経症状（痙攣・意識消失）や呼吸停止が起こる． 使用量としては成人で 8.2 mg/kg（60 kg の成人で 2％リドカイン 25 mL 相当）以下に抑えるのが望ましいとされる[5]．
発熱・感染症 （0.05〜0.19%）	検査後に発熱をきたす場合がある． 一過性の場合が多く，予防的な抗生物質投与は推奨されない[5]．

文献

1) Asano F, et al: Deaths and complications associated with respiratory endoscopy: a survey by the Japan Society for Respiratory Endoscopy in 2010. Respirology **17** : 478, 2012
2) Noriyuki Y, et al: Factors related to diagnostic yield of transbronchial biopsy using endobronchial ultrasonography with a guide sheath in small peripheral pulmonary lesions. Chest **132** : 603, 2007
3) Sasada S, et al: Blizzard Sign as a specific endobronchial ultrasound image for ground glass opacity: A case report. Respir Med Case Rep **15** : 19, 2014
4) Niwa H, et al: Bronchoscopy in Japan: a survey by the Japan Society for Respiratory Endoscopy in 2006. Respirology **14** : 282, 2009
5) British Thoracic Society guidelines on diagnostic flexible bronchoscopy. Thorax **56** : 1, 2001

I章. 呼吸器内科における検査・治療手技

CTガイド下生検

- ✔ 胸膜から3cm以内の肺野末梢病変で，2cm以上のターゲットはよい適応である．
- ✔ 少ないながらも重篤な合併症が存在するため，十分な説明を行う．

デキる呼吸器医の極意

- CTガイド下生検（CT-guided needle biopsy：CTGNB）の基本的な立ち位置は，気管支鏡で診断できなかった肺内腫瘤か安全に穿刺可能な肺外腫瘤を対象とする．

a 検査方法

〈検査前のチェック事項〉
☐血算，凝固系や感染症は必ずチェックする．
☐抗凝固薬は既定の期間中止を行う．
☐患者に対し検査に関する十分な説明を行う．

- CT fluoroscopy によりCT画像のリアルタイム再構成とその連続表示も可能である．
- 腹臥位，仰臥位，側臥位と任意の姿勢で検査可能で，検査時間は30〜60分程度である．
- 気胸の発生を極力減らし，また複数検体採取を心がけ，胸膜に針を穿刺する回数を減らすために外套針を留置するcoaxial法を用いる．

※当院では前投薬は使用していない．局所麻酔にキシロカインを使用するのみである．

- 穿刺回数は一般に1〜4回程度である．検査中に問題がなければ最低4検体以上採取を心がける．
- 検査中は，血管確保して行う．
- vital sign をモニターする．

1) 具体的手技と注意点
①マーカを留置し穿刺位置を決定する．
②気胸に注意して麻酔を行う．
③外套針を穿刺し，ターゲットに到達させる．
④穿刺針を外套針に入れ生検を行う．

7 CTガイド下生検

*注意点：呼気と吸気では，特に下葉では，ターゲットの位置が変化する．位置決めのときと穿刺の際の呼吸の程度（吸わせ方）に注意が必要である．

2) 検査後

● 合併症出現の有無の観察時間を十分にとるために，1泊2日入院としている．

● 脳への空気塞栓予防のため，検査後2時間はベッド上で頭部挙上をせずに安静とする．

● 終了後にCTを撮影し，vital，自覚症状に大きな変化がなければ翌朝胸部X線写真を確認し，気胸がなければ退院とする．

b 検査成績

1) CTガイド下肺生検

● 診断率は90％前後であるが，穿刺距離，標的病変サイズによって診断率は変わる．

● 腫瘍径2cm未満では診断率の低下を示す報告が多い[1,2]が，CT fluoroscopyを用い1cm未満でも90％を超える報告[3]もある．

● 下葉は呼吸性変動による診断率の低下が報告[3]されている．

2) CTガイド下胸膜腫瘍，縦隔腫瘍生検

● 診断率は縦隔病変＞胸膜病変＞肺内病変[4]である．

● 胸膜中皮腫を強く疑った場合，CTGNBでは，診断に十分な標本を得られないことが多い．

c 合併症

● 空気塞栓0.061％，腫瘍播種0.061％，緊張性気胸0.1％，高度の肺内出血もしくは喀血0.092％，0.26％の症例で心停止，ショック，呼吸停止，死亡率は0.07％と報告されている[4]．

● 気胸，出血は胸膜から2cmを超えると増加する[5]．

● 患者の肺の状態（間質性肺炎や気腫など）により合併症発生頻度も異なる．

● 当院では気胸は32/174例（17.8％）で，持続的胸腔ドレナージを要した症例は4例（2.2％）であった．緊張性気胸なし．ドレナージ症例はすべて気腫性変化を認めた．

● 検査への熟練度は，重要な合併症を減らすために重要な因子である．

Ⅰ章　呼吸器内科における検査・治療手技

〈教科書には載っていないコツ〉

・呼吸状態に余裕のない患者などでは長時間腹臥位になることが困難な症例
　もあるので，検査前に確認することが重要である．

・肩の挙上が問題ないかの確認は重要である．

・難聴患者の場合はフリップなどを用意する．

・痩せている場合，針が立たないことがある．検査前に皮下脂肪なども十分
　に確認し，当日の検査方法を確認しておく．

文献

1) 吉村成央ほか：肺末梢小型陰影に対する CT ガイド下経皮肺針生検の診
　断に影響する因子の検討．日呼吸会誌 **40**：101，2002

2) vanSonnenberg E, et al: Difficult thoracic lesions: CT-guided biopsy
　experience in 150 cases. Radiology **167**：457, 1988

3) Hiraki T, et al: CT fluoroscopy-guided biopsy of 1,000 pulmonary
　lesions performed with 20-gauge coaxial cutting needles: diagnostic
　yield and risk factors for diagnostic failure. Chest **136**：1612, 2009

4) Tomiyama N, et al: CT-guided needle biopsy of lung lesions: a survey of
　severe complication based on 9783 biopsies in Japan. Eur J Radiol **59**：
　60, 2006

5) Kazerooni EA, et al: Risk of pneumothorax in CT-guided transthoracic
　needle aspiration biopsy of the lung. Radiology **198**：371, 1996

I章．呼吸器内科における検査・治療手技

 # 8 胸腔穿刺，胸膜生検

- 滲出液の場合，結核性胸膜炎，癌性胸膜炎，胸膜中皮腫の鑑別が重要である．
- 症状および鑑別疾患に応じて，胸腔穿刺(あるいは胸腔ドレナージ)および胸膜生検の適応について考慮する．
- 胸膜中皮腫を疑い，PET/CTなどで標的病変がある場合には，積極的に全身麻酔下外科的胸膜生検も考慮する．
- 腫瘍の胸壁播種には十分留意する．

a 胸水貯留をみるポイント

- 胸部単純X線写真で肋骨横隔膜角の鈍化を確認する(鈍化がある場合は数百mLの貯留がある)．横隔膜の形状を保ったまま胸水が貯留する場合もあり(肺下胸水)，注意を要する．
- 大量胸水貯留の場合，肺内病変が同定しにくい場合もあり，その場合は排液後にCTを施行する．
- 胸水貯留があったほうが検査しやすい場合もあり(胸膜生検など)，安易に胸腔ドレナージを行わない．

b 胸腔穿刺の実際

① エコーにて胸腔内を観察し，安全かつ効果的に穿刺できる部位を決定する．
② 穿刺部の局所麻酔を行い，息止めをして肋骨上縁から注射針で穿刺する(試験穿刺)．
③ 注入穿刺針にて穿刺し外筒を胸腔内に留置する(本穿刺)．
④ 胸水を採取し，胸水中の生化学検査，細胞診検査(ヘパリンを添加)，および細菌培養検査(一般細菌，結核菌を含む抗酸菌)に提出する．

〈予想される合併症〉
・出血，気胸，腫瘍播種，再膨張性肺水腫，穿刺に伴う迷走神経反射，局所麻酔によるアナフィラキシーショックなど

C 胸膜生検の実際

①試験穿刺(胸腔穿刺に準ずる)後に,生検針が挿入できる程度の皮膚切開を入れ胸膜生検針(表1,図1,2)を計測した深さまで進め,組織を採取する.原則,肋骨下縁の生検は行わない.
②鑑別疾患に応じて,適宜,病理組織診断,組織培養検査に提出する.

表1 当院で使用している生検針の選択

穿刺針	目的疾患・病変	生検のコツ
TEMNO Evolution™	腫瘤・胸膜肥厚高度	目的とする腫瘤に生検針のカット面を押しつけるようにして生検する.中皮腫疑いでは胸膜下組織も含まれるようにカット面の深さを調整する.
コープ針	結核性胸膜炎,中皮腫	胸膜を引っかけるイメージで生検する.必ず組織培養を提出する.

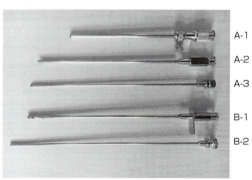

図1 コープ針
A:穿刺針.A-1:外筒,A-2:内筒,A-3:スタイレット
B:生検針.B-1:フック付き生検針,B-2:スタイレット

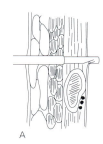
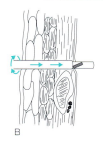

図2 コープ針による生検
A：スタイレットを挿入したフック付き生検針を胸腔内に進め、スタイレットを抜き、フック付き生検針を胸膜に引っかける.
B：外筒を捻りながら押し進め、同時に胸膜を引っかけたフック付き生検針を引き抜き、胸膜を生検する.

表2 主な鑑別疾患

疾患名	特徴と対応
結核性胸膜炎	・結核感染の約5% ・胸水リンパ球優位、胸水LDH、ADA高値（カットオフ値45～60 IU/L、感度：87～100%、特異度：95～97%)[1]、胸水中INF-γ高値が診断に有用[1, 2]、結核菌培養陽性率25%. ・偽陽性：悪性疾患、膿胸、関節リウマチ、偽陰性：HIV症例
癌性胸膜炎	・胸水リンパ球優位、胸水CEAが有用. ・細胞診（1回）診断率は6割程度、複数回細胞診が必要. ・cell blockにて免疫染色やEGFR遺伝子変異検索. ・石綿曝露が疑われる症例では中皮腫鑑別のため胸膜生検を考慮.
胸膜中皮腫	・病初期は胸水のみで細胞診陽性となることも多い. ・胸水CYFRA上昇（CEAは上昇しない）、胸水ヒアルロン酸上昇（カットオフ値100,000 ng/mL、感度：44.0%、特異度：96.5%）、反応性中皮細胞や肺腺癌の鑑別が難しい. ・腫瘤病変やPET/CT検査で集積部位があればその部位の生検を行う. ・局所麻酔下胸膜生検、全身麻酔下外科的肺生検が診断に有用.
その他の疾患	・良性石綿胸水：無症状で自然寛解することがある。中皮腫の発症を念頭に慎重な経過観察を要する. ・肺塞栓：40%で少量胸水を伴う。血性、滲出性のことが多く、悪性腫瘍や外傷との鑑別が重要. ・膠原病：関節リウマチやSLEに合併することが多い[5].

Ⅰ章　呼吸器内科における検査・治療手技

d 主な鑑別疾患（表 2）

● Light の基準（以下）に従い，滲出液か漏出液かを判断する．3 項目の
うち少なくとも 1 項目を満たせば滲出液，いずれも満たさなければ
漏出液．

胸水蛋白 / 血清蛋白＞ 0.5
胸水 LDH/ 血清 LDH ＞ 0.6
胸水 LDH ＞ 2/3 ×血清 LDH の基準値上限

文献

1) Valdes L, et al: Diagnosis of tuberculous pleurisy using the biologic parameters adenosine deaminase, lysozyme, and interferon gamma. Chest **103** : 458, 1993

2) Jiang J, et al: Diagnostic value of interferon gamma in tuberculous pleurisy: a metaanalysis. Chest **131** : 1133, 2007

3) Wyser C, et al: Corticosteroids in the treatment of tuberculous pleurisy. A double-blind, placebo-controlled, randomized study. Chest **110** : 333, 1996

4) Lai YF, et al: Pigtail drainage in the treatment of tuberculous pleural effusions: a randomized study. Thorax **58** : 149, 2003

5) Bouros D, et al: Pleural involvement in systemic autoimmune disorders. Respiration **75** : 361, 2008

I章. 呼吸器内科における検査・治療手技

9 胸腔ドレナージ，胸膜癒着術

- 気胸の際，肺尖部に胸腔ドレーン先端を留置すると，最もドレナージ効率がよい．
- ドレーンのテープ固定は留置したドレーン先端が胸腔内でずれないように細心の注意を払って行う．
- 確認の胸部X線写真は正面像に加えて側面像を忘れずに撮影する．
- タルクはピシバニールに比較し，発熱や疼痛などの炎症反応による副作用が少なく使いやすいが，急性呼吸窮迫症候群(acute respiratory distress syndrome：ARDS)や間質性肺炎(interstitial pneumonia：IP)急性増悪のリスクがあり，癒着術のインフォームドコンセントは丁寧に行う．
- endobronchial Watanabe spigot(EWS)や外科手術の適応があるかを早期に検討するのが，気胸治療の近道である．

デキる呼吸器医の極意

a 胸腔ドレナージ

〈適応[1]〉
① 気胸(自然気胸，外傷性気胸，医原性気胸，緊張性気胸，気管支胸腔瘻)
② 血胸(胸部外傷，胸部，上腹部術後)
③ 胸水(膿胸，肺炎随伴性胸水，悪性胸水，乳び胸)

- 胸部X線にて液体(胸水，血液，膿など)，気体の貯留を確認する．肺損傷を避けるため，胸部CTを撮像することでフリースペースを確認し穿刺部位を決定することが重要である．

1) 体 位[2]
- 気胸の場合：仰臥位で第2～3肋間鎖骨中線上，もしくは仰臥位で第4～5肋間中腋窩線上を穿刺(図1)．
- 胸水の場合：座位，側臥位で6～7肋間中腋窩線上を穿刺．

①座位で行う場合は患者の前にテーブルを置き，両手を置かせる．
②臥位で行う場合は腕を挙上させできるだけ肋骨を広げる．

I章　呼吸器内科における検査・治療手技

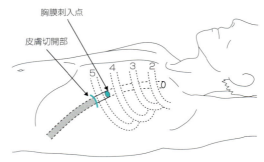

図1　体位とドレーン挿入部位(脱気目的の場合)

2) 穿刺部位をエコーによって決める
- 胸水の場合,胸部X線,CTを参考にして,最も胸水が貯留している場所の見当をつけ,エコーで穿刺部位を決定する.

3) 穿刺前の準備
- 十分に広く消毒をし,有窓滅菌シーツをかける.
- 皮膚,皮下,筋肉,壁側胸膜に局所麻酔薬を注射する.注射器に軽く陰圧をかけながらゆっくり進め,血液の逆流がないことを確認し局所麻酔薬を浸潤させる.
- 試験穿刺を行う.穿刺は肋骨上縁で行う.肋骨下縁は肋間動静脈があるため避ける.
- 針が胸腔内に入ると,注射器内に胸水または空気が引けてくる.この針の長さを覚えておく.

4) 穿刺の実際
①留置針に注射器を付け,軽く陰圧をかけながら,試験穿刺の針の長さまで進める.
②注射器内に胸水が引けてきたら,5 mmくらい進め,外筒のみをさらに進める.内筒を抜去し,三方活栓つきの延長チューブをつなげる.
③三方活栓より検体を採取する.
④持続排液をする場合は三方活栓を操作しボトルに廃液する.
⑤圧差で自然に排液されるが,三方活栓から注射器で用手排液してもよい.

5) チューブドレナージの場合
- 胸腔チューブは8 Frから24 Frまで様々なサイズがある.自然気胸

の場合は 14 Fr 以下でもよいが，難治性気胸，膿胸，悪性胸水などは 20 〜 24 Fr を選択している．

● 留置する距離は，事前に CT で測定しておく．第 3 肋間–肺尖部は 10 cm 程度，第 7 肋間–背側胸腔は 12 cm ほどのことが多い．

① 3)の麻酔の後，皮膚切開を 2 cm 程度入れる．

② 鉗子で皮下組織を鈍的に剥離していき，最後に胸膜を貫く．直の無鉤モスキート鉗子を使用することが多い．

③ チューブカテーテルを挿入する．左手でカテーテル先端より 5 cm ぐらいのところを持ち，カテーテルが深く入らないようにストッパーとする．

④ 手元側のボール部を右手で包むように持ち，ひねりながら押し進める．

⑤ カテーテルが入らないときは，再び鉗子で開く．

⑥ カテーテルが胸腔内に入ったら，カテーテルを進める方向に向け，血管確保の要領で内筒を胸腔に数 cm 入れた状態で外筒のみ進める．内筒を抜去し，チューブを鉗子でクランプしておく．排液の場合は基本的に下背側へ向け，脱気の場合は肺尖部へ向ける．

6) 皮膚に固定する

① カテーテル刺入部周囲にぐるりと 4 針かけ，巾着縫合する．次に創部に 1 針かけてしばり，糸をカテーテルに巻きつけてドレーンを固定する．

② カテーテルをチューブに接続し，ドレナージバッグにつなぎ，クランプを開放する．胸水の場合，起立後，大量に排液されないよう，1,000 〜 1,500 mL/ 日までを目安に排液後クランプする．

③ 胸部 X 線，正面像，側面像でカテーテルの位置を確認する．

b 胸膜癒着術

〈適応〉
チューブドレナージで full expansion の得られた悪性胸水，難治性気胸

1) 癒着剤

・悪性胸水：タルク（ユニタルク®），OK-432（ピシバニール®），ミノサイクリン[4]
・難治性気胸：OK-432，自己血，ミノサイクリン

a）タルク

● 当院では悪性胸水に対し，禁忌がなければタルク使用が標準となっている．

● 滑石という鉱石を微粉砕した無機粉末．身近なものではベビーパウダーなどに使用されており，化学的に安定した物質である．

● メタアナリシスの結果より，悪性胸水に対する胸膜癒着術の第一選択とされている[5]．

● 間質性肺炎合併症例に対する使用は急性増悪の可能性があり，慎重投与となっている．

● 副作用は，CRP 増加，発熱，ALT 上昇などが報告されている[6]．重篤な副作用として 10 g を超える使用例で，急性呼吸窮迫症候群の報告がある．

b）OK-432

● タルク発売以前は悪性胸水に対して OK-432 の使用が標準であった．

● 抗癌薬であり，*Streptococcus pyogenes*（A 群 3 型）Su 株のペニシリン処理凍結乾燥粉末である．

● 0.1 mg は 1 KE（Klinische einheit）に相当し，1 回当たり 10 KE を胸腔内注入する．

● ペニシリンを含有しているため，ペニシリンアレルギーの既往には原則禁忌となる．

● 癒着成功率は 39 〜 73％と報告されている[7]．

● 主な副作用は，発熱，胸・背痛，発赤，全身倦怠感，食欲不振である．

c）自己血

● 低肺機能で手術リスクの高い症例や，OK-432 により急性増悪が懸念される間質性肺炎の気胸合併例では，自己血による胸膜癒着術が選択肢となるが，急性増悪が完全に回避できるわけではない．

● 当院は間質性肺炎の気胸が多いので自己血癒着術を施行することが多いが，そもそも full expansion が得られないことが多く成功率は低めである．

d）ミノサイクリン

● 強い酸性溶液で pH2.4 と報告されており，その直接化学作用で胸膜の中皮細胞を破壊し，線維性癒着を促すとされている．

2）実際の手順（タルク，OK-432，ミノサイクリン）

①肺の full expansion が得られ，排液量が＜ 150 mL/ 日となることを

確認.

②胸腔に注入する前に 1％キシロカインを 20 mL 注入する.

③薬剤，自己血をドレーンの側管より 20 G 針を用い緩徐に注入し，生理食塩水 50 mL を用いてフラッシュし胸腔ドレーンをクランプする.

> OK-432，10 KE ＋生理食塩水 50 mL
> または
> タルク 4 g ＋生理食塩水 50 mL
> または
> ミノサイクリン 300 mg ＋生理食塩水 50 mL
> または
> 患者から採血した自己血 50 mL × 2 回（100 mL）

④2 時間クランプしている間，癒着剤が胸腔に広がるように 15 分毎に体位変換する.

例）仰臥位 15 分より 90°ずつ回転．右側臥位 15 分→腹臥位 15 分→左側臥位 15 分→その後，肺底部に行き渡らせるためベッドを 30°ヘッドアップして 90°ずつ回転.

⑤クランプを開放し，48 時間は陰圧（－10 cmH$_2$O）で持続吸引する.

⑥胸水排液が 48 時間＜ 150 mL/ 日となれば胸腔ドレーンを抜去する.胸水排液がそれ以上続く場合は，2 回目の胸膜癒着術を考慮する.

文献

1) Miller KS, Sahn SA: Chest tubes. Indications, technique, management and complications. Chest **91** : 258, 1987

2) Symbas PN: Chest drainage tubes.Surg Clin North Am **69** : 41, 1989

3) 奈良信雄ほか：臨床研修イラストレイテッド第 1 巻，基本手技［一般処置］，羊土社，東京，p95，2006

4) Huggins JT, et al: Intrapleural therapy.Respirology **16** : 891, 2011

5) Tan C, et al: The evidence on the effectiveness of management for malignant pleural effusion: a systematic review. Eur J Cardiothorac Surg **29** : 829, 2006

6) ノーベルファーマ株式会社　社内資料：悪性胸水に対する国内第Ⅱ相臨床試験

7) Heffner JE: Diagnosis and management of malignant pleural effusions. Respirology **13** : 5, 2008

I章. 呼吸器内科における検査・治療手技

局所麻酔下胸腔鏡

- 胸水が少ない場合は仰臥位や座位で開始し，ポート挿入後に側臥位をとることも考慮する．
- ポートは胸腔ドレーンを挿入する位置と同様の第5～7肋間中腋窩線上に挿入することが多い．
- 大量胸水症例では，再膨張性肺水腫を予防するため，検査前日までにある程度の胸水を排液しておくことが望ましい．
- 出血など緊急時に備え，呼吸器外科医と連携する．

デキる呼吸器医の極意

- 場所は手術室だけでなく内視鏡室や処置室でも施行できる．
- 胸水貯留症例に対し，胸腔内の観察や胸膜生検を行い診断を確定することが主な目的である．
- 胸膜癒着術や急性膿胸における癒着の解除とドレナージなど治療目的に行われることもある．
- 当院では，胸腔穿刺や経皮的胸膜生検によって診断ができなかった症例や，石綿曝露歴があり悪性胸膜中皮腫の鑑別が必要な症例で，積極的に全身麻酔下外科的胸膜生検の適応とならない場合に行われることが多い（図1）．

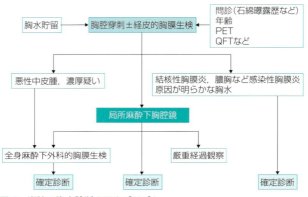

図1 当院の胸水診断のアルゴリズム

10　局所麻酔下胸腔鏡

- 基本的に挿入孔はひとつであり，縦隔側や肺尖部の観察は十分行えない．
- 生検時の疼痛に対しては 2%リドカインの生検部位への散布を適宜行う．癌性胸膜炎や悪性胸膜中皮腫などでみられるような隆起した病変では生検時に疼痛を感じることは少ない．

a 具体的な方法と手順

①患者体位は健常側を下にした側臥位が基本．
②エコーにて挿入部位の確認．
③局所麻酔下でポート（フレキシブルトロッカー）を胸腔内に挿入する．
④ポートよりセミフレキシブル胸腔鏡を挿入し，胸水を吸引・排液する．
⑤胸腔内観察，壁側胸膜の生検．
⑥胸腔ドレーンを留置し終了．

b 胸腔鏡の肉眼所見（表1）[1]

- 図2 は良性石綿胸水と最終診断された症例．胸腔内は全体的に白色胸膜肥厚を認め，肺尖部は癒着が高度に認められている．
- 図3 は悪性胸膜中皮腫と最終診断された症例．フィブリンネット形成が著明で一部フィブリンネットを鉗子で除去し生検を行った．側壁上部に白色のポリープ様病変を認めた．

表1　胸腔鏡の肉眼所見

	隆起性病変の特徴	隆起性病変の色調	胸膜面の変化
悪性胸膜中皮腫	大小不同の隆起性病変	黄白〜赤	びまん性胸膜肥厚の上に結節が存在
癌性胸膜炎	大小不同の隆起性病変	様々	各隆起性病変間は比較的保たれている
結核性胸膜炎	微細小粒状	白色〜黄白色	フィブリン，癒着

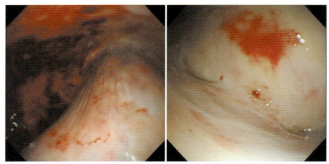

図2　両性石綿胸水症例

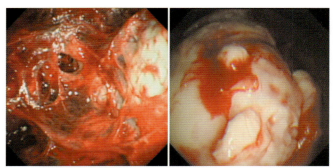

図3　悪性胸膜中皮腫症例

ⓒ 注意すべき合併症

- 出血，疼痛，低酸素血症，不整脈，気胸，再膨張性肺水腫，皮下気腫，術後発熱，創部感染，膿胸，腫瘍胸壁播種などが起こりうる[2]．

文献

1) 松石　純ほか：局所麻酔下胸腔鏡診療：悪性胸膜中皮腫を中心に．気管支学 **26**：331, 2004
2) 日本呼吸器内視鏡学会安全対策委員会(編)：手引き書―呼吸器内視鏡診療を安全に行うために．第3版，2013．〈http://www.jsre.org/medical/1304_tebiki.pdf〉［参照 2017-10-20］

I章. 呼吸器内科における検査・治療手技

11 右心カテーテル検査,肺動脈造影

- ✓ 酸素を吸入している呼吸器疾患患者では,気胸のリスクを減らすために右内頸静脈や鎖骨下静脈は避け,肘静脈からの穿刺を第一選択とするとよい.
- ✓ 右肘静脈からの穿刺では末梢でカテーテルを進めることが手技的に困難な場合がしばしばあり,ガイドワイヤーを早期から併用することが多い.
- ✓ 酸素負荷で平均肺動脈圧(mean pulmonary arterial pressure:mPAP)の低下をみる場合,Ⅱ型呼吸不全の存在に留意しつつ,在宅酸素の吸入量の調整を考慮する.

a 検査の適応

- 肺高血圧は安静時 mPAP 25 mmHg 以上と定義され,原疾患の病態に応じて5つの群に分類される.(p283,「Ⅵ-5.肺高血圧症」参照).
- 心エコー図から得られる三尖弁逆流速度から収縮期肺動脈圧を推定することはできるが,肺高血圧症を確定診断するうえで右心カテーテルは必須の検査である.
- 心エコー図での肺動脈圧の推定値と右心カテーテルでの実測値との乖離がしばしば認められる.このため,特異的肺動脈性肺高血圧症(pulmonary arterial hypertension:PAH)治療薬の適応や肺移植前の肺高血圧の精査では右心カテーテル検査を行うようにしている.
- 心エコーでの三尖弁収縮期圧較差(tricuspid regurgitation peak gradient:TR-PG)高値,左室の圧排所見,BNP高値,%DLco低値,労作時の著しい呼吸不全など肺高血圧症が疑われる場合は右心カテーテルを積極的に検討する.

b 検査の実際(図1 クリニカルパス参照)

① 検査直前の食事は絶食.
② 左腕静脈ルートを確保し,右肘静脈から穿刺(困難であれば右大腿静脈より穿刺).

患者様用　　NHO　近畿中央胸部疾患センター

クリニカルパス：右心カテーテル検査

氏名　　　　　　　　様

担当区医師署名：＿＿＿＿＿＿＿＿

担当看護師署名：＿＿＿＿＿＿＿＿

本人・家族への説明日　　　年　　月　　日

本人・家族署名：＿＿＿＿＿＿＿＿

本人・家族署名：＿＿＿＿＿＿＿＿

項目	月日	検査前 /	検査当日(検査前) /	検査当日(検査中) /	検査当日(検査後) /	検査後 /
達成目標		疑問点が明確か不安なく検査が受けられる	合併症を起こさず検査ができる		検査後の合併症が出ず安静が保持できる	検査結果を聞き、病状を理解する
治療・薬剤(点滴・内服)処置リハビリ		・内服薬の確認をさせて頂きます ・検査のため中止が必要な薬がある場合があります ・以前かかった病気などについて聞きます ・アレルギーの有無についてお聞きします	・リストバンドを巻きます	・検査による出血に点滴をします ・穿刺部位に局所麻酔をします		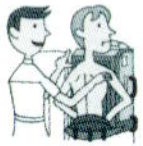 ・穿刺部保護をしシャワー、入浴可
検査		胸部X線、血液、心電図検査 身長・体重測定 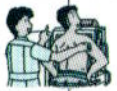		・血管造影室で検査をします	・心電図モニターを巻けます	
活動・安静度	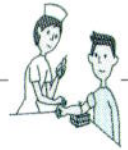	・特に制限はありません			・検査後は車椅子で帰室 ・トイレ以外2時間ベッド上安静	・制限はありません 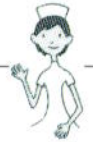
食事		・検査前絶食 少量の飲み可（指示可）			・検査終了後、飲水可 2時間後、食事可	
清潔		・検査前に着替えていただきます。				・穿刺部保護しシャワー、入浴可
排泄		・尿の管を入れる場合もあります。				
患者様及びご家族への説明、栄養指導、服薬指導		・医師から検査について説明があります ・看護師から検査の説明があります ・緊急時の連絡先を看護師にお知らせ下さい		・発熱、眼痛、入眠の注はずします	・検査に関わる異常を説明しますが、異常があればすぐにお知らせください	・医師から検査結果について説明があります

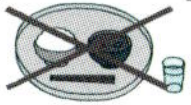

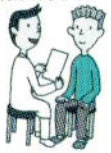

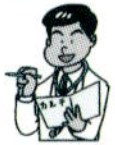

平成■年10月 作成

図 1-1　右心カテーテル検査クリニカルパス（患者用）

11 右心カテーテル検査，肺動脈造影

医療者用

NHO近畿中央胸部疾患センター
クリニカルパス：右心カテーテル検査（1/2）

ID番号

患者氏名

担当医師署名：　　　　　　　　　　担当看護師署名：

月日	／	／		
項目	検査前日	検査当日		
		検査前	検査中	
			入室	終了
達成目標		疑問点は解決し検査に臨む事ができる	合併症を起こさず検査が終了できる	
治療 処置 薬剤 リハビリ	□ 内服薬の確認 　検査中止薬 □無 ・ □有 　（　　　　　　　） □ 血管造影検査の入力 　検査目的 　肺動脈造影の有無 □無 ・ □有 □その他（　　　）	□ 必要物品・薬品の確認 　フルトラクト500mL、キシロカイン局麻用 　5%ブドウ糖液100mL 1本、ヘパリン1A □ O2投与 □無 ・ □有　　ℓ/分 □ 2時間前より、左肘側ルート確保。 　40mL/時で補液開始 □ リストバンド検査確認	□ O2投与 □無 ・ □有　　ℓ/分	
検査	□ 胸部X線、心電図、血液検査 □ アレルギーの有無確認 □無 ・ □有 □ 既往症確認 □ 身長　　　cm □ 体重　　　kg	□ 検査データ確認		
活動安静度		□ 指示がなければ制限なし		
栄養 （食事）		□ 検査前絶食 　少量飲水可		
清潔				
排泄		□ 指示あれば、尿バルーン留置		
教育 指導 説明	□ 医師から検査説明 　同意文書の説明 □ 看護師から検査説明	□ 看護師からオリエンテーション □ 検査同意書確認 □ 眼鏡・コンタクト・義歯確認		
観察	□ 穿刺部確認（右肘部）	時　　分	検査開始時	検査終了時
		体温	体温	体温
		脈拍	脈拍	脈拍
		心拍数	心拍数	心拍数
		血圧	血圧	血圧
		SpO2	SpO2	SpO2
				胸部不快　　有　無
			検査開始後観察	動悸・脈不整　有　無
			時　分	呼吸困難　　有　無
			時　分	胸痛　　　　有　無
			時　分	気分不快　　有　無
				穿刺部出血　有　無
記録				
バリアンス		有　　　無	有　　　無	有　　　無
担当看護師署名				

平成25年10月改訂

図 1-2　右心カテーテル検査クリニカルパス（医療者用）①

Ⅰ章　呼吸器内科における検査・治療手技

医療者用

NHO近畿中央胸部疾患センター
クリニカルパス:右心カテーテル検査（2/2）

ID番号

患者氏名

月日	/				/
項目	検査当日				翌日
	検査後			準夜	
	帰室	30分後	安静解除直前		
達成目標	胸部症状がなく循環状態が安定する				検査結果の説明を受け、病状を理解できる
治療処置薬剤リハビリ	□SpO2（　　）%keep □O2投与　□無・□有　ℓ/分 □輸液速度（　　ml/h）		□O2投与　□無・□有　ℓ/分 □帰室後2時間でルート抜去	□O2投与 □無 □有　ℓ/分	□O2投与 □無 □有　ℓ/分 □穿刺部、包交
検査	□心電図モニタリング開始 □胸痛時、12誘導心電図		□安静解除時、心電図モニタリング中止		
活動安静度	□車椅子で帰室 介助でベッドへ移乗 □トイレ以外2時間ベッド上安静、座位可 安静　時　分まで			□指示がなければ制限なし	□指示がなければ制限なし
栄養（食事）	□飲水可		□2時間後、食事可。	□制限なし	□制限なし
清潔					□制限なし
排泄					□制限なし
教育指導説明	□異常時の知らせ方			□異常時の知らせ方	
観察	時　分	時　分	時　分	時　分	時　分
	体温			体温	体温
	脈拍	脈拍	脈拍	脈拍	脈拍
	心拍数	心拍数	心拍数	心拍数	心拍数
	血圧	血圧	血圧	血圧	血圧
	SpO2	SpO2	SpO2	SpO2	SpO2
	胸部不快　有　無	胸部不快　有　無	胸部不快　有　無	胸部不快　有　無	胸部不快　有　無
	動悸・脈不整　有　無	動悸・脈不整　有　無	動悸・脈不整　有　無	動悸・脈不整　有　無	動悸・脈不整　有　無
	呼吸困難　有　無	呼吸困難　有　無	呼吸困難　有　無	呼吸困難　有　無	呼吸困難　有　無
	胸痛　有　無	胸痛　有　無	胸痛　有　無	胸痛　有　無	胸痛　有　無
	気分不快　有　無	気分不快　有　無	気分不快　有　無	気分不快　有　無	気分不快　有　無
	穿刺部出血　有　無	穿刺部出血　有　無	穿刺部出血　有　無	穿刺部出血　有　無	穿刺部出血　有　無
記録					
バリアンス	有　無	有　無	有　無	有　無	有　無
担当看護師署名					

平成25年10月改訂

図 1-3　右心カテーテル検査クリニカルパス（医療者用）②

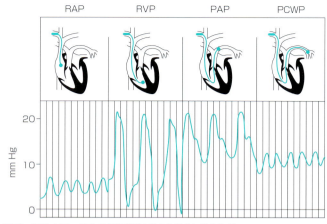

図2 右心カテーテルの圧波形（文献2を参考に著者作成）

注）右肘静脈では，ごくまれにだが血管攣縮を起こすことがあり，キシロカインでの局所麻酔を十分に効かせる．

③圧モニターのゼロ校正，透視と圧波形を確認しながら検査を行う（図2）．

④右房圧（RAP），右室圧（RVP），肺動脈圧（PAP）など各部位での圧測定，酸素飽和度（SO_2），心拍出量（CO），混合静脈血酸素飽和度（$S\bar{v}O_2$）の測定を行う．必要に応じて酸素負荷での圧測定，肺動脈造影を追加する．

注）できるだけ室内気で検査を行うよう努めるが，呼吸不全が重篤で，酸素を外すことが難しければ安静時の酸素流量投与下に検査を行う．

注）肺高血圧が存在すれば，吸入酸素量を増量してから肺動脈圧が低下するか否かを確認する（「デキる呼吸器医の極意」参照）．

⑤カテーテル抜去後，15分程度圧迫止血を行い帰室とする．帰室後2時間はモニター装着下で経過観察とする．止血を確認し安静解除とする．

C 検査値の計算と解釈

● 心係数（CI）や肺血管抵抗（PVR）を計算する．

I章 呼吸器内科における検査・治療手技

〈略語と基準値〉

RAP：right atrial pressure
　　（平均8〜10，a波2〜10，v波2〜10 mmHg）
RVP：right ventricular pressure
　　（収縮期15〜30，拡張期0〜8 mmHg）
PAP：pulmonary artery pressure
　　（平均10〜20，収縮期15〜30，拡張期3〜12 mmHg）
PCWP：pulmonary capillary wedge pressure
　　（平均5〜12，a波3〜15，v波3〜12 mmHg）
CO：cardiac output（4〜8 L/min）
CI：cardiac index（CO/体表面積 2.6〜4.6 L/min/m^2）
PVR：pulmonary vascular resistance
　　（mPAP−PCWP/CO 0.7〜1.1 Wood単位）
　　[（mPAP−PCWP）×80/CO 56〜88 dyne・sec・cm^{-5}]
S$\bar{v}$O$_2$：混合静脈血酸素飽和度（70〜80％）

（文献3より引用）

d 肺動脈造影

- 事前の換気血流シンチで換気血流不均衡を認め，右心カテーテルで肺高血圧が確認された場合，慢性血栓塞栓性肺高血圧（chronic thromboembolic pulmonary hypertension：CTEPH）の精査目的に肺動脈造影を行う．

- 中枢血栓の描出は造影CTでも可能だが，亜区域枝の血栓や狭窄部位

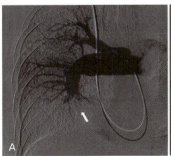 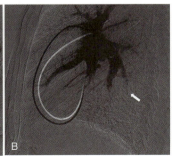

図2　右肺動脈造影画像（自験例）
A．正面像．
B．側面像．
DSAで撮影．右下肺野に無血管領域を認める（矢印）．

の血流の評価に肺動脈造影は有用であり，治療方針の決定に必須の検査である（図 2）．

e 右心カテーテル検査の合併症

● 専門病院で行った右心カテーテル検査の合併症の報告では 1.1％に重篤な合併症が認められている．

● 最も多いのが血腫や気胸など静脈穿刺に伴うもので，不整脈，迷走神経反射に伴う低血圧も認められた．致死的な合併症の発症率は 0.055％と報告されている [4]．

文献

1) Galiè N, et al: 2015 ESC/ERS Guidelines for the diagnosis and treatment of pulmonary hypertension. Eur Respir J **46** : 903, 2015

2) ガデリウス・メディカル株式会社，サーモダイリューションカテーテル取り扱い説明書

3) 永井良三（監訳）：グロスマン心臓カテーテル検査・造影・治療法，原書 7 版，南江堂，東京，2009

4) Hoeper MM, et al: Complications of right heart catheterization procedures in patients with pulmonary hypertension in experienced centers. J Am Coll Cardiol **48** : 2546, 2006.

I章. 呼吸器内科における検査・治療手技

呼吸リハビリテーション

- ✔ ADL 低下をきたさないようにリハビリテーション介入を積極的に行う.
- ✔ 6 分間歩行試験(6-min walking test：6MWT)は，安全のため SpO_2 85%以下となったら中止する.
- ✔ 間質性肺炎(IP)患者では 6MWT の評価をマイペース歩行でも行う. マイペースは長く歩くための最適歩行速度と考えられ, 高齢, 拡散能(% DLco)低下している患者ではマイペース歩行のほうが距離延長することがある.
- ✔ 慢性呼吸不全患者の外来運動療法を継続するために，呼吸管理日誌を使用する. 毎日の症状・気分・血圧・SpO_2・体温などとともに歩数を記載する冊子を渡し, 情報共有および運動促進を行う.

デキる呼吸器医の極意

a 呼吸リハビリテーションとは？

- あらゆる慢性呼吸器疾患が対象となる.
- 特に慢性閉塞性肺疾患(COPD)に関するエビデンスは多数報告されており, 昨今は間質性肺炎患者に対するリハビリテーションの重要性も明らかとなっている[1]. びまん性の気管支拡張症患者では排痰訓練が推奨され[2], 急性期疾患については医原性リスク低減のために"ABCDE bundle[3]"が推奨されており, E: exercise/early mobility に対応して早期リハビリテーション介入はせん妄発症率低下に有用と報告されている. 肺癌についても『がんのリハビリテーションガイドライン』[4]にあるように周術期や呼吸困難感を有する患者に対して呼吸リハビリテーションが推奨されている.
- 当院の呼吸リハビリテーションでは, あらゆる呼吸器疾患に対して介入し, 呼吸法習得, 排痰訓練, 動作指導・歩行ペース指導などによる労作時息切れ感の低減や QOL, ADL 改善に努めている.

b 呼吸リハビリテーションの実践

- 当院では各種疾患に対して入院リハビリテーションを実施し, 退院後

は地域でのリハビリテーション継続を推奨している.

1) 慢性閉塞性肺疾患（COPD）

- 初めにコンディショニングとして呼吸法（口すぼめ呼吸・腹式呼吸）の習得を行う.
- ベッドサイドで生活環境なども確認のうえ，目標設定を行う．その後，日常生活動作・歩行時の呼吸同調訓練を行う.
- 重篤な患者の場合，パルスオキシメーターによる監視下に主治医指示のもと酸素流量調整も行う．特に，在宅酸素導入期や進行により酸素流量調整が必要な際に入院してリハビリテーションを行う.
- 活動内容に合わせて細かく酸素流量を評価する必要があり，PT（physical therapist：理学療法士）/OT（occupational therapist：作業療法士）が介入し，歩行から入浴まで場面ごとに訓練・評価する．また，在宅でリハビリテーションが継続できるように自己訓練を指導する.

2) 間質性肺炎（IP）

- COPD のエビデンスを応用して実施する.
- 呼吸法については腹式呼吸を中心に行う.
- IP では労作時低酸素血症が著明で，6 分間歩行試験（6MWT）のリスクが高い症例もある．このため，当院では 6 分間マイペース歩行試験（6-min-voluntary walking test：6MVWT）を実施している[5].
- まず，この試験を実施し安全性を確認したうえで 6MWT を実施する．なお，当院では安全のため SpO_2 ＜ 85％となったら中止している（本来 6MWT 時連続 SpO_2 モニターは不要だが，IP 患者や重症 COPD 患者では肺高血圧症合併の可能性もあるため連続 SpO_2 をモニターしている）.
- 高齢で％ DLco 低値の症例では，6MVWT のほうが 6MWT よりもより安全で長い距離を歩行できる．つまり，マイペース歩行が長い距離を歩くための最適歩行ペースとなっていると考えられる[5].

3) 気管支拡張症

- びまん性の気管支拡張症では排痰訓練が自覚症状改善に有用である．介助者には排痰の介助方法の指導も行う.
- 気管支拡張症患者に対して排痰法・呼吸法を早期から指導することが望ましい.

Ⅰ章　呼吸器内科における検査・治療手技

4）気胸・縦隔気腫

●気胸の急性期以外は，ドレーン挿入下でも廃用予防のためにリハビリテーションの適応があると考える．

●また，気胸の再発予防のため，腹圧のかかりやすい動作を呼気で行うなどの指導も行う．

5）肺胞蛋白症（PAP）

●自覚症状が乏しいことが特徴であり，積極的リハビリテーション介入により低酸素血症への気づきを促し，安全に生活できるように指導を行う．

●特に全肺洗浄後は痰が増えるため，あらかじめ排痰訓練を指導することが重要である[6]．

6）リンパ脈管筋腫症（LAM）

●LAM に対するリハビリテーションの有効性のエビデンスはないが，同じ閉塞性肺疾患である COPD に準じて実施する．

●家事動作の息切れ軽減方法なども作業療法にて指導を行う．

●気胸のリスクが高いため気胸予防の呼吸法・動作指導を行う．

文献

1）Kenn K, et al: Pulmonary rehabilitation in patients with idiopathic pulmonary fibrosis -A review. Respiration 86 : 89, 2013

2）Rademacher J, et al: Bronchiectasis-diagnosis and treatment. Dtsch Arztebl Int 108 : 809, 2011

3）Vasilevskis EE, et al: Reducing iatrogenic risks ICU-acquired delirium and weakness-Crossing the quality chasm. Chest 138 : 1224, 2010

4）日本リハビリテーション医学会・がんのリハビリテーションガイドライン策定委員会（編）：がんのリハビリテーションガイドライン，金原出版，東京，2013

5）佐々木由美子ほか：特発性間質性肺炎における 6 分間マイペース歩行試験の意義．日呼吸ケアリハ会誌 21 : 254, 2011

6）牛村美穂子ほか：当院における全肺洗浄施行自己免疫性肺胞蛋白症患者に対するリハビリテーション介入の現状．日呼吸ケアリハ会誌 25 : 295, 2015

II 章

肺 癌

1. 検査と診断法
2. インフォームドコンセントの実際
3. 小細胞肺癌
4. 非小細胞肺癌
5. 高齢者肺癌
6. その他の胸部悪性腫瘍
7. 薬物投与法の実際
8. 副作用対策
9. Oncologic emergency
10. 支持・緩和治療とチーム医療
11. 禁煙と肺癌予防

II章. 肺 癌

検査と診断法

- パパニコロウ染色変法を用いた迅速細胞診断における最終確定診断と迅速診断での良悪性の一致率はほぼ100%である。細胞診に精通したスクリーナーが院内にいる場合，迅速細胞診は有用である．
- 細胞検体をスライドガラスに擦りつけるとき，時間をかけると細胞が乾燥してしまい正確な診断ができなくなるので，素早く検体を引き伸ばし，固定液で固定する．
- 肺癌診断において検体採取困難例では，単独の採取道具にこだわらず様々な採取道具を用いることで診断率が上がることが知られている．責任気管支が腫瘍近くにしか到達しない例では，透視下での肺末梢の針穿刺吸引なども考慮する．

デキる呼吸器医の極意

a 確定診断

- 肺癌治療を行ううえで，組織診断や細胞診断を用いた確定診断は必須である．
- 肺病変での確定診断は，合併症頻度の少なさから気管支鏡での確定診断を第一に考えるが，病変アプローチ困難な例ではCTガイド下生検や治療も兼ねた外科的生検も考慮する．当院では，胸部単純X線写真で透視できる末梢肺病変やCTで病変の責任気管支が同定できる場合は，気管支鏡での確定診断を優先させている．

1) 気管支鏡検査

- 末梢病変を診断するうえで気管支鏡を施行する前に重要なことは，CTによる病変への責任気管支の枝読みである．枝読みの補助道具として，lung-point(当院使用)やBF navigation systemなどがある．
- 気管支鏡の選択において，中枢病変(可視病変)では鉗子孔の大きい太めのファイバーを選択し止血しやすいようにしておく．末梢病変では，細めのファイバーを選択し責任気管支の選択を容易にするように心がける．ガイドシースを用いる場合は，可能な限り責任気管支の末梢まで気管支鏡を挿入し，その後ガイドシースを挿入する．その後，超音

波で病変内に到達していることを確認した後に鉗子・ブラシなどを施行し検体を得る.

● 極細径気管支鏡は, 通常の細径気管支鏡の到達しにくい縦隔側(特に上葉)の肺末梢病変に対するアプローチがよい適応である. 鉗子孔が1.2 mm と細いことから吸引力が弱く, 細径気管支鏡で気管支内の麻酔を施行し可能な限り痰を吸引してから極細径気管支鏡に切り替える. 末梢へ進むほど, 気管支のオリエンテーションがわかりづらくなることから, 透視を併用しつつ病変にアプローチする.

● 超音波内視鏡を用いた針吸引検査(endobronchial ultrasound-guided transbronchial needle aspiration：EBUS-TBNA)は, 中枢気管支に接するリンパ節をターゲットとした確定診断や, 手術適応決定のための縦隔リンパ節のステージングに有用である.

2) CT ガイド下生検

● 気管支鏡で到達できない胸膜直下の病変, 透視でみえない淡い病変や小さい病変が適応となる. また, 胸膜病変, 縦隔腫瘍の病変なども CT ガイド下生検の適応となる.

● CT ガイド下生検の特徴として, 病変の描出が明瞭でリアルタイムであること, 周囲の解剖学的位置関係が容易かつ客観的に把握できること, 病変への針の到達が正確かつ客観的に評価できることが挙げられる.

● 上記の特徴ゆえに, 診断率は気管支鏡よりも高い.

● 主な合併症としては出血(喀血含む), 気胸などがあるが, ドレナージを有する気胸となる頻度は比較的低い. まれではあるが重篤な合併症としては空気塞栓や細胞播種などがある.

3) 外科的生検

● 当院では気管支鏡や CT ガイド下生検での確定診断を術前に原則としているが, 透視不可の肺末梢病変で増大傾向のある症例(下記画像検査の項を参照)では, 診断的治療を兼ねて外科的生検を施行する.

● 胸膜中皮腫を疑う病変では, 胸膜病変が小さい場合, CT ガイド下生検での胸膜中皮腫の診断率が低いことから, 外科的生検を積極的に検討する.

〈組織分類について〉
• 組織分類の方針として, WHO 分類(第 4 版)では形態学的およ

Ⅱ章 肺癌

び免疫組織学的に判別できる腺癌，扁平上皮癌，神経内分泌腫瘍の3種類を組織系の基本分類とし，それらの特徴を欠く未分化な悪性上非腫瘍である大細胞癌を合わせた4種類の組織型が肺癌の基本である（表1）.

- 組織診断とは別に肺癌の生検診断，細胞診での診断も必要となり，WHO分類（第4版）ではよりよい実地臨床でのガイドラインを提唱している（表2）.
- 生検での診断については7つの診断パターンに分かれる（表3）.

表1 組織分類

規約分類	
肺腫瘍 上皮性腫瘍 腺癌 　　　置換型腺癌 　　　腺房型腺癌 　　　乳頭型腺癌 　　　微小乳頭型腺癌 　　　充実型腺癌 　　特殊型腺癌 　　　浸潤性粘液性腺癌 　　　粘液・非粘液混合腺癌 　　　コロイド腺癌 　　　胎児型腺癌 　　　腸型腺癌 　　微少浸潤性腺癌 　　　非粘液性 　　　粘液性 　　前浸潤性病変 　　　異型腺腫様過形成 　　　上皮内腺癌 　　　　非粘液性 　　　　粘液性 扁平上皮癌 　　角化型扁平上皮癌 　　非角化型扁平上皮癌 　　類基底細胞型扁平上皮癌 　　前浸潤性病変 　　　異形成 　　　上皮内扁平上皮癌 神経内分泌腫瘍 　　小細胞癌 　　　混合型小細胞癌 　　大細胞神経内分泌癌 　　　混合型大細胞神経内分泌癌 　　カルチノイド腫瘍 　　　定型カルチノイド 　　　異型カルチノイド 　　前浸潤性病変 　　　びまん性特発性肺神経内分泌細胞過形成 大細胞癌 腺扁平上皮癌	肉腫様癌 　　多形癌 　　紡錘細胞癌 　　巨細胞癌 　　癌肉腫 　　肺芽腫 分類不能癌 　　リンパ上皮腫様癌 　　NUT転座癌 唾液腺型腫瘍 　　粘表皮癌 　　腺様嚢胞癌 　　上皮筋上皮癌 　　多形腺腫 乳頭腫 　　扁平上皮乳頭腫 　　　外向性 　　　内反性 　　腺上皮乳頭腫 　　扁平上皮腺上皮混合型乳頭腫 腺腫 　　硬化性肺胞上皮腫 　　肺胞腺腫 　　乳頭腺腫 　　粘液嚢胞腺腫 　　粘液腺腺腫 間葉系腫瘍 　　肺過誤腫 　　軟骨腫 　　血管周囲類上皮細胞腫瘍（PEComa）群 　　　リンパ脈管筋平滑筋腫症 　　　良性血管周囲類上皮細胞腫 　　　淡明細胞腫 　　　悪性血管周囲類上皮細胞腫 　　先天性気管支周囲性筋線維芽細胞腫 　　びまん性肺リンパ管腫症 　　炎症性筋線維芽細胞腫 　　類上皮性血管内皮腫 　　胸膜肺芽腫 　　滑膜肉腫 　　肺動脈内膜肉腫

（つづく）

1　検査と診断法

表1　組織分類（つづき）

EWSR1-CREB1 転座肺粘液腫様肉腫 筋上皮性腫瘍 　筋上皮腫 　筋上皮癌 　その他の間葉系腫瘍 リンパ組織球系腫瘍 　節外性濾胞辺縁帯粘膜関連リンパ 　組織型リンパ腫（MALT リンパ腫） 　びまん性大細胞型 B 細胞リンパ腫 　リンパ腫様肉芽腫症 　血管内大細胞型 B 細胞リンパ腫 　肺ランゲルハンス細胞組織球症 　エルドハイム・チェスター病 異所性起源の腫瘍 　胚細胞腫瘍 　　成熟奇形腫 　　未熟奇形腫 　肺内胸腺腫 　メラノーマ（悪性黒色腫） 　髄膜腫 NOS 肺転移 胸膜腫瘍	中皮腫瘍 　びまん性悪性中皮腫 　　上皮型中皮腫 　　肉腫型中皮腫 　　線維形成型中皮腫 　　二相型中皮腫 　限局型悪性中皮腫 　高分化乳頭型中皮腫 　アデノマトイド腫瘍 リンパ増殖性疾患 　原発性体腔液リンパ腫 　慢性炎症に伴うびまん性大細胞型 　B 細胞リンパ腫 間葉系腫瘍 　類上皮性血管内皮腫 　血管肉腫 　滑膜肉腫 　孤在性線維性腫瘍 　　悪性孤在性線維性腫瘍 　デスモイド型線維腫症 　石灰化線維性腫瘍 　線維形成性小円形細胞腫瘍

［日本肺癌学会（編）：臨床・病理　肺癌取扱い規約，第 8 版，金原出版，東京，
p70-73，表 1，2017 より改変し許諾を得て転載］

表2　生検・細胞診に関してのよりよい実地臨床のためのガイドライン（WHO第4版Table 1.03より）

1. 非小細胞癌は，可能なかぎりさらに腺癌や扁平上皮癌などの組織型分類を心がける．
2. NSCC-NOS の診断はできるかぎり少なくし，亜型分類ができないときに限るようにする．
3. 生検・細胞診で特殊染色（免疫染色など）を用いる場合，その診断が光顕での診断なのか，特殊染色の結果による診断なのか明確に記載する．
4. 非扁平上皮癌という診断は，病理診断には用いないようにする．非扁平上皮癌は治療上同一に扱われるため臨床医によって使用されるが，いくつかの組織型を含んでおり，病理報告書には，腺癌，扁平上皮癌，NSCC-NOS などの用語を用いる．
5. 疾患グループを統一するため，実地診断，研究，臨床試験など統一した生検・細胞診用語を用いるようにする．
6. 細胞診検体と組織検体が同時に出てきた場合は，ともに見直し，最もふさわしく矛盾のない診断に至る努力をする．
7. 上皮内腺癌，微少浸潤癌を生検組織の診断名にすることは避けるべきである．非浸潤パターンが認められた場合は置換性増殖パターンと記載すべきであろう．同様に細胞診検体で上皮内腺癌と思われたら，腺癌と診断し，上皮内腺癌や微少浸潤癌，置換性増殖優位型の腺癌の可能性があることを付記するようにする．
8. 生検・細胞診では他の分化した成分が存在することが否定できないので，大細胞癌と診断することはできない．この診断名は手術標本に限定すべきである．
9. 肉腫様変化（著名な多形，巨細胞，紡錘形細胞）を伴う腫瘍の生検組織では，治療に関連する腺癌，扁平上皮癌の成分などがあればそれに肉腫様変化を伴うと記載する．そのような成分がなければ NSCC，NOS とし，肉腫様変化を伴うと記載する．
10. 神経内分泌マーカーは，神経内分泌腫瘍の形態を疑う場合にのみ施行すべきである．

［日本肺癌学会（編）：臨床・病理　肺癌取扱い規約，第 8 版，金原出版，東京，
p74，表 2，2017 より許諾を得て転載］

Ⅱ章　肺　癌

表 3　生検診断の用語

生検の用語	説　明
Adenocarcinoma （腺癌）	光顕で腺癌の特徴が確認できる場合．腺癌亜型に対応するパターンが観察される場合はそのパターンを記載する．例えば以下のような例が挙げられる． 1．adenocarcinoma with lepidic pattern 　（この中には上皮内腺癌，微少浸潤性腺癌，置換型腺癌 　などが含まれる） 2．invasive mucinous adenocarcinoma 　（画像的に肺炎様の影を示し，粘液を満たした肺胞腔内 　に杯細胞／高円柱上皮が肺胞壁に沿った特徴的な増殖 　をし，確信がもてる場合） 3．mucinous adenocarcinoma with lepidic pattern 　（末梢肺の孤立性陰影を呈する腫瘍で，goblet cell の 　増殖をきたす場合など mucinous adenocarcinoma 　とし，lepidic growth が認められれば，mucinous 　adenocarcinoma with lepidic pattern と付帯所見 　を付ける） 4．adenocarcinoma with colloid features 　（コロイド腺癌を想定する場合の診断名） 5．adenocarcinoma with fetal features 　（胎児性癌を想定する場合の診断名） 6．adenocarcinoma with enteric features 　（腸型腺癌を想定する場合の診断名．この診断名を付け 　る場合は，臨床所見と適切な免疫染色を行うことで， 　転移性肺癌を慎重に除外する）
Squamous cell carcinoma （扁平上皮癌）	光顕で扁平上皮の特徴が確認できる場合．
small cell carcinoma （小細胞癌）	光顕で小細胞癌の特徴を有している場合．
NSCC, favor adenocarcinoma （非小細胞癌，腺癌を示唆）	形態的な腺癌パターンはないが，特異性のある免疫染色 （例：TTF-1 陽性）や粘液染色によって腺癌を示唆する 所見が得られた場合．
NSCC, favor squamous cell carcinoma （非小細胞癌，扁平上皮癌を示唆）	形態的な扁平上皮癌パターンはないが，特異性のある免 疫染色（例：p40 陽性）によって扁平上皮癌を示唆する 所見が得られた場合．
NSCC with neuroendocrine morphology and positive neuroendocrine markers, possible LCNEC （LCNEC を示唆する非小細胞 癌）	LCNEC を想定する場合．表 2（10）に記載されている ように，神経内分泌形態および神経内分泌マーカー陽性 であることを明瞭に記載すべきである．免疫染色を行わ なかった場合には NSCC with neuroendocrine morphology, possible LCNEC となる．神経内分泌 マーカー陽性の腺癌もしくは扁平上皮癌は臨床病理学的 意義がないことはコンセンサスが得られており，それら の腫瘍と LCNEC は明確に区別される必要がある．
NSCC, NOS （非小細胞癌 NOS）	形態学的，特殊染色においても腺癌もしくは扁平上皮癌 の特徴が得られなかった場合．これには，腺癌，扁平上 皮癌いずれの成分も存在し，腺扁平上皮癌が疑われる場 合が含まれる．また，多形癌，紡錘形細胞癌，巨細胞癌 の成分のみの場合も，NSCC, NOS とし，肉腫様変化 を伴うと記載する．

［日本肺癌学会（編）：臨床・病理　肺癌取扱い規約，第 8 版，金原出版，東京，
p75，表 3，2017 より許諾を得て転載］

1 検査と診断法

b 画像検査

● 質的診断：胸部単純 X 線写真，胸部 CT を使用．肺野小結節の辺縁の性状（胸膜陥入像など）・内部濃度の評価（すりガラス病変の評価）には，高分解能 CT を用いる．日本 CT 検診学会から肺結節の判定と経過観察のチャートが出されており，10 mm 以上の solid，小さくならない mixed GGO，15 mm 以上の pure GGO については生検か手術を検討することが推奨されている．

● 病期診断（表 4）：胸腹部 CT，頭部 MRI/CT，PET 検査ないしは骨シンチを施行する．CT や MRI は，腎障害や禁忌がなければ，腫瘍やリンパ節を血管や実質臓器や囊胞と判別しやすくするため，原則造影剤を用いて評価する．

1) CT 検査

● 遠隔転移の有無を検索，腹部では造影剤はほぼ必須．当院では造影できない場合は PET-CT を撮ることで腹部やリンパ節の遠隔転移検索を代用する．

2) MRI 検査

● 脳転移検索に非常に有用である．また，癌性髄膜炎の検索にも有用であることが多い（造影 T1 強調画像で脳表や脳神経に沿った結節状・線状の不均一な染まりを確認する）．

● 脳転移の特徴的な画像所見は，T1 強調像で低信号・T2 強調像で高信号であり，周囲への浸潤傾向のため，辺縁はしばしば不明瞭．また，しばしば周囲には浮腫（血管性浮腫）を伴う．

● 椎体骨転移での圧迫骨折との鑑別

> 1. 一般的に骨転移は，T1 強調画像で low，脂肪抑制 T2 強調画像で high，造影 T1 画像で造影効果あり．
> 2. 後方要素への進展が骨転移で高頻度，圧迫骨折では通常認めない．
> 3. 周囲への進展が骨転移ではありうる，圧迫骨折ではない．
> 4. 椎体背側面の形が骨転移では凸，圧迫骨折では直線．
> 5. 頸椎病変は骨転移の可能性大．
> 6. 椎体全体の圧排は骨転移の可能性大，圧迫骨折は後方面が保たれることが多い．

3) PET-CT 検査

● 脳を除く，遠隔転移・リンパ節転移の検索に有用．ただし，炎症所見

Ⅱ章　肺　癌

表4　病期分類基準 TNM 分類

病　期	T	N	M
潜伏癌	TX	N0	M0
0 期	Tis	N0	M0
Ⅰ A 期	T1	N0	M0
Ⅰ A1 期	T1mi	N0	M0
	T1a	N0	M0
Ⅰ A2 期	T1b	N0	M0
Ⅰ A3 期	T1c	N0	M0
Ⅰ B 期	T2a	N0	M0
Ⅱ A 期	T2b	N0	M0
Ⅱ B 期	T1a	N1	M0
	T1b	N1	M0
	T1c	N1	M0
	T2a	N1	M0
	T2b	N1	M0
	T3	N0	M0
Ⅲ A 期	T1a	N2	M0
	T1b	N2	M0
	T1c	N2	M0
	T2a	N2	M0
	T2b	N2	M0
	T3	N1	M0
	T4	N0	M0
	T4	N1	M0
Ⅲ B 期	T1a	N3	M0
	T1b	N3	M0
	T1c	N3	M0
	T2a	N3	M0
	T2b	N3	M0
	T3	N2	M0
	T4	N2	M0
Ⅲ C 期	T3	N3	M0
	T4	N3	M0
Ⅳ期	Any T	Any N	M1
Ⅳ A 期	Any T	Any N	M1a
	Any T	Any N	M1b
Ⅳ B 期	Any T	Any N	M1c

（つづく）

1　検査と診断法

表4　病期分類基準 TNM 分類（つづき）

TX	潜伏癌
Tis	上皮内癌 carcinoma *in situ*：肺野型の場合は，充実成分径 0 cm かつ病変全体径 ≦ 3 cm
T1	充実成分径 ≦ 3 cm
T1mi	微少浸潤性腺癌：部分充実型を示し，充実成分径 ≦ 0.5 cm かつ病変全体径 ≦ 3 cm
T1a	充実成分径 ≦ 1 cm かつ Tis・T1mi に相当しない
T1b	充実成分径 > 1 cm かつ ≦ 2 cm
T1c	充実成分径 > 2 cm かつ ≦ 3 cm
T2	充実成分径 > 3 cm かつ ≦ 5 cm，あるいは主気管支浸潤，臓側胸膜浸潤，肺門まで連続する部分的または一側全体の無気肺・閉塞性肺炎
T2a	充実成分径 > 3 cm かつ ≦ 4 cm
T2b	充実成分径 > 4 cm かつ ≦ 5 cm
T3	充実成分径 > 5 cm かつ ≦ 7 cm，あるいは壁側胸膜，胸壁，横隔神経，心膜への浸潤，同一葉内の不連続な副腫瘍結節
T4	充実成分径 > 7 cm あるいは横隔膜，縦隔，心臓，大血管，気管，反回神経，食道，椎体，気管分岐部への浸潤，同側の異なった肺葉内の副腫瘍結節
N1	同側肺門リンパ節転移
N2	同側縦隔リンパ節転移
N3	対側縦隔，対側肺門，前斜角筋または鎖骨上窩リンパ節転移
M1	対側肺内の副腫瘍結節，胸膜または心膜の結節，悪性胸水，悪性心嚢水，遠隔転移
M1a	対側肺内の副腫瘍結節，胸膜結節，悪性胸水（同側・対側），悪性心嚢水
M1b	肺以外の一臓器への単発遠隔転移
M1c	肺以外の一臓器または多臓器への多発遠隔転移

［日本肺癌学会（編）：臨床・病理　肺癌取扱い規約，第8版，金原出版，東京，p6-7，2017 より許諾を得て転載］

でも FDG 取り込み像（uptake）を認めることが多く，炎症性所見と転移巣との鑑別が困難な場合もあり，造影 CT など他の検査と合わせて診断する．

● リンパ節のサルコイド結節や反応性炎症でも淡い uptake を認めることがある．病期ステージングや治療方針が uptake の判断により変化する場合は，EBUS-TBNA や縦隔鏡による鑑別診断を必要とすることがある．

● FDG の分布は血糖やインスリンにより影響を受ける．血糖が上昇すると腫瘍や脳の集積は低下し，心筋，骨格筋，脂肪は GLUT4 インスリン感受性組織を持っているために集積が上昇する．

Ⅱ章　肺　癌

● 注意事項として，生理的集積がある臓器（胃，腸管，骨格筋，褐色細胞，耳下腺，顎下腺，扁桃腺，胸腺，乳腺，精巣，子宮，卵巣），良性腫瘍への集積（甲状腺腺腫，ワルチン腫瘍など）と癌との鑑別が必要なことがある．

4) 骨シンチ検査

● 骨転移の有無を評価するが，陽性所見でも単純骨折や骨関節炎・脊椎圧迫骨折などの鑑別が必要．骨転移と炎症所見の鑑別では，MRI が有用であることが多い（MRI 検査の項を参照）．

II章. 肺 癌

2 インフォームドコンセントの実際

- ✔ すべての研修医にとって受講必須の基本的な緩和ケア習得を目標とした PEACE 緩和ケア研修会に参加し,がん告知(初発,再発,BSC)や療養場所の選択などに関する基本的知識や技能を習得する.
- ✔ エビデンスのある,日本人がん患者が希望する内容を 4 つの形にまとめた SHARE プロトコールによる,医師に対するコミュニケーション技術研修に参加する.参加することで,患者・家族からの信頼だけでなく医療スタッフからの信頼も増す.
- ✔ がん告知,再発告知,療養の場の選択など重要な面談時には,がん関係の認定看護師が同席することを基本とする.専門的ながん看護カウンセリングと協働することで医師のコミュニケーション技術が生かされ,がん患者指導管理料につながる.

デキる呼吸器医の極意

- 情報開示を前提とする医療が進み,がん医療においてもインフォームドコンセントは必須となった.誠実で丁寧な説明と,医療者と患者における情報共有,そしてそれに基づく意思決定と同意というプロセスががん医療の進歩とともに必要である.

a がん医療におけるコミュニケーションの重要性

- がん対策推進計画には,がん医療における告知等の際には,がん患者に対する特段の配慮が必要であることから,医師のコミュニケーション技術の向上に努めることとある.

b 医療におけるコミュニケーションとは

- 第一に医療者と患者・家族との信頼関係を構築することである.
- 医療者と患者・家族は双方納得のいく合意形成(意思決定)をして医療者は患者・家族に最善の医療を提供することこそが医療におけるコミュニケーションの最大の目的である.
- 患者・家族の意思決定には,関係性,説明の仕方だけでなく,患者・家族の心理状態も大きく影響し,これについても十分配慮が必要であ

79

Ⅱ章　肺　癌

る.

c 医師のコミュニケーション技術の影響と工夫

● 医師のコミュニケーション技術が低いと，がん患者の精神的苦痛が高くなり，医療に対する満足感が低くなり，患者からの情報の開示が減る．さらに，患者からの苦情が増し，治療コンプライアンスが低下し，がん専門医自身の燃え尽きが高くなる.

● このような点からも，がん医療においてコミュニケーションは医療者患者関係の基礎を作り，がん医療の基盤を構築していくうえで重要な医療技術といえる.

● 最近の分子標的薬，免疫療法などがん治療の革新的な変化に基づく個別化医療，通院がん治療が加速している．一人ひとりにあった治療をよりわかりやすく提案して患者・家族の理解度，感情，意向を十分に確認する.

● 適時必要なリソースに関する情報提供や緩和ケアチームの認定看護師や相談支援センターのメディカルスタッフとも連携するように努める.

d SHARE の 4 つの要素（表1）

● SHARE は表2の4つの要素で成り立っているが，面談でどのように使用するかは，がんの経過の時間軸や患者・家族の状況をみながら選択する．換言すればコミュニケーションも個別化医療の一部分として大変重要である.

2 インフォームドコンセントの実際

表1 SHARE の4つの要素

Supportive environment(支持的環境設定)
・十分な時間を設定する
・プライバシーが保たれた，落ち着いた環境を設定する
・面談が中断されないように配慮する
・家族の同席を勧める

How to deliver the bad news(悪い知らせの伝え方)
・正直にわかりやすく，丁寧に伝える
・患者の納得が得られるように説明する
・はっきりと伝えるが「がん」という言葉を繰り返し用いない
・言葉は注意深く選択し，適切に婉曲的な表現を用いる
・質問を促し，その質問に答える

Additional information(付加的情報提供)
・今後の治療方針を話し合う
・患者個人の日常生活への病気の影響について話し合う
・患者が相談や気がかりを話すように促す
・患者の希望があれば代替療法やセカンド・オピニオン，余命などの話題を取り上げる

Reassurance and **E**motional support(安心感と情緒的サポートの提供)
・優しさと思いやりを示す
・患者に感情表出を促し，患者が感情を表出したら受け止める
・家族に対しても患者同様に配慮する
・患者の希望を維持する
・「一緒に取り組みましょうね」と言葉をかける

ⓔ 基本的なコミュニケーション技術(表2)

表2

コミュニケーションの準備
・身だしなみを整える
・座る位置に配慮する

話を聴くスキル
・目や顔を見る
・相槌を打つ

質問するスキル
・Yes/No で答えられない質問(オープン・クエスチョン)を用いる
・病気だけでなく患者自身への関心を示す
・わかりやすい言葉を用いる

応答するスキル
・患者が言いたいことを探索し理解する
・患者の言葉を言い換えて理解したことを伝える
・事実に基づいた情報を提供する

共感するスキル
・気持ちを受け止める
・患者の気持ちを繰り返す
　「……(沈黙)……死にたいくらいつらいのですね」
・沈黙(5 〜 10 秒)を積極的に使う
・患者が目を上げ，発言するのを待つ
・気持ちや今後の気がかりを探る
　「ご心配を教えていただけますか？」
　「今後の生活について，気がかりがありますか？」

Ⅱ章　肺　癌

f　エビデンスのある SHARE-CST を用いた基本的コミュニケーション技術

● SHARE-CST 研修を受けた医師は，患者への気持ちへの支援，話し
やすい環境を設定，わかりやすい情報の伝え方という点で研修を受け
ない医師に比べ，よい行動を示した．さらに，研修を受けた医師が担
当する患者の気持ちのつらさは，研修を受けていない医師が担当する
患者よりも軽いことが証明された．また医師のコミュニケーションへ
の自信が高まり，告知に伴う医師のストレスが軽減される可能性があ
る．

文献

1）がん診療に携わる医師に対する緩和ケア研修会資料，M8　コミュニケー
　ション教育スライド〈https://www.jspm-peace.jp/support/pdfdownload.
　php〉［参照 2018-2-16］
2）内富庸介（編）ほか：コミュニケーション．精神腫瘍学，p238，医学書院，
　東京，2011
3）Fujimori M, et al: Effect of communication skills training program for
　oncologists based on patient preferences for communication when
　receiving bad news: A randomized controlled trial. J Clin Oncol **32** :
　2166, 2014

II章. 肺 癌

小細胞肺癌

- ✔ 小細胞肺癌は進行が早く，早期に転移を起こすため，初回治療で，できるだけ腫瘍量を極小にすることが最もよい結果を生む．
- ✔ プラチナ製剤，エトポシド，イリノテカン（下痢に注意），アムルビシン（骨髄抑制に注意）の特徴を把握し，QOL を保ったまま最良の予後を目指すことを目標にする．
- ✔ PS 不良例，高齢者であっても，小細胞肺癌においては，化学療法は症状の改善に寄与するので，治療の選択肢として，患者および家族に提示すべきである．

デキる呼吸器医の極意

- 大細胞神経内分泌癌，定型および異型カルチノイドと同じ神経内分泌性腫瘍に分類される高悪性度の肺癌である．
- 大細胞神経内分泌癌は小細胞肺癌に準じた抗癌剤治療を行う．
- 喫煙との関連が強く，診断は気管支鏡検査による組織診断にて行われる．気管支鏡検査に忍容性のない高齢者では喀痰細胞診を考慮する．
- 腫瘍随伴症候群，すなわち Lambert-Eaton 症候群による筋力低下や自律神経症状，小脳失調，抗 Hu 抗体* 抗 Yo 抗体*による神経障害（四肢末端のしびれ）や運動失調がある場合がある（*保険適用外の検査項目）．

a 診 断

- 組織診断は NC 比の高い，繊細な核クロマチンをもつ小型の腫瘍細胞が密に集簇する像で特徴づけられる．神経内分泌癌の鑑別には P40，CD56，chromogranin，synaptophysin の免疫組織染色を併用する．
- 腫瘍マーカーは proGRP をまず測定し，陰性の場合は，NSE を測定する．proGRP は腎機能の低下時は偽陽性を示すことがある．

b 病 期

- 限局型（limited disease：LD），進展型（extensive disease：ED）に分類される．
- 一側胸郭内に限局しているものを限局型，それ以外，あるいは転移の

あるものを進展型とする．根治的放射線治療可能なものを限局型とすることもある．

- 胸水細胞診陽性の M1a 症例は ED であるが，細胞診不可能な少量の胸水（おおむね胸部 CT で 1 cm 以内）は LD と扱うことがある．

〈ポイント〉

小細胞肺癌は悪性度が極めて高く，病初期より潜在的転移のある全身の疾患ととらえる必要がある．病状説明もこの点を強調し，手術例が極めて限られること，抗癌剤の役割が重要であること，予防脳照射を行うケースがあることを，あらかじめ伝える．

---

1) LD

- 根治可能な病期であって，局所治療（放射線治療，手術による切除）に抗癌剤治療を併用する
- **T1a（2 cm 以内）N0M0　症例**：手術による切除を考慮する．ただし術後抗癌剤は可能な限り行う．
- **それ以外の LD 症例**：シスプラチン＋エトポシドの併用化学療法に放射線照射（1.5 Gy x 2 日　15 日間　計 45 Gy　30 Fr）を併用する．
- **ハイリスク症例（シスプラチンが投与不可，PS 不良）**：カルボプラチン＋エトポシドの併用化学療法後に，可能であれば放射線治療を追加する．
- 放射線照射は早期より（つまり 1 コース目の抗癌剤と同時に）開始することを基本とするが[1]，照射野が広い場合，無気肺などで照射野の設定が難しい場合は抗癌剤を先行し，逐次的に放射線照射を行う．

2) ED

- 全身的抗癌剤治療を行う．たとえば脳転移による PS 不良例でも，ステロイドによる脳浮腫対策を行いながら抗癌剤治療を行うことで，症状改善が期待できる．緩和的な放射線照射を優先して全身的化学療法を遅らせるべきではない．脳転移や骨転移に対する緩和的放射線治療と全身的化学療法を同時に行ってもよい．
- 抗癌剤は 4 ～ 6 コースを基本とする．
- **臓器機能，肺機能に問題のない場合**：シスプラチン＋ CPT-11 を基本とする[2]．
- **肝障害や間質性肺炎などがある場合**：シスプラチン＋エトポシドを基本とする．
- **腎障害例，poor prognosis 例**：カルボプラチン＋エトポシド，カル

ボプラチン＋ CPT-11[3)]を基本とする.

〈ポイント〉

CPT-11 による下痢を予測する方法として UGT1A 遺伝子多型測定があるので下痢への対応が難しいと考えられる症例については考慮する.

3) 予防的全脳照射（PCI）

● LD 症例であって，抗癌剤＋放射線治療により good PR 以上の効果の得られた症例に対しては PCI を行う.

● 4 コースの抗癌剤治療終了後，最終化学療法投与日より 8 日目以降 36 日までに開始し，2.5 Gy/ 日　合計 25 Gy（10 Fr）を照射する.

● **再発時**：基本的に使用していない抗癌剤を使用するが，最終抗癌剤投与より 90 日以上の再発（sensitive case）では，初回抗癌剤の再投与を行ってもよい．90 日未満の再発（refractory case）は初回抗癌剤から抗癌剤を変更する.

① 初回抗癌剤がシスプラチン＋ CPT-11
カルボプラチン＋エトポシド，アムルビシン，ノギテカン
② 初回抗癌剤がシスプラチン＋エトポシド，
またはカルボプラチン＋ CPT-11
カルボプラチン＋ CPT-11，アムルビシン，CPT-11，ノギテカン

〈ポイント〉

・初回治療を含めてなるべく 2 剤併用（プラチナ製剤＋もう 1 剤）を使用する.

・アムルビシンを refractory 再発例に使用するときは標準の 45 mg/m^2 から減量して使用する（40 mg/m^2）[4)].

・カルボプラチンによる遅発性アレルギーは，投与直後でなく投与後しばらくして起こる．初回でなく，複数回投与したときに発生するので，投与を重ねた患者が投与後に気分不良を訴えた場合は遅発性アレルギーを疑う.

C 悪性腫瘍に対する抗癌剤，特発性肺線維症に対するステロイド投与中の de novo B 型肝炎

● B 型肝炎再活性化対策で，HBs 抗原，HBs 抗体，HBc 抗体を測定し，HBs 抗体または HBc 抗体が陽性の場合は HBV-DNA を測定する．HBs 抗原または HBV-DNA が陽性の場合は肝臓内科を受診し抗ウイルス薬を投与した後に抗癌剤を開始する.

文献

1) De Ruysscher D, et al: Impact of thoracic radiotherapy timing in limited-stage small-cell lung cancer: usefulness of the individual patient data meta-analysis. Ann Oncol **27** : 1818, 2016

2) Noda K, et al: Irinotecan plus cisplatin compared with etoposide plus cisplatin for extensive small-cell lung cancer. N Engl J Med **346** (2) : 85, 2002

3) Okishio K, et al: A weekly combination of carboplatin and irinotecan for previously untreated extensive disease small-cell lung cancer, results of a minimum follow-up of 3 years: a multi-center Phase II trial JMTO LC02-02. Jpn J Clin Oncol **42** : 387, 2012

4) Murakami H, et al: A single-arm confirmatory study of amrubicin therapy in patients with refractory small-cell lung cancer: Japan Clinical Oncology Group Study (JCOG0901). Lung Cancer **84** : 67, 2014

Ⅱ章. 肺 癌

4 非小細胞肺癌

- 非小細胞肺癌(non-small cell lung cancer:NSCLC)の治療方針の決定には正確な病理診断,病期診断が必須である.
- 各専門家からなるキャンサーボードにて集学的治療も含めた適切な治療法を検討する.
- 従来プラチナ製剤を中心とした細胞障害性抗癌剤の2剤併用化学療法が標準的治療であったが,組織型による薬剤選択や維持療法の有用性が示され臨床応用されている.
- 血管新生阻害は細胞障害性抗癌剤との併用療法として広く使用されている.しかし生存への効果は限定的であり,毒性の面からも症例選択が重要である.
- EGFR, ALK, ROS1 など重要なドライバー遺伝子の異常に応じた分子標的薬,RD-L1 発現状況による免疫チェックポイント阻害薬の選択など病理医との連携が重要である.

デキる呼吸器医の極意

a 病期別治療方針

1) Ⅰ,Ⅱ期 NSCLC(図 1)

- Ⅰ期,Ⅱ期 NSCLC に対しては耐術可能であれば手術が標準治療と考えられる.手術が不能であれば放射線治療を検討し,放射線治療も困難であれば化学療法あるいは症状緩和が選択肢と考えられる.
- 体表面積,性別などが考慮されておらず普遍的な指標ではないが,術後予測 1 秒量(FEV$_{1.0}$)≧ 800 mL を当院では指標のひとつとしてい

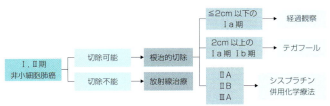

図 1 Ⅰ,Ⅱ期 NSCLC 治療フローチャート

II章 肺癌

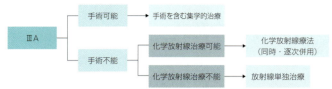

図2 IIIA期NSCLC治療フローチャート

る.さらに,術前%DLco≧60%,術前1秒量1,500 mL以上,VO_2max > 15 mL/kg/分などの指標が耐術能の指標としている.
- 肺癌外科切除後,全体の5年生存割合は69.6%であり,臨床病期IA,IB,IIA,IIB期ではそれぞれ82.0%,66.1%,54.5%,46.1%であった[1].
- Ib-IIIAはシスプラチンを含む術後補助化学療法が推奨されている.当院ではシスプラチン/ビノレルビンによる術後化学療法を施行している.

2) 切除可能IIIA期NSCLC(図2)

- North America Intergroup trial 0139試験ではIIIA期T1-3N2M0 NSCLCに対しシスプラチン/エトポシドと同時併用放射線療法45 Gy後の無増悪例に対し外科治療群と放射線治療群(計61 Gyまで)を比較した.結果生存期間中央値がそれぞれ23.6ヵ月 vs 22.2ヵ月で有意差は認めなかった.しかしながら探索的検討によると肺葉切除で完全切除された集団では予後良好の傾向が認められている(生存期間中央値:外科治療群33.6ヵ月 vs 化学放射線群21.7ヵ月)[2].またヨーロッパではIIIAN2に対しプラチナ製剤による化学療法後の奏効症例に対して外科切除と放射線治療を比較する第III試験が行われ生存期間がそれぞれ16.4ヵ月 vs 17.5ヵ月で有意差を認めなかった[3].T4N0-1M0(肺尖部浸潤癌以外)に関しては致死的合併症も5〜15%程度と高く,手術適応に関しては外科と慎重に検討すべきと考えられる.
- T3-4N0-1の中で肺尖部浸潤癌は切除可能であれば化学放射線療法後に手術を行い,5年生存率が44〜56%と良好な結果が報告されている[4].当院でも全身状態が良好で耐術可能症例は積極的に化学放射線療法後に手術を施行している.

3) 切除不能IIIA,IIIB期NSCLC(図3)

- 切除不能局所進行IIIA期は化学放射線同時併用療法が標準治療であ

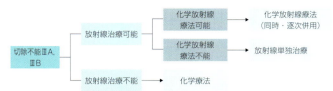

図3 切除不能ⅢA, ⅢB期 NSCLC治療フローチャート

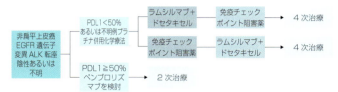

図4 Ⅳ期 NSCLC 治療フローチャート

る．しかし同時併用療法は放射線食道炎などの毒性，治療関連死が高くなる傾向があり注意を要する．PS 不良例など毒性が懸念される場合には逐次併用療法あるいは放射線単独治療が検討される．
- ⅢB 期は通常切除不能と判断され化学放射線療法が標準治療である．体側肺門リンパ節転移，照射野は 20 Gy 以上照射される正常肺の体積 V20 ができるだけ 35％以下になるように計画することが重要である．
- 放射線に併用する化学療法としてはわが国ではシスプラチン＋ドセタキセル，カルボプラチン＋パクリタキセルが肺癌診療ガイドラインで推奨されている[5]．また当院ではシスプラチン＋ビノレルビン，シスプラチン＋S-1 との併用療法も日常診療で行っている．

4) Ⅳ期 NSCLC（図4）

- Ⅳ期 NSCLC の化学療法は扁平上皮癌と非扁平上皮癌［腺癌，大細胞癌，not otherwise specified（NOS）］に大別される．非扁平上皮癌では EGFR 遺伝子変異や ALK 転座といった分子標的治療薬の対象となりうる遺伝子変異に対してはそれぞれの治療薬を検討する．
- 肺癌診療ガイドラインでは検体が微小な際には扁平上皮癌でも EGFR 遺伝子変異，ALK 転座の精査が推奨されている．当院では非喫煙者など遺伝子変異の可能性が期待できる症例では検査を行っている．

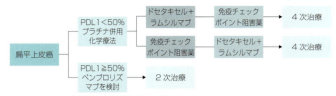

図5 EGFR遺伝子変異陽性例での治療フローチャート

b 初回治療

1) EGFR遺伝子変異陽性NSCLCに対する化学療法(図5)

- EGFR遺伝子変異陽性NSCLCに対しプラチナダブレットとEGFR-TKIを比較した第Ⅲ相試験ではいずれもPFSでEGFR-TKIが優れた結果であった．EGFR遺伝子変異症例では75歳未満ではEGFR-TKI（ゲフィチニブ，エルロチニブ，アファチニブ），プラチナダブレット±ベバシズマブ，プラチナ製剤±維持療法が推奨されている．PS3-4の不良例ではNEJ003にてEGFR-TKIの使用によりPSが改善されることが示唆されておりゲフィチニブが推奨されている．当院ではEGFR遺伝子変異陽性例では積極的にEGFR-TKIを使用しておりPS不良例に対してはゲフィチニブ投与を行っている．

- Exon19欠損変異ではLUX lung3，LUX lung6の結果，アファチニブがプラチナダブレットに比較していずれもOSが良好であった．皮疹，下痢，爪囲炎がエルロチニブ，ゲフィチニブに比較して頻度が高いため毒性が許容しうるExon19欠失変異症例ではアファチニブの投与を検討している．1次治療のEGFR-TKI使用後の増悪例でT790M陽性例では第三世代のEGFR-TKIが奏効率70％程度とその高い有効性が示されている[6]．1次治療のEGFR-TKIで増悪した場合には積極的に再生検を行い，T790M陽性ならば第三世代EGFR-TKIを，陰性であれば通常のプラチナ併用化学療法を検討している．

2) ALK融合遺伝子転座陽性例に対する初回化学療法

- 当院ではALK融合遺伝子転座陽性例に対しては積極的にALK阻害薬の使用を行っている．

- ALK融合遺伝子転座陽性例に対してはクリゾチニブとCDDP/CBDCA+ペメトレキセドを比較した第Ⅲ相試験ではPFSで10.9ヵ月 vs 7ヵ月とクリゾチニブで有意なPFSの延長効果を示しており，

クリゾチニブ単剤使用が肺癌診療ガイドラインでもグレードBで推奨されている．第二世代のALK阻害薬であるアレクチニブによる第Ⅰ～Ⅱ相試験では奏効率93.5％と良好であり，Grade4以上の毒性は認めず良好な結果が示されている[7]．アレクチニブは肺癌診療ガイドラインにても推奨グレードはAであり当院でも積極的に使用を行っている．

3) EGFR遺伝子変異，ALK転座陰性あるいは不明NSCLCに対する初回化学療法（74歳以下）

● EGFR遺伝子変異，ALK転座陰性あるいは不明例に対してはPDL1高発現例に対しては自己免疫疾患，間質性肺疾患の有無を精査し，それらの疾患がなければペンブロリズマブを積極的に投与することを検討している．PDL1 < 50％症例では通常の殺細胞性抗癌薬の治療を検討している．自己免疫疾患，間質性肺炎合併例では副作用の懸念からPDL1の発現の有無に関係なく殺細胞性抗癌薬を選択することも多い．

● PDL1 < 50％発現，75歳未満のPS0～1例に対してはプラチナダブレット±ベバシズマブ（非扁平上皮癌），プラチナダブレット±維持療法が推奨され，75歳以上症例に対しては非プラチナ製剤単剤，カルボプラチン併用療法が推奨されている．ベバシズマブに関しては壊死や空洞性病変，気道中枢病変などリスクが高い症例では投与していないが，それ以外の症例では積極的に使用を検討している．PS2症例に対しては第三世代抗癌薬単剤療法，カルボプラチン併用療法が推奨されており当院ではプラチナ製剤が可能と考えられる症例に対してはカルボプラチン投与を行っている．PS3～4例に対しては化学療法は推奨されておらず当院でも積極的には化学療法は施行していない．

4) EGFR遺伝子変異，ALK転座陰性あるいは不明NSCLCに対する初回化学療法（75歳以上）

● 高齢者では臓器機能が低下している症例も多く有害事象が生じる可能性も高くなるので化学療法のメリット・デメリットを十分に考慮したうえで治療を行うかどうかの検討が必要である．

● ビノレルビンがBSCに比較し全生存期間の改善が報告されている[8]．WJTOG9904試験では高齢者に対しドセタキセルとビノレルビンを比較し有意差はなかったもののドセタキセルが全生存期間で良好な結

Ⅱ章　肺　癌

果を示した（生存期間中央値ドセタキセル群 14.3ヵ月 vs ビノレルビン群 9.9ヵ月）．これらの結果よりわが国ではドセタキセルが標準治療と考えられてきた．IFCT0501 試験ではゲムシタビンあるいはビノレルビンと weekly カルボプラチン / パクリタキセルを比較し全生存期間で有意にカルボプラチン / パクリタキセル群で改善を認めた（生存期間中央値：単剤群 6.2ヵ月，カルボプラチン / パクリタキセル群 10.3ヵ月）．しかしながらカルボプラチン / パクリタキセル群で治療関連死が 4.4％で生じており注意が必要と考えている．

●わが国では現在高齢者を対象にドセタキセルとカルボプラチン / ペメトレキセドの比較試験（JCOG1210/WJOG7813L 試験）が行われており，高齢者に対するプラチナ併用化学療法の有効性・安全性の検討結果が待たれる．

5) ROS1 遺伝子転座陽性

●ROS1 遺伝子転座陽性例にはクリゾチニブの効果を認める報告がされており，奏効率 69％，PFS 13ヵ月と良好であり，クリゾチニブでの治療を行っている．

C 維持治療に関して

●非扁平上皮癌においては，プラチナ製剤療法 4 コース後に病勢の増悪を認めず毒性も忍容可能な症例に対しては Paramount 試験の結果からペメトレキセドによる維持治療を行うことでの PFS，OS，QOL の優位性が示されている．現時点では扁平上皮癌での維持治療の有効性は示されていないが，WJOG グループで現在カルボプラチン /S-1 後の S-1 維持治療の有効性を検証する第Ⅲ相試験が行われており，その結果が待たれる．

d 非小細胞肺癌の 2 次・3 次治療

●2 次治療以降に関しては患者の全身状態，1 次治療での効果を検討し全身状態が良好で治療効果が期待できそうな症例に対しては積極的に 2 次治療以降を検討していく．

●全身状態が低下（PS3 ～ 4）症例では best supportive care が選択されることもある．

●効果と有害事象の説明を患者・家族へ説明のうえ，治療を行うかどうかを検討する．

4 非小細胞肺癌

- EGFR 遺伝子変異陽性，ALK 融合遺伝子陽性症例では 1 次治療で分子標的薬を用いた場合の 2 次治療は EGFR 遺伝子変異，ALK 転座陰性・不明の初回治療を行う．EGFR 遺伝子変異・ALK 転座陰性・不明症例の 2 次治療は DTX が標準治療であったが，ニボルマブと DTX の第 III 相比較試験でニボルマブの全生存期間で有意に優れた結果が示された．

- またドセタキセル vs ドセタキセル + 血管新生阻害薬であるラムシルマブを比較した REVEL 試験では扁平上皮癌・非扁平上皮癌いずれにおいてもラムシルマブ併用群で全生存期間の延長を認めており [9]，免疫チェックポイント阻害薬と同様 2 次治療の標準治療になりうると考えられる．EGFR 遺伝子変異陽性・ALK 遺伝子転座陽性の 3 次治療は「EGFR-TKI，ALK-TKI 治療」と「EGFR 遺伝子変異陰性・ALK 遺伝子転座陰性の 1 次治療」に準じた治療を 1 次・2 次治療で行い「EGFR 遺伝子変異・ALK 遺伝子転座陽性の 2 次治療」に準じた治療を行う．

e ベバシズマブに関して

- ベバシズマブは出血，蛋白尿，消化管穿孔などの特有の副作用を有する薬剤である．当院では中枢気道浸潤や大血管浸潤，腫瘍壊死，高度蛋白尿症例はリスク高いと考え投与を控えているが，それらがなく毒性が許容できると考えられる症例に対しては積極的に投与を検討する．75 歳以上の高齢者に対しては毒性の懸念から慎重に適応を検討している．

- 非扁平非小細胞肺癌に対して承認されており，ECOG4599 試験ではカルボプラチン / ペメトレキセドの奏効率 15％に対しカルボプラチン / ペメトレキセド + ベバシズマブ 35％と良好な奏効率を認め，PFS，OS でも有意差をもってベバシズマブ群で上乗せ効果を認めている．Avail 試験では，シスプラチン / ゲムシタビンにベバシズマブの上乗せ効果を検証した第 III 相試験であるが，PFS では有意なベバシズマブの上乗せ効果を認めたものの OS では有意差を認めなかった．毒性が許容できると考えられる症例では，これらの試験の結果からプラチナダブレット + ベバシズマブは肺癌診療ガイドラインにおいて標準治療のひとつと考えられている．

II

4

非小細胞肺癌

II章　肺　癌

文献

1) Sawabata N, et al: Japanese lung cancer registry study of 11,663 surgical cases in 2004: demographic and prognosis changes over decade. J Thorac Oncol **6** : 1229, 2011

2) Albain KS, et al: Radiotherapy plus chemotherapy with or without surgical resection for stage III non-small-cell lung cancer: a phase III randomised controlled trial. Lancet **374** : 379, 2009

3) van Meerbeeck JP, et al: Randomized controlled trial of resection versus radiotherapy after induction chemotherapy in stage III A-N2 non-small-cell lung cancer. J Natl Cancer Inst **99** : 442, 2007

4) Martinod E, et al: Management of superior sulcus tumors: experience with 139 cases treated by surgical resection. Ann Thorac Surg **73** : 1534 ; discussion 1539, 2002

5) Yamamoto N, et al: Phase III study comparing second- and third-generation regimens with concurrent thoracic radiotherapy in patients with unresectable stage III non-small-cell lung cancer: West Japan Thoracic Oncology Group WJTOG0105. J Clin Oncol **28** : 3739, 2010

6) Goss G, et al: Osimertinib for pretreated EGFR Thr790Met-positive advanced non-small-cell lung cancer (AURA2): a multicentre, open-label, single-arm, phase 2 study. Lancet Oncol **17** : 1643, 2016

7) Seto T, et al: CH5424802 (RO5424802) for patients with ALK-rearranged advanced non-small-cell lung cancer (AF-001JP study): a single-arm, open-label, phase 1-2 study. Lancet Oncol **14** : 590, 2013

8) Effects of vinorelbine on quality of life and survival of elderly patients with advanced non-small-cell lung cancer. The Elderly Lung Cancer Vinorelbine Italian Study Group. J Natl Cancer Inst **91** : 66, 1999

9) Garon EB, et al: Ramucirumab plus docetaxel versus placebo plus docetaxel for second-line treatment of stage IV non-small-cell lung cancer after disease progression on platinum-based therapy (REVEL): a multicentre, double-blind, randomised phase 3 trial. Lancet **384** : 665, 2014

II章. 肺 癌

5 高齢者肺癌

- ✔ 高齢者は化学療法の副作用の重症度が高くなる可能性があり，適応の判断および導入後の副作用観察を慎重に行う．
- ✔「高齢者」を意識した標準治療を実施し，臨床試験の推進を図っていく．
- ✔ 年齢や performance status のみにとらわれず，個人差を踏まえて治療方針を考慮する．

デキる呼吸器医の極意

- 日本における高齢者の定義は 70 ～ 75 歳以上とされており，従来の肺癌診療ガイドラインでは 70 歳以上を高齢者と定義していた．しかしながら，わが国では高齢化が進行しており，70 歳未満の患者はむしろ少数集団である．わが国の臨床試験においても 75 歳以上の患者が除外されていることが多く，実地臨床でも「高齢者」として扱うことが多い．
- 高齢者の特徴として，諸臓器の機能低下，精神的ストレスに対する対応能力の低下，合併症および治療薬の影響，加齢による薬物動態の変化などがあり，これら複数の要因により，化学療法の副作用の重症度が高くなる傾向が示唆されている．

a 診断のポイント

- 確定診断，画像診断などは通常の若年者の場合と同様(p70,「II-1. 検査と診断法」参照)である．
- 今後，積極的治療を希望されないようなケースでは，侵襲の大きい検査(気管支鏡検査など)の施行について，患者および家族の意向を踏まえて慎重に相談する必要がある．

b 治療の実践

1) 局所進行非小細胞肺癌に対する放射線化学療法

- わが国において放射線単独療法と放射線と化学療法(カルボプラチン)併用療法とを比較するランダム化試験(JCOG0301)[1]により，高齢者においても放射線と化学療法との併用療法が有用であることが示さ

II章　肺　癌

れ，今後さらに至適な化学療法の検索が期待される.

● PS 良好な高齢者では，放射線と第三世代化学療法との併用療法について考慮する[2].

〈推奨レジメン①：胸部放射線照射 + low-dose カルボプラチン併用療法〉

放射線 60 Gy + low-dose カルボプラチン（30 mg/m² per day, 5 days a week for 20 days）

〈推奨レジメン②：胸部放射線照射 + weekly カルボプラチン + パクリタキセル用療法〉

放射線 60 Gy + weekly カルボプラチン + パクリタキセル（AUC 2 + 40 mg/m² for 6 weeks），followed by 2 courses of カルボプラチン + パクリタキセル（AUC 5 + 200 mg/m² on day 1）

2) 進行非小細胞肺癌に対する分子標的薬

● 上皮成長因子受容体（epidermal growth factor receptor：EGFR）のチロシンキナーゼ阻害薬（EGFR tyrosine kinase inhibitor：EGFR-TKI）は，活性型 EGFR 遺伝子変異を有する進行非小細胞肺癌の治療戦略において最も重要な薬剤として位置づけられるようになった.

● わが国で行われた高齢者を対象とした第 II 相試験でも，EGFR 遺伝子変異陽性患者においてゲフィチニブ単剤治療が，若年者と同等の有効性と安全性を示すことが報告されている（表 1）.

● エルロチニブ単剤についても，近年高齢者を対象とした第 II 相試験で，有効性と安全性が示されている[3].

● アファチニブ単剤治療については，現時点では高齢者において，安全性に関する検討は不明である.

表 1　日本人高齢者（75 歳以上）におけるゲフィチニブの報告

報告	試験 Phase	EGFR 遺伝子変異陽性症例数	奏効率 （%）	病勢コントロール率(%)	PFS 中央値(月)	MST （月）
Ebi LOGiK0402*	Phase II	7 （全50例中）	71 （5例）	100 （7例）	－	> 27
Asami NLCRGS	Phase II	17	59	88	12.9	未到達
Maemondo NEJ003	Phase II	31	74.2	90.3	12.1	33.8

5　高齢者肺癌

● 副作用に応じて適宜減量（ゲフィチニブの場合は，隔日投与など投与スケジュールの変更）を検討してもよいが，その有効性については明らかにはされていない．

〈推奨レジメン：第一世代 EGFR-TKIs〉

ゲフィチニブ（250 mg/daily）：副作用に応じて隔日投与などに減量
エルロチニブ（150 mg/daily）：副作用に応じて適宜用量減量

3）進行非小細胞肺癌に対する化学療法

● 高齢者における進行非小細胞肺癌に対する化学療法は，国外では ELVIS 試験や MILES 試験の結果から，ビノレルビン単剤が標準治療とされてきた．

● わが国では，国内の比較試験（WJTOG9904）でビノレルビン単剤に比べ，生存期間の有意な延長は認めていないが毒性その他良好な成績を示したドセタキセル単剤が広く浸透している．

● プラチナ併用療法は，年齢制限のない臨床試験でのサブセット解析から，高齢者でも若年者と同様の成績が得られているが，選択バイアスの影響も無視できない．国外ではカルボプラチン + weekly パクリタキセル療法が，高齢者非小細胞肺癌において単剤療法よりも生存期間を含む治療成績がよいことが報告された[4]．

● わが国において高齢者対象の臨床試験としてドセタキセル単剤とシスプラチン + ドセタキセルの比較試験（JCOG0803/WJOG4307L）が実施されたが，プラチナ併用療法の優越性を示すに至っていない．

● 近年パクリタキセルを剤形変更した nab- パクリタキセルの有用性が示されており，高齢者でもサブセット解析においてカルボプラチンとの併用療法の有効性が示唆されている[5]．毒性についても，QOL に影響する Grade3 以上の疲労，末梢神経障害，筋肉痛，関節痛の発現も少なかった．

● Tamiya ら[6]はカルボプラチン + ペメトレキセド併用療法後ペメトレキセド維持療法について，75 歳以上の高齢者を対象として推奨用量について検討している．ペメトレキセドを 500 mg/m^2 で固定した dose-escalation の第 I 相試験を実施し，カルボプラチンの推奨用量を AUC 5 と決定した．わが国ではドセタキセル単剤とカルボプラチン + ペメトレキセド併用療法後ペメトレキセド維持療法の比較試験（JCOG1210/WJOG7813L）が現在進行中である．

Ⅱ章　肺　癌

● 高齢者における血管新生阻害薬（ベバシズマブ），免疫チェックポイント阻害薬（ニボルマブ）の有効性および安全性については現時点では確立していない.

〈推奨レジメン①：ドセタキセル併用療法〉

ドセタキセル（60 mg/m² every 3 weeks）：副作用に応じて適宜用量減量

〈推奨レジメン②：カルボプラチン + weekly nab- パクリタキセル併用療法〉

カルボプラチン（AUC 6 every 3 weeks）+ weekly nab- パクリタキセル（100 mg/m² for 3 weeks，副作用に応じて day15 skip）

4) 化学療法に対する脆弱性

● 化学療法の適応について考える際に Comprehensive Geriatric Assessment や Vulnerable Elders Survey-13 などの各種評価項目を用いたスクリーニング法が提案されているが[7]，労力も大きく有用性もいまだ確立されていない.

● 国外では，年齢・化学療法薬剤数・血液生化学データ・日常生活動作などの指標からリスクをスコア化して層別化することで，副作用の重症度を予測可能であるとする報告がなされている. わが国においても，肺癌領域に特化して，簡易かつ有意に化学療法の忍容性・副作用発現を予測するための試験が進行中である.

文献

1) Atagi S, et al: Thoracic radiotherapy with or without daily low-dose carboplatin in elderly patients with non-small-cell lung cancer: a randomized, controlled, phase III trial by the Japan Clinical Oncology Group（JCOG0301）. Lancet Oncol **13** : 671, 2012

2) Yamamoto N, et al: Phase III study comparing second- and third-generation reginems with concurrent thoracic radiotherapy in patients with unresectable stage III non-small-cell lung cancer: West Japan Thoracic Oncology Group（WJTOG0105）. J Clin Oncol **28** : 3739, 2010

3) Inoue Y, et al: Phase II study of erlotinib in elderly patients with non-small cell lung cancer harboring epidermal growth factor receptor mutations. Cancer Chemother Pharmacol **76** : 155, 2015

4) Quoix E, et al: Carboplatin and weekly paclitaxel doublet chemotherapy compared with monotherapy in elderly patients with advanced non-small-cell lung cancer: IFCT-0501 randomised, phase III trial. Lancet **378** :

1079, 2011

5) Socinski MA, et al: Safety and efficacy of weekly nab-paclitaxel in combination with carboplatin as first-line therapy in elderly patients with advanced non-small-cell lung cancer: Ann Oncol **24** : 314, 2013

6) Tamiya A, et al: Dose escalation study of carboplatin-pemetrexed followed by maintenance pemetrexed for elderly patients with advanced nonsquamous non-small-cell lung cancer. Ann Oncol **24** : 980, 2013

7) Hurria A, et al: Predicting chemotherapy toxicity in older adults with cancer: a prospective multicenter study. J Clin Oncol **29** : 3457, 2011

II章. 肺 癌

6 その他の胸部悪性腫瘍

A 胸膜中皮腫

- ✓ 健康管理手帳の交付要件を満たさないが，アスベスト(石綿)曝露歴があり合致する陰影を偶発的に発見した患者について，健診に準じて医療保険で経過観察を行うことが望ましい．
- ✓ わが国では環境曝露による場合，環境再生保全機構のアスベスト(石綿)健康被害救済措置制度[1]がある．生存中に未診断であっても，病理解剖の結果といくつかの条件により救済措置制度の申請が可能であることを患者本人もしくは法的効力のある近親者へ必ず説明する．

デキる呼吸器医の極意

- 悪性中皮腫は中皮細胞が悪性化した腫瘍性疾患で，胸膜(80〜85%)の他，腹膜(10〜15%)，心膜，精巣鞘膜にも発生しうる．
- 多くの場合アスベストが原因で，曝露後20〜40年を経て発症する(診断時年齢の中央値72歳)．その他リンパ腫に対するマントル照射後に年月を経て発生する例の報告がある．病歴上アスベスト曝露歴がまったくない患者もまれながら存在する．
- アスベストはブレーキ，断熱材，防音材などで学校，船舶，車両などに広く使用された．ブレーキ工場，解体業，造船業などの職業歴には留意する．
- 労働安全衛生法による石綿に関する健康管理手帳の交付要件から，ア

表1 健康管理手帳の交付要件(石綿業務の場合)

1) 両肺野に石綿による不整形陰影があり，または石綿による胸膜肥厚があること(直接業務または周辺業務が該当)
2) 下記の作業に1年以上従事していた方(ただし，初めて石綿の粉じんに曝露した日から10年以上経過していること)[直接業務のみが該当]
   ・石綿の製造作業
   ・石綿が使用されている保湿剤，耐火被覆材などの貼付け，補修もしくは除去の作業
   ・石綿の吹付けの作業または石綿が吹き付けられた建築物，工作物等の解体，破砕などの作業
3) 2)の作業以外の石綿を取り扱う作業に10年以上従事していた方 [直接業務のみが該当]

スベストについて職業曝露，環境曝露に分けて対応する．職業曝露で要件を満たす場合6ヵ月に1回無料で健診を受けることができるため，表1に該当しうる患者には申請を勧める[2]．

※健康管理手帳の交付可否の判定は患者や病院ではなく都道府県労働局にて行うことを認識しておく．

● 喫煙は中皮腫の危険因子ではない．アスベスト曝露歴のある喫煙患者では肺癌リスクが高くなり，さらに喫煙は治療の妨げになるため，禁煙は勧めるべきである．

● 中皮腫の組織型には上皮型（約60%），肉腫型（約20%）および混合型，二相型（約20%）がある．上皮型の患者では混合型（二相型）および肉腫型の患者と比べて転帰が良好である．

● 以下，中皮腫のうち最も多くみられる悪性胸膜中皮腫に焦点を当てて記載する．

a 診断のポイント

● 積極的治療の対象となりうる場合は，治療の機会を逸することがないよう，外科的胸膜生検の適否を速やかに判断する．

● 積極的治療の対象とはならないと判断される患者については，各検査の侵襲性を勘案し個別に決定する（表2）．

b 検査と鑑別

● 悪性胸膜疾患と良性胸膜疾患（線維性胸膜肥厚など），悪性胸膜中皮腫とその他の悪性腫瘍（転移性腺癌，肉腫，その他の腫瘍の胸膜転移など）を鑑別することは時に困難である．診断困難な場合，中皮腫パネルの判断をあおぐ場合がある．

表2 各検査の診断率と侵襲性

	診断率	推奨度	侵襲性	その他
胸水細胞診	33～84%	○	小	肉腫型では腫瘍細胞が検出されることはほとんどない
経皮的胸膜生検	21%	△	中	
胸腔鏡下胸膜生検	28%[3]	△	中	
全身麻酔下胸膜生検	98%	○	高	

Ⅱ章 肺 癌

1) 症 状
● 胸水貯留や胸膜肥厚を繰り返す.

2) 胸 水
● 滲出性，淡黄色．血性は少ない.
● 胸水ヒアルロン酸は 10 万 ng/mg をカットオフとして感度 62％，特異度 98％である.
● 胸水 CYFRA の上昇を認めるが CEA の上昇はない.

3) 病 理
● HE 染色，免疫組織学的染色(陽性と陰性)を組み合わせて確定診断を行う.
● 上皮型ではカルレチニン，WT-1，D2-40，トロンボモジュリンなどが陽性で，肺腺癌との鑑別の CEA，TTF-1 は陰性となる.
● 肉腫型では CAM5.2，AE1/AE3 などが陽性となる．各肉腫で陽性となるデスミン，CD34，s-100p などは陰性となる.

4) 画 像
● X 線：胸水貯留，不整な胸膜肥厚.
● CT：臨床病期の決定に用いる．胸膜肥厚，葉間胸膜肥厚，多発胸膜結節 / 腫瘤影，胸郭縮小，胸水貯留.
● MRI：横隔膜浸潤，胸壁浸潤.
● PET-CT：胸膜生検時の採取部位の参考とする．遠隔転移，再発・治療効果判定に有用な方法である．胸膜肥厚が 5 mm 未満では偽陰性となる可能性がある．FDG 集積と悪性度には相関関係がある．SUV が高いほど予後が悪い.

5) 病期分類
● International Mesothelioma Interest Group(IMIG)の TNM 分類に従って行う.

C 治療の方針

● 病期診断と病型により方針を決定していく.
● 手術を考慮する場合は，DLco を含む肺機能検査，PET-CT，肺血流スキャン(1 秒量が 80％未満の場合)，心臓負荷試験を行う．縦隔リンパ節腫大がみられる場合，縦隔鏡下リンパ節生検または超音波気管支鏡ガイド下針生検(EBUS-TBNA)が推奨される．画像所見から横隔膜を越えた腫瘍進展が示唆される場合，除外のため腹腔鏡検査と胸部

MRI を施行してもよい.

1) 臨床病期 I, II, III 期の一部（N0,1）

〈切除可能かつ耐術能あり〉

● 集学的治療（化学療法＋手術＋放射線療法または手術＋化学療法＋放射線療法）が推奨される.

● 化学療法：シスプラチン（75 mg/m²）＋ペメトレキセド（500 mg/m²）4 週毎　計 3 コース.

● 手術：胸膜切除／肺剥皮術（P/D）［胸膜と肉眼的腫瘍のすべてを完全に切除する，縦隔リンパ節サンプリングも行う］あるいは胸膜肺全摘術（EPP）［胸膜，肺，および同側横隔膜を多くの場合は心膜も含めて一塊として切除する］のどちらを施行するかについては，外科的検索の完了までは決定できない．完全な腫瘍細胞の減量を必要とする選択された患者［PS 良好，併存症がない，病期 II〜III 期，予後良好な組織型（上皮型），N2 病変のない患者］には手術を推奨しているが，高リスク患者［予後不良な組織型（肉腫型，二相型など）］には通常手術は推奨されない.

● 術後片側全胸郭照射：強度変調放射線療法（IMRT）または従来の分割法による放射線療法．従来の分割法による放射線療法では総線量 54 Gy（1 回 1.8 Gy，1 日 1 回，計 30 回）を標準方法としている.

● EPP 施行後には ECOG-PS1 以下，肺機能良好，腎シンチグラフィーにて対側腎機能が良好で，転移のないことが確認された者が RT の候補となる.

〈切除不能あるいは耐術能なし〉

● 化学療法または緩和医療.

2) 臨床病期 III, IV

● PS0〜1 かつ 75 歳未満：化学療法.

● PS2〜4 または 75 歳以上：緩和医療または化学療法.

d 化学療法

1) 1 次治療

> シスプラチン（75 mg/m²）＋ペメトレキセド（500 mg/m²）　4 週毎
> または
> カルボプラチン（AUC ＝ 5）＋ペメトレキセド（500 mg/m²）　3 週毎
> ペメトレキセド（500 mg/m²）　3 週毎

●70歳以上，PS2などシスプラチンの毒性が懸念される場合，カルボプラチン＋ペメトレキセドを選択している．単剤化学療法を行う場合，ペメトレキセド単剤を選択している．

2) 2次治療

●確立された化学療法のレジメンはない．ゲムシタビン[4]，ビノレルビン[5]，ゲムシタビン＋ビノレルビン[6]のレジメンの報告がある．

●シスプラチン＋ペメトレキセドが1次治療となる以前はシスプラチン＋ゲムシタビンが第一選択であったことから，2次治療ではゲムシタビン，また奏効率で一定の期待が持てる報告のあるビノレルビンを考慮している．

e 緩和医療

●胸水，疼痛緩和のための対症療法や局所放射線治療が選択される．

f 予後

●大半の患者は受診時にすでに進行しており，化学療法施行患者の全生存期間の中央値は約1年である．

文献

1) 独立行政法人環境再生保全機構アスベスト（石綿）健康被害の救済．〈https://www.erca.go.jp/asbestos/medical/〉［参照 2017-10-25］

2)「石綿に関する健康管理手帳」の交付について．〈http://www.mhlw.go.jp/new-info/kobetu/roudou/sekimen/techo/〉［参照 2017-10-25］

3) 第35回日本呼吸器内視鏡学会学術集会，P18-6，国立病院機構近畿中央胸部疾患センター

4) van Meerbeeck JP, et al: A Phase II study of gemcitabine in patients with malignant pleural mesothelioma. European Organization for Research and Treatment of Cancer Lung Cancer Cooperative Group. Cancer **85** : 2577, 1999

5) Steele JP, et al: Phase II study of vinorelbine in patients with malignant pleural mesothelioma. J Clin Oncol **18** : 3912, 2000

6) Zucali PA, et al: Gemcitabine and vinorelbine in pemetrexed-pretreated pafients with malignant pleural. Cancer **112** : 1555, 2008

II章. 肺 癌

B 胸腺腫，胸腺癌

- ✔ 完全切除できるかどうかは重要な予後因子であるため，外科とよく相談のうえ切除の可能性を入念に検討する.
- ✔ 治療の奏効率向上を目的として，可能な症例においては放射線療法を化学療法と併用することを考慮する.
- ✔ 放射線を併用する場合の化学療法としてシスプラチン・エトポシド療法は治療効果と忍容性の面で選択肢となりうる.

- 胸腺腫は 40 〜 70 歳に発生するまれな腫瘍で発生頻度は 10 万当たり 0.44 〜 0.68 例であるが，前縦隔腫瘍の中では最も一般的である．胸腺癌は幅広い年齢で生じる．まれな疾患で，浸潤性が強く転移しやすい.

- 胸腺腫の 30 〜 50％が重症筋無力症を合併する．胸腺癌では重症筋無力症を含む腫瘍随伴症候群の頻度は非常にまれである．無症状で偶然発見されることも多いが，胸痛，咳嗽，腫瘍による圧迫症状などがみられる場合もある．胸腺腫では手術の前に重症筋無力症の評価が必要であり，疑われる場合は神経科医による診察が望ましい.

a 診断のポイント

1) 画像所見

- 胸部造影 CT，MRI が有用である.
- 低リスク群（表 1）の胸腺腫では辺縁平滑で境界明瞭な円形腫瘤を呈することが多く，造影効果は均一である．悪性度が高くなるにつれ辺縁が不整，分葉状となり，不均一に造影される．また，腫瘍内部の嚢胞変性，壊死，出血は高リスク群（表 1）の胸腺腫，胸腺癌を示唆する．胸腺腫では遠隔転移や胸水貯留，大血管浸潤はまれで，それらがあれば胸腺癌を疑う．ただし胸膜播種は胸腺腫でもみられる.
- 胸腔外転移の検索として PET-CT は有用となりうる.

2) 組織診断と病期分類

- 臨床的・画像的に胸腺腫が強く疑われるなら外科的切除が第一選択となる．切除が難しい場合は針生検または開胸生検による組織診断が必

II章 肺 癌

表1 WHO分類

WHO Type	上皮細胞	リンパ球	悪性度	5年生存率
Type A	紡錘形	少	低	約90%[*1]
Type AB	紡錘形＋多角形	やや多		約90%[*1]
Type B1	多角形	多		約90%[*1]
Type B2	多角形	やや多		約70%[*2]
Type B3	多角形	少		約70%[*2]
Type C（胸腺癌）	扁平上皮癌，未分化癌が多い	少	高	約50%

＊1 Type A，AB，B1は低リスク群と呼ばれる
＊2 Type B2，B3は高リスク群と呼ばれる

表2 正岡の病期分類

I期	肉眼的かつ顕微鏡的に完全に被包されている
II期	被膜を越えて浸潤している
III期	肉眼的に周辺臓器（心嚢，大血管，肺）に浸潤している
IV期	胸膜・心膜への播種，リンパ行性・血行性転移を認める

要である.

● 正岡の病期分類が最も広く使用され（表2），WHOによるTNM病期分類も存在する.

3) 病理所見

● WHO分類により急性度，予後に応じA～C型まで分類されている（表1）.

b 治療の実践

1) 治療方針の基本

● 切除可能例は手術が推奨され，切除の完全性が最も重要な予後因子である[1].

● 病期と切除術の根治性（R0，R1，R2）に応じて術後放射線療法が推奨される.

● 胸腔外転移や切除不能例では化学療法を行う.

2) 放射線療法

● I期胸腺腫の完全切除例には術後補助療法は推奨されず，II期胸腺腫

6-B 胸腺腫，胸腺癌

表3 胸腺腫，胸腺癌に使用されるレジメン例

シスプラチン 50 mg/m², day1 ドキソルビシン 50 mg/m², day1 シクロホスファミド 500 mg/m², day1 3週間毎	シスプラチン 80 mg/m², day1 エトポシド 100 mg/m², day1〜3 3週間毎
シスプラチン 30 mg/m², day1〜3 ドキソルビシン 20 mg/m², day1〜3 シクロホスファミド 500 mg/m², day1 プレドニゾロン 100 mg/日, day1〜5 3週間毎	カルボプラチン AUC6, day1 パクリタキセル 200 mg/m², day1 3週間毎
シスプラチン 50 mg/m², day1 ドキソルビシン 40 mg/m², day1 シクロホスファミド 700 mg/m², day4 ビンクリスチン 0.6 mg/m², day3 3週間毎	シスプラチン 20 mg/m², day1〜4 エトポシド 75 mg/m², day1〜4 イホスファミド 1.2 g/m², day1〜4 3週間毎

に対しては術後照射の有用性を否定するデータがある．

● Ⅲ期胸腺腫や完全切除が達成されなかった場合は術後照射が推奨される．

● 切除不能例に対しては根治的放射線療法が推奨される．

3) 化学療法（表3）

● 切除不能進行胸腺腫瘍に対しては化学療法が考慮される．

● 様々な第Ⅱ相試験の結果から現在標準的な治療はアントラサイクリン系を含むレジメンとされている．毒性が問題となる場合はシスプラチン・エトポシドやカルボプラチン・パクリタキセルなども考慮される．

● 当院では放射線療法と併用可能なシスプラチン・エトポシドによる pilot study を施行し，11例全体での奏効率は73%，放射線を併用した6例では全例で奏効が認められ，シスプラチン・エトポシドと放射線療法の併用療法は切除不能例において有用な選択枝と考えている[2]．

文献

1) NCCN Guidelines Version 2.2016，胸腺腫および胸腺癌
2) Tamiya A, et al: A pilot study of cisplatin and etoposide with and without radiotherapy for advanced malignant thymoma. Anticancer Res **34**: 2023, 2014

II章. 肺 癌

7 薬物投与法の実際

- ✔ ポート穿刺の際,右利きの場合,右手第1,2指でヒューバー針を持ち,右手第3指を添えて左手第1,2指でポートを固定し,コツンとした感触があるまで垂直に穿刺する(図1).
- ✔ 生理食塩水注入時に抵抗がある場合や,注入できない場合は無理をせず他の医師(指導医や上級医)に相談する.
- ✔ 穿刺部の腫脹,痛み,発赤などの出現や滴下不良などのトラブルがない場合,針の交換頻度は7日間とする.穿刺部の皮膚の状態は毎日観察し記録に残す.

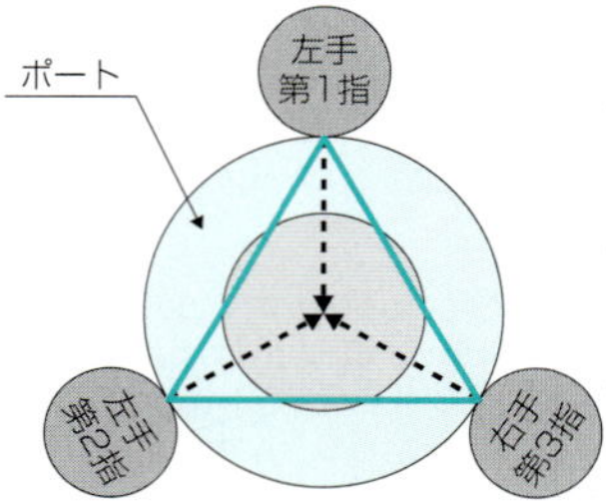

図1 ポート穿刺時の固定

1) 血管確保(末梢静脈確保)

①輸液セットをすぐつなげるように準備しておく.安全のため手袋を装着する.体位は臥位が望ましい.
②穿刺予定部位の5cm以上中枢側に駆血帯をつける.手を握る動作を2〜3回させる.
③皮膚を消毒する.
④利き手で留置針の基部を持ち,約30°の角度で静脈に沿って穿刺する.
⑤留置針が血管内に入るとガイド針の基部に血液の逆流がみえる.
⑥内筒と外筒を少し寝かせ,さらに数mm針を進める.
⑦外筒のみを根本まで挿入する.
⑧駆血帯を外し,点滴セットを接続し,外套針を皮膚に固定し,クレンメをゆるめ点滴を開始する.

2) CVポート穿刺

● 当院では,末梢静脈路の確保が困難な症例で,長期にわたり静脈栄養や抗癌化学療法が必要な場合に中心静脈(CV)ポート留置術を施行している.

7 薬物投与法の実際

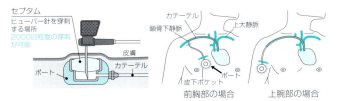

図2 ポートの構造

表1 ポートの特徴

	オルフィス® CV キット[1)
形状	円形
材質（セプタム）	シリコンゴム，チタン
血液逆流の確認，採血	閉塞の原因となるため原則禁止
フラッシュ・カテーテルロック	生理食塩水 パルシングフラッシュ（後述）
造影剤投与	閉塞の原因となるため原則禁止
輸血としての使用	使用可能．ただし，輸血はカテーテル関連血流感染のリスク因子である．可能な限り別ルートから投与すること

a ポートとカテーテルの基礎知識

1) ポートの構造（図2）
- プラスチック製の本体とシリコン製のセプタム（針穿刺部）から構成される．セプタム下部のタンク部分を通じて接続されたカテーテルに薬液が流れる．
- 当院採用のCVポートカテーテルは表1の製品である．特徴を理解し，適切に使用する．

b CVポートへの穿刺

1) 準備
- 必要物品：針捨てボックス・アルコール綿・生理食塩水プレフィルドシリンジ（20mL）・ヒューバー針・注入点滴ライン・シュアプラグ・輸液バック・滅菌フィルムドレシング・絆創膏・未滅菌手袋・エプロ

ン・マスク.

● 長期にわたって留置することが可能であるが, 特に投与する輸液ラインの無菌的管理に注意する必要があり, これが留置可能期間を決定する重要な因子となる[2].

2) 穿刺の実際

① 必要物品をトレイに準備する.

② 処置前に, 手洗いし手袋を着用する.

③ アルコール過敏でないかを確認し, ポート周囲の皮膚をアルコール綿などで消毒する.

④ 生理食塩水プレフィルドシリンジ(20 mL)にて満たしたヒューバー針を持ち, もう一方の手の第1, 2指でポートを固定し, コツンとした感触があるまで(ポート本体底面に当たるまで)垂直に穿刺する.

⑤ 生理食塩水を注入し, 抵抗なく注入できることを確認する.

⑥ 注入輸液ラインを接続し, 滴下を開始する.

⑦ 針のぐらつきがないように, 透明ドレッシングで針ごとおおう.

⑧ 指示の注入速度に滴下を合わせ, 滴下状況を確認する.

⑨ 患者の観察を行う.

3) 留意点

● フラッシュは20 mLのシリンジを使用する.

● 穿刺は必ずヒューバー針を使用する. ヒューバー針はセプタムのコアリングを少なくするために, 先端が特殊な構造になっている.

● 皮膚を伸ばすように押さえ, 針が貫通するときの痛みを最小限にする.

● 穿刺部位の観察を行い, 穿刺部位は少しずつ変える.

● 生理食塩水注入時に抵抗がある場合や, 注入できない場合は無理をせず専門医に報告する.

● 逆血の確認は実施しない.

● ヒューバー針は真上からしっかり固定する.

● ルートが引っ張られたときに直接ヒューバー針に力がかからないように, ルートをループ状にして皮膚に固定する.

4) ヒューバー針の交換頻度

● 穿刺部の腫脹, 痛み, 発赤などの出現や滴下不良などのトラブルがない場合は7日間とする. 穿刺部の皮膚の状態は毎日観察し記録に残す.

● 間欠的に薬剤を投与する場合, ヒューバー針と輸液ルートの間に混注用プラグをつけてから生食ロックを行う(ヒューバー針の交換頻度は

7　薬物投与法の実際

7日間毎).

●生食ロックする際，パルシングフラッシュおよび陽圧ロックを実施する.

●穿刺し直す場合は，同じ針穴ではなく，別の場所へずらして穿刺する.

●生食ロックを行ったままの入浴は避ける.

5) 抜針の実施

①未滅菌手袋を着用し，ドレッシング剤をはがす.

②輸液ラインを外し，接続部をアルコール消毒する.

③生食10mLでパルシングフラッシュと陽圧ロックをする.

> 3mLフラッシュ→2秒待つ
> 3mLフラッシュ→2秒待つ
> 3mLフラッシュ→2秒待つ
> 1mL押しつつロック抜去

④指でポート部分を安定させ，もう一方の手で留置部分をまっすぐに持ち上げて取り外す.

⑤圧迫止血を行う(アルコール綿).

⑥絆創膏を貼る(抜去後すぐに，シャワーや入浴を行う場合は，防水性のもの).

文献

1) オルフィスCVキット取扱い説明書．住友ベークライト株式会社
2) キーワードで分かる臨床栄養―[3]完全皮下埋め込み式カテーテル(ポート)〈http://www.nutri.co.jp/dic/ch7-2/keyword3.php〉[参照 2017-11-22]

II章. 肺 癌

副作用対策

- 基本的には1次予防でのG-CSF投与は行わないが，前回治療で発熱性好中球減少を生じた場合ないし好中球減少に伴う用量調節を要した場合は，抗癌剤投与量の調節とともに，2次予防でのG-CSF投与を行う．この際，持続型G-CSF製剤であるペグフィグラスチムの使用を検討する（weeklyの抗癌剤投与をする際にはペグフィグラスチム使用は保険適用上不可）．
- 悪心・嘔吐が強く出現した場合は，積極的にステロイド投与を検討する．中等度催吐性リスク剤使用時でもパロノセトロンの使用を行う．予期性嘔吐にはアルプラゾラムの投与を積極的に考える．
- 使用部位の皮膚吸収の差に応じてステロイド外用剤を使い分ける（顔面は弱めのステロイド塗布剤，体幹は使用範囲が広いのでローション剤，指先は強めのステロイド塗布剤，頭皮はスカルプローション剤）．

デキる呼吸器医の極意

【A. 癌治療に伴う副作用】

a 副作用の発現時期（殺細胞性抗癌剤）

- 抗癌剤治療に伴う副作用の発現時期を図1に示す．

b 骨髄抑制への対策

1) 好中球減少

- 好中球減少の程度と持続期間は，重症感染症の発症リスクと相関している[1]（表1）．

表1 好中球減少の程度と重症感染症発症率

好中球減少	重症感染症発症率
500/mm³以下の1週間以内の持続	19%
100/mm³以下の1週間以内の持続	28%
100/mm³以下の1～2週間の持続	55%

112

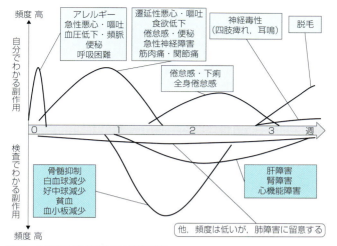

図1 抗癌剤治療の副作用と発現時期

- 好中球減少症に伴う ASCO のガイドラインを下記に示す.

〈G-CSF の予防投与について〉

- 化学療法で高率に好中球減少をきたすことが予測されるケース以外は推奨されない.
- 先行コースで高度な好中球減少や発熱性好中球減少が認められた場合は, 投与量の減量や投与開始時期を遅らせるなどで対応する.
- 発熱性好中球減少のリスクが高い患者に限り, 予防的な G-CSF 製剤投与を考慮してもよい[2]※.

  ※高リスク患者:20%以上の頻度で発熱性好中球減少が認めると予測される抗癌剤を投与する患者, 65歳以上, PS不良, 発熱性好中球減少症の既往, 同時化学放射線療法の施行, 骨髄浸潤をきたした血球減少患者, 低栄養患者などを指す.

〈ペグフィグラスチムについて〉

- ペグフィグラスチム血中消失半減期がフィルグラスチム(グラン®)の10〜20倍であり, 1クールの抗癌剤治療で1回皮下注射するだけで発熱性好中球減少のリスクを下げることができる.

2) 血小板減少

- 血小板減少が用量規定毒性となっている抗癌剤は, カルボプラチン,

Ⅱ章　肺　癌

ネダプラチン，ゲムシタビンであるが，カルボプラチンとのプラチナ併用化学療法では血小板減少に留意する必要がある.

● 厚生労働省輸血製剤の使用指針では，血小板が 2 万 / μL 未満に減少し出血傾向のある場合に血小板輸血を推奨しており，当院でもその指針に従っている.

3) 赤血球減少

● 厚生労働省輸血製剤の使用指針では，ヘモグロビン値が 7 g/dL を切った時点での輸血を推奨している.

● 動悸・息切れ・倦怠感などの臨床症状を加味したうえで濃厚赤血球輸血を考慮していく. なお，輸血後のヘモグロビン値に関しては，10 g/dL を超える必要はないとされる.

C　発熱性好中球減少への対策

1) 発熱性好中球減少の定義

● 発熱：1 回の腋窩温 ≧ 37.5℃または 1 回の口腔内温 ≧ 38℃.

● 好中球減少：好中球数 1,000/ μL 未満で，500/ μL 未満に減少することが予測される.

● 上記の 2 つを満たす場合に発熱性好中球減少と定義する.

2) 発熱性好中球減少の原因

● 癌患者の発熱性好中球減少のうち，67％で感染症，23％で非感染症原因の熱，10％で同定不可能である[3]. このうち呼吸器感染症の占める割合が最も多かった（29％）とされ，非感染原因の熱では腫瘍熱が原因で最多であった.

3) 発熱性好中球減少の治療

● 血液培養提出は必須. 発熱性好中球減少での血液培養陽性率は高い.

● 検体は，部位を変えて 2 セットを治療前に採取する. 検体採取後は，速やかに抗菌薬治療を開始する.

● 感染症の重症度分類としては，MASCC score[4]が用いられる（表 2）. 21 点以上あれば低リスク群であり，内服治療も症状次第で可.

● 抗緑膿菌作用を有する抗菌薬を使用.

セフェピム	2 g/ 回	12 時間毎
タゾバクタム / ピペラシリン	4.5 g/ 回	6 時間毎
メロペネム	1 g/ 回	8 時間毎

8 副作用対策

表2 MASCC score

特 徴		score
症状の程度	症状なし	5
	軽い症状	5
	中等度以上の症状	3
血圧低下なし		5
慢性閉塞性疾患なし		4
固形癌である，あるいは真菌感染を有さない		4
脱水なし		3
発熱発症時に入院していなかった		3
年齢が60歳未満		2

内服の場合

| レボフロキサシン | 500 mg/回　24 時間毎 |

● バンコマイシンの適応．

カテーテル関連感染症疑いのとき
ペニシリン耐性肺炎球菌や MRSA の保菌時
血液培養でグラム陽性球菌陽性時

● 原則としてカテーテル感染時はカテーテル抜去．

d 消化器症状：悪心・嘔吐への対策（表3）

1) 抗癌剤による悪心・嘔吐

● 悪心・嘔吐は急性期と遅発性で対策が分かれる．
● **急性期**：5-HT$_3$ 受容体拮抗薬が有効で，制吐薬にはグラニセトロンやパロノセトロンを使用する．中等度以上の悪心の出る抗癌剤では，当院では遅発性悪心・嘔吐も抑えるパロノセトロンを使用．
● **遅発性**：NK1 受容体拮抗薬（アプレピタント）が有効．
● 急性期・遅発性ともにステロイドは有効とされる．
● 予測悪心・嘔吐には，ベンゾジアゼピン系抗不安薬［ロラゼパム（ワイパックス®）やアルプラゾラム（ソラナックス®）］を使用する．

II章　肺　癌

表3　肺癌で用いる抗癌剤の催吐性のリスク分類表

	注射製剤	内服薬
高度催吐性リスク剤(HEC) 90%以上の悪心発現率	シスプラチン	
中等度催吐性リスク剤(MEC) 30～90%の悪心発現率	カルボプラチン アムルビシン イリノテカン ネダプラチン	クリゾチニブ
軽度催吐性リスク剤(LEC) 10～30%の悪心発現率	ゲムシタビン ドセタキセル パクリタキセル ナブパクリタキセル ペメトレキセド エトポシド ノギテカン	テガフール・ウラ シル エスワン
最小度催吐性リスク剤(minEC) 10%未満の悪心発現率	ビノレルビン ベバシズマブ，ラムシルマブ ニボルマブ，イピリムマブ	エルロチニブ ゲフィチニブ アファチニブ

（文献5より引用）

2) 制吐剤の使用方法例(表4～6)

表4　高度催吐性リスク剤

	day 1	day 2	day 3	day 4	day 5
アプレピタント	125 mg, p.o	80 mg, p.o	80 mg, p.o	(80 mg, p.o)	(80 mg, p.o)
パロノセトロン	0.25 mg, i.v				
デキサメタゾン	9.9 mg, i.v	6.6 mg, i.v	6.6 mg, i.v	(8 mg, p.o)	(8 mg, p.o)

悪心・嘔吐が強く出現した場合に day 4, 5 を追加する.
当院では，パロノセトロン＞グラニセトロンで処方.
1コース目で嘔気が強く出現した場合は，2コース目以降は day 4, 5 の制吐剤使用検討.

表5　中等度催吐性リスク剤

	day 1	day 2	day 3	day 4	day 5
アプレピタント	(125 mg, p.o)	(80 mg, p.o)	(80 mg, p.o)		
パロノセトロン	0.25 mg, i.v				
デキサメタゾン	9.9 mg, i.v	(8 mg, p.o)	(8 mg, p.o)		

悪心・嘔吐が強く出現した場合に day 2, 3 を追加する.
当院では，パロノセトロン＞グラニセトロンで処方.
1コース目で嘔気が強く出現した場合は，2コース目以降は day 2, 3 の制吐剤使用検討.

8 副作用対策

表6 軽度催吐性リスク剤

	day 1	day 2	day 3	day 4	day 5
グラニセトロン	（3 mg, i.v）				
デキサメタゾン	6.6 mg, i.v				

1コース目で悪心が強く出現した場合は，2コース目以降グラニセトロン投与検討．

e 消化器症状（下痢）への対策

● 下痢は，早発性と遅発性の2つに分類される．
● 早発性の下痢：抗癌剤投与数時間以内で誘発され，消化管の副交感神経刺激が原因．治療は抗コリン薬投与．
● 遅発性の下痢：抗癌剤投与数日後に誘発され，抗癌剤やその代謝物の腸粘膜障害に起因．イリノテカンの活性代謝物（SN-38）が胆汁排泄され，腸内細菌の影響を受け，非イオン型 SN-38 となったものが，腸管障害を引き起こすと考えられている．
● 分子標的薬であるゲフィチニブ・エルロチニブ・アファチニブは遅発性の下痢を起こしやすく，下痢のマネジメントが長期に使用していくうえで重要である．感染症が否定的な場合は，積極的なロペラミド投与を行う．
● 下痢がグレード2以上の場合は，化学療法の中止，脱水状況次第で補液．
● ロペラミドは初回4 mg 投与，以後，下痢のたびに2 mg 投与していく．保険適用量はオーバーした投与になることが多い．

f 皮疹・爪囲炎への対策

● 原因：EGFR（epidermal growth factor receptor）阻害薬を使用する際に発現しやすく，生命予後に関わる重篤な副作用ではないものの，QOL に大きく影響する．
● 症状：ざ瘡様皮疹は治療後1～4週で，皮膚乾燥は治療後3～4週で，爪囲炎は治療後6～8週で発現することが多い．

〈治療〉
● 皮疹は，対症療法や休薬や薬の減量でマネジメントする．爪囲炎では，長期化すると不良肉芽形成が起こり，疼痛が強くなり QOL を落とす．
● 皮疹の対症療法としては，スキンケア（ヘパリン類似物質塗布と清潔

II

8
副作用対策

117

保持），発症早期からのステロイド外用剤の使用（早期から強度の強い
ステロイドを使用），重症傾向の場合はミノサイクリン（ないしはクラ
リスロマイシン）の内服を行う．

●爪囲炎の場合，早期の皮膚科介入が望ましい（凍結療法，テーピング，
部分抜爪など）．

●アファチニブなどの下痢・皮疹の高頻度薬剤では，予防的投与を行う
ことがある．

---

1. ミノマイシン（100 mg） 1日2回
2. ヘパリン類似物質（ヒルドイド or ビーソフテン） 風呂上がりや手洗
   い時に積極的に塗布
3. タンニン酸アルブミン（タンナルビン） 1回1g 1日3回
4. ミヤBM 1回1〜2錠 1日3回
5. 口内炎対策として，アズレンスルホン酸ナトリウムでのうがい，ポ
   ラプレジンク（プロマック）の内服

【B．B型肝炎対策】

●免疫抑制・化学療法により発症するB型肝炎の対策に関しては，ガ
イドライン[6]を参照．

文献

1) Bodey GP, et al: Quantitative relationships between circulating leukocytes and infection in patients with acute leukemia. Ann Intern Med **64**：328, 1966

2) Smith TJ, et al: 2006 update of recommendations for the use of white blood cell growth factors: an evidence-basedclinical practice guideline. J Clin Oncol **24**：3187, 2006

3) Toussaint E, et al: Causes of fever in cancer patients（prospective study over 477 episodes）. supportive care cancer **14**：763, 2006

4) Klastersky J, et al: The Multinational Association for Supportive Care in Cancer risk index: A multinational scoring system for identifying low-risk febrile neutropenic cancer patients. J Clin Oncol **18**：3038, 2000

5) NCCN: NCCN Clinical Practice Guidelines in Oncology Antiemesis, Ver2, 2015

6) 坪内博仁ほか：免疫抑制・化学療法により発症するB型肝炎対策：厚生労働省「難治性の肝・胆道疾患に関する調査研究」班劇症肝炎分科会および「肝硬変を含めたウイルス性肝疾患の治療の標準化に関する研究」班合同報告，肝臓 **50**：38, 2009

Ⅱ章. 肺　癌

9 Oncologic emergency

- ✔ 癌性胸膜炎では，胸水が少量で無症状の場合は経過観察とする場合が多い．症状を有する大量胸水の場合には組織型や遺伝子変異などによって治療方針を決定する．
- ✔ 癌性心膜炎では，心タンポナーデの場合や液量が多く症状が強い場合には心嚢穿刺や心嚢ドレナージを施行する．
- ✔ 脳転移では，有症状の場合にはステロイドや浸透圧利尿薬を使用する．無症状であっても抗痙攣薬と H_2 ブロッカーや PPI を予防投薬する．
- ✔ 癌性髄膜症では，放射線照射に感受性のある小細胞癌に限って全脳全脊髄照射を行う．基本的には脳圧を下げる対症療法である．
- ✔ 転移性骨腫瘍では，①疼痛や骨破壊がある，②神経症状が出現している，あるいは切迫麻痺，③病的骨折を起こしている，あるいは今後病的骨折により ADL が損なわれる可能性がある症例には局所療法を行う．局所療法を要さない骨転移に対しては全身化学療法が骨転移に対する治療の基本であり，骨転移による骨関連事象（SRE）を制御するためにビスホスホネート製剤，RANKL 阻害薬，ストロンチウムなどを用いる．

oncologic emergency とは，癌の経過中に急速に症状が悪化し，適切な対応をしないと QOL や全身状態の悪化などにより致死的な転帰に至る病態である．

【A．癌性胸膜炎】

a 症　状

- 75％が有症状で，息切れが最も多い．胸痛は腫瘍の壁側胸膜や肋骨への進展で認める．

II章 肺癌

b 診 断

● まずは胸腔穿刺を行い胸水貯留の原因検索を行う.

1) 性 状

● 滲出性, 漏出性の鑑別を行う(p47,「I-8. 胸腔穿刺・胸膜生検」参照).

2) 細胞診

● 診断の感度は 60% 程度である[1].

3) 腫瘍マーカー

● 感度は低く診断に有用とはいえない[1].

c 治 療

1) 化学療法

● 未治療小細胞癌の場合は, 胸水が消失する可能性が高い全身化学療法を優先する.

● 非小細胞癌の場合は, 化学療法の前にドレナージと癒着術を行うが, EGFR 遺伝子変異陽性患者や ALK 陽性患者では分子標的薬による治療を優先する.

● ベバシズマブの胸水への有効性を示唆する報告がある[2,3].

2) 胸腔ドレナージ, 胸膜癒着術

● p51,「I-9. 胸腔ドレナージ, 胸膜癒着術」参照.

【B. 癌性心膜炎】

a 症 状

● 息切れ, 咳嗽, 胸痛, 発熱や浮腫を認める.

● 心タンポナーデとなった場合には息切れ, 起坐呼吸, 心拍出量低下(末梢血管収縮, 四肢冷感, 毛細血管再充満時間の延長や発汗), 頸静脈怒張, 心音減弱, 奇脈および脈圧の低下を認める[4].

b 診 断

● 胸部 X 線では球形の心拡大を認める.

● 心臓超音波検査で心嚢液の量と分布を確認する. 心タンポナーデでは右心房と右心室の虚脱を認めることが多く, 感度は 38 〜 60% で特

異度は 50 〜 100％である．
- CT 検査では 50 mL 程度の心嚢液を検出することができる[4]．

C 治　療

- 心嚢ドレナージ後に心膜癒着術が考慮されるが，行うように勧められる明確な根拠はない．

【C．脳転移】

a 症　状

- 非小細胞肺癌の 1/3，小細胞肺癌の 40％以上に生じるといわれている．

b 診　断

- 可能な限り造影 MRI を使用する．

c 治　療

- 有症状の脳転移には放射線治療を行うように勧められる．
- 3 cm 以下，3 個以内であればガンマナイフやリニアックなどの定位放射線照射を行う．
- 多発転移であれば全脳照射(3 Gy/Fr×10 Fr)を行う．
- 脳ヘルニアの危険性がある場合は脳外科と相談し摘出術を考慮する．

1) 全脳照射(WBRT)

- 脳ヘルニアの危険病変(小脳：2.5 cm 以上，大脳：3 cm 以上)，多発病変を認める場合に適応となる
- 線量：30 Gy/10 回または 37.5 Gy/15 回または 40 Gy/20 回

2) 定位照射

- 小病変で 4 個以下の場合に適応となる．
- X 線によるリニアックでの照射と γ 線によるガンマナイフでの照射がある．
- SRS(stereotactic radiosurgery)：1 回照射．
    ⇒ 4 個以下の病変(3 cm 以下)
- SRT(stereotactic radiotherapy)：分割照射(5 回)．
    ⇒単発の大病変(4 cm 程度以下)

II章 肺　癌

3）コルチコステロイド

●脳浮腫の軽減作用あり．6 〜 24 時間以内に効果が出現する．

> ベタメタゾン，デキサメタゾンを 8 〜 16 mg/ 日で投与開始
> 徐々に減量し，必要最小量を決定

4）浸透圧利尿薬

> グリセリン　1 回 200 〜 300 mL，1 日 1 〜 2 回
> あるいは内服では
> イソソルビド　1 日 70 〜 140 mL，2 〜 3 回分服

【D．癌性髄膜症】

a 症　状

●肺癌患者での頻度は 10 〜 26％と報告されている[5]．

b 診　断

●髄液細胞診の感度は低く，50％程度と報告されている[6]．
●造影 MRI 検査で造影効果のある病変を認める場合の感度は 76 〜 87％と高いが，特異度が低い．

c 治　療

●EGFR 遺伝子変異陽性群に対しては EGFR-TKI の有効性が示されている．
●イレッサは 1,000mg に増量しないと移行しない．
●タルセバは通常量でも効果あり．
●クリゾチニブ投与中に発症した髄膜症に対するアレクチニブの有効性を示唆する報告がある[7]．

【E．転移性骨腫瘍】

a 症　状

●SRE（skeletal related events：骨関連事象）：鎮痛薬，放射線治療や手術を必要とする疼痛，高カルシウム血症，病的骨折，脊髄圧迫．

9 Oncologic emergency

b 診　断

- 単純 X 線：骨折，骨破壊，骨変化を確認.
- 造影 CT：骨破壊や造骨変化をみる．脊椎病変に対して MRI が早急に施行できない場合などに代用可能.
- 単純 MRI：脊椎病変を疑う場合には第一選択.

c 治　療

1) 放射線治療

- 疼痛緩和に関する有効性は 1 回照射（8 Gy/1 fr）と分割照射（30 Gy/10 fr）の間に差はないが，長期的な局所コントロールは分割照射のほうが良好と報告されている[8]．そのため，緩和治療としては 20 Gy/5 回，30 Gy/10 回などの分割照射が推奨され，予後の短い患者には 8 Gy 単回照射が推奨される.

2) ビスホスホネート製剤

- 破骨細胞抑制を機序とし，SRE の発症率の低下および発症時期の延長効果を認める[9].
- 顎骨壊死を防ぐために口腔ケアを行う.
- 低カルシウム血症の予防のためビタミン D とカルシウム製剤を投与する.

文献

1) Hooper C, Group BTSPG, et al: Investigation of a unilateral pleural effusion in adults: British Thoracic Society Pleural Disease Guideline 2010. Thorax **65**［Suppl 2］: ii4, 2010
2) Masago K, et al: Response to bevacizumab combination chemotherapy of malignant pleural effusions associated with non-squamous non-small-cell lung cancer. Mol Clin Oncol **3**: 415, 2015
3) Pichelmayer O, et al: Bevacizumab is active in malignant effusion. Ann Oncol **17**: 1853, 2006
4) DeVita VT, et al: Cancer, Principles & Practice of Oncology, 8th ed, Philadelphia, PA: Lippincott Williams & Wilkins, 2008
5) Taillibert S, et al: Leptomeningeal metastases from solid malignancy: a review. J Neurooncol **75**: 85, 2005
6) Soffietti R, et al: The role of intra-cerebrospinal fluid treatment and prophylaxis in patients with solid tumors. Semin Oncol **36**: S55, 2009
7) Gainor JF, et al: Alectinib salvages CNS relapses in ALK-positive lung cancer patients previously treated with crizotinib and ceritinib. J Thorac

Oncol **10** : 232, 2015

8) Chow E, et al: Palliative radiotherapy trials for bone metastases: a systematic review. J Clin Oncol **25** : 1423, 2007

9) Rosen LS, et al: Zoledronic acid versus placebo in the treatment of skeletal metastases in patients with lung cancer and other solid tumors: a phase III, double-blind, randomized trial--the Zoledronic Acid Lung Cancer and Other Solid Tumors Study Group. J Clin Oncol **21** : 3150, 2003

II章. 肺 癌

10 支持・緩和治療とチーム医療

- 肺癌患者への早期緩和ケア導入は予後，QOL向上へのエビデンスがあり，支持・緩和療法チーム(palliative care team：PCT)への依頼，相談を積極的に行う．
- 基本的緩和ケアに関する知識と技術を保持していても，自分の力量や時間，患者・家族の希望，メディカルスタッフの意見もよく聞き，PCTをタイムリーに活用する．
- 頻度の高い疼痛，呼吸困難感などの身体症状の緩和には，その原因への呼吸器医としての専門的対応と同時に，緩和ケアとしてのオピオイド，抗不安薬などの使用や非薬物療法としてのケアの導入を適時PCTと協働する．専門的緩和ケアレベルの知識・技術を自らの診療に吸収する．
- 気持ちのつらさやせん妄に対しては，プライマリーな対応は自ら行うが，より標準的，専門的な介入が患者に有益と判断されれば，PCTをタイムリーに活用し，自らのできる範囲で専門的緩和ケアレベルの知識・技術を吸収する．

デキる呼吸器医の極意

a 支持・緩和療法チーム(PCT)の役割・活動内容

- 全病期にわたり，心身両面の苦痛の評価とサポートを行う．特に癌と診断された早期からの緩和ケアとしての癌告知の同席システムに始まり，入院，外来の適切なタイミングで繰り返し，切れ目なく，必要なサポートを行い，癌治療と並行して苦痛，苦悩症状を最小化し，希望するその人らしい生活が送れるようにQOLを最大化できるように活動する．最近では癌以外の呼吸器疾患の緩和ケアについての診療も進めている．当院のPCTの具体的な役割・活動内容を表1に記載する．

b PCT活動の実践

- 当院のPCTは，呼吸器内科医，心療内科医，がん性疼痛看護認定看護師，緩和ケア認定看護師，薬剤師，心理療法士で構成されている．
- 入院，外来において，介入形態としては間接的な相談から直接介入ま

125

Ⅱ章　肺　癌

表 1　PCT の役割と活動

①コンサルテーション活動
・症状マネジメントに対する専門的介入と助言，緩和ケアカンファレンス
②病棟スタッフのサポート
・主治医・看護師のサポート，病棟スタッフとチーム間の連絡調整
③患者・家族への直接ケア
・疼痛，呼吸困難，倦怠感，嘔気，抑うつ，不安，せん妄などの症状マネジメント
・患者・家族の精神的サポート，意思決定支援，療養の場の提供，患者・家族 - スタッフのコミュニケーションの橋渡しなど
④多職種との連携と調整
・リハビリ職種，栄養士，相談支援センター，地域医療機関，CRC など
⑤在宅療養，緩和ケア病棟への円滑な移行の援助
⑥院内外の緩和ケアの普及と教育
・緩和ケアに対する勉強会の企画，院内外の教育活動，緩和ケアに関する情報発信
⑦学術研究活動
・国内多施設共同研究，臨床研究，緩和医療関係の治験

であり，がん看護外来，サポート外来，入院緩和ケアチーム加算診療など保険診療にて対応できるようになっている．

C 具体的な症状緩和

1) がん疼痛

●「がん疼痛の薬物療法に関するガイドライン」に準拠し，身体所見，患者の疼痛の程度，強度，表現，生活の支障，鎮痛薬などの薬物療法への期待と不安を十分に問診する．また，身体診察，画像所見，生活や治療の適応状況の看護アセスメントを包括して診断する．

●WHO 方式に基づくがん疼痛治療を基本的に行う．新規オピオイドの使用や鎮痛補助薬，神経ブロック，ビスホスホネート剤，ストロンチウムの適否や非薬物療法としての看護ケアや心理的，社会的サポートについては看護師，心理士，医療ソーシャルワーカー（MSW）とも連携を行っていく．オピオイド導入に際してはオピオイド導入パス（図1），疼痛アセスメントシール（図 2）を活用している．

> 〈代表的セット処方〉
> オキシコドン（オキシコンチン）　5 mg　1 回 1 錠　1 日 2 回
> オキシコドン（オキノーム）　2.5 mg　1 回 1 包
> 　　　　　　　　　　　　　　　　1 時間あけて　1 日 6 回　可
> ロキソプロフェン　60 mg　1 回 1 錠　1 日 3 回
> 酸化マグネシウム　330 mg　1 回 1 錠　1 日 3 回
> プロクロルペラジン　5 mg　1 回 1 錠　1 日 3 回

10 支持・緩和治療とチーム医療

国立病院機構 近畿中央胸部疾患センター

クリニカルパス：オピオイド導入　医療者用パス

指示医師署名（　　　）　指示受け看護師署名（　　　　　）

日　時	／　（　：　）	／
経　過	オピオイド開始日	2日目
達成目標	オピオイドを安全に開始する	オピオイドタイトレーションの基本がわかり、痛みが軽減する
オピオイド	**開始量** □オキシコンチン5mg2錠分2（12時間毎） □（　　　　　　　） □支持・緩和療法チーム依頼 ☑薬剤管理指導 ☑麻薬加算 ☑がん性疼痛緩和指導管理料	投与量　□維持　□増量 □支持・緩和療法チーム依頼 **オピオイドタイトレーション** 痛み（−）眠気（−）→投与量維持 痛み（−）眠気（＋）→オピオイド2/3へ 痛み（＋）眠気（−）→オピオイド増量 経口モルヒネ120mg／日までは50％ずつ増量 120mg／日以上は20〜30％ずつ増量 or 前日のレスキュー総量（　　）mgを加算 痛み（＋）眠気（＋）→眠気の耐性をまつ 　　　　　　　or オピオイドローテーション
レスキュー	**レスキュードーズ** □オキノーム散（　　　）mg 　（オキシコンチン1日量の1/4〜1/8量） □オプソ（　　　）mg 　（モルヒネ1日量の1/6量）	**レスキュードーズ** □前日と同じ □変更あり
NSAIDs	□ロキソプロフェン3錠／日　毎食後 □カロナール300mg3錠／日　毎食後　　→	
副作用対策 （便秘）	□センノサイド（　　）錠寝る前 □マグミット330mg（　　）錠／日　毎食後	□センノサイド（　　）錠寝る前 □マグミット330mg（　　）錠／日　毎食後 □（　　　　　　　　　　）
副作用対策 （吐き気）	□ノバミン3錠／日　毎食後 （初回のみオピオイド服用時、できれば30分前） □（　　　　　　　） →	
副作用	△眠気　　　（　　）あり（　　）なし △吐き気　　（　　）あり（　　）なし △便秘　　　（　　）あり（　　）なし △呼吸抑制　（　　）あり（　　）なし △尿閉　　　（　　）あり（　　）なし	△眠気　　　（　　）あり（　　）なし △吐き気　　（　　）あり（　　）なし △便秘　　　（　　）あり（　　）なし △呼吸抑制　（　　）あり（　　）なし △尿閉　　　（　　）あり（　　）なし
指導	医師　　□医療用麻薬の開始について 薬剤師　□医療用麻薬の説明　← 看護師　△ペインスケール 　　　　△症状緩和フローシート 　　　　△レスキューの使用方法と便秘予防　←	看護師　△症状緩和フローシート
記録	△初期アセスメントシート △看護計画 △症状緩和フローシート	△症状緩和フローシート
バリアンス	△　有・無	△　有・無
薬剤師署名		
看護師署名	○	／△	□	／○	／△

チェック場所　□医師、○薬剤師、△看護師
看護師署名は、3交替：深夜を□、日勤を○、準夜を△、2交替：日勤を○、夜勤を△にサイン。

2008．12月作成

図1　オピオイド導入クリニカルパス

Ⅱ章 肺 癌

患者名（　　　　　　　　　　　　　　　　）

がん性疼痛緩和管理料及び薬剤管理指導料麻薬加算

□効果および副作用に関する説明
□レスキュー，鎮痛補助薬に関する説明
□疼痛緩和状況の確認
　疼痛の部位：
　疼痛の性状：□ぴりぴり，じんじん，しびれる　□ズキッとする
　　　　　　　□ズーンと重い　□その他（　　　　　　　　　　　）
　疼痛の程度：現在　　　　NRS：　　／10
　　　　　　　一番痛い時　NRS：　　／10
　　　　　　　一番楽な時　NRS：　　／10
　→レスキュー服用後の突出痛　NRS：　　／10　　レスキュー服用回数：　　回／日
□副作用の確認
　便秘：－　±　＋　　嘔気：－　±　＋　　眠気：－　±　＋　　| 薬剤師印 |
　その他（　　　　　　　　　　　　　　）
□処方提案または患者からの相談内容

医師記入欄
・初期計画　□がん疼痛の緩和へWHO方式に基づく標準的な薬物療法を行う
・治療計画　□変更なし　□変更あり（　　　　　　　　　　　　　　）
　　　　　　　　　　　　　　　　　　　　　　医師署名（　　　　　　　）

図2　疼痛評価シール

2) 呼吸困難

● 「がん患者の呼吸器症状の緩和に関するガイドライン」に基づき，がん疼痛と同様のアセスメントを行う．

● 特に呼吸困難の原因探索と対処，ケアについては，呼吸器専門病院として呼吸器内科医と協働し確実な診断と原因療法への可否について十分検討する．そのうえで必要であれば頓用で経口モルヒネ1回3〜5mg程度などの医療用麻薬の使用を考慮する．

● 不安が合併している場合，呼吸抑制に十分配慮しながら少量のロラゼパム0.5mg錠などの抗不安薬をモルヒネとの併用を考慮する．合わせて非薬物療法としての支持的サポートやポジショニング，換気，室温，ベッド周りの整理などの環境調整，排痰，去痰の工夫，排便の調節などもメディカルスタッフと協働する．

3) 気持ちのつらさ（抑うつ・不安など）

● 正常反応としての抑うつや不安と治療的サポートの必要性がある気持ちのつらさをアセスメントすることが重要である．その予測として，治療，療養の意思決定に支障をきたしている要因が存在しているかを家族や看護師などとともに情報を取集するのがよい．正常反応であれば約2週間で回復，適応してくる．

● 治療やケアが必要な気持ちのつらさを同定するため，「一日中気持ちが落ち込んでいませんか？」，「今まで好きだったことが楽しめなく

なっていませんか？」という質問のいずれかに「はい」と答えた場合，治療やケアが必要な気持ちのつらさである可能性が高い．治療やケアが必要な気持ちのつらさを有する場合，希死念慮を訴える場合，希死念慮の背景にある苦痛となる身体的苦痛や抑うつ，せん妄の有無，周囲への負担感や迷惑をかけているという感覚の有無，ソーシャルサポートの希薄さを感じていないかを観察，探索する．少しでも疑われるようなら PCT の心療内科医に対するコンサルテーションを考慮する．患者によっては受診に抵抗がある場合があり，情報提供にとどめたり，病棟スタッフや主治医により上記の観察ポイントを中心に間接的にサポートし，患者の安全な治療環境の構築に努めるように配慮する．

〈不安〉
- 支持的サポートや治療，療養に関する情報提供を主治医や病棟看護師と連携することで軽快することも多い．患者の希望や不安が中等度以上では少量の抗不安薬を検討する．せん妄や転倒に十分注意する．

〈抑うつ〉
- スルピリド（ドグマチール®）30 ～ 50 mg/ 日，ミルタザピン（リフレックス®）3.75 ～ 7.5 mg/ 日，塩酸セルトラリン（ジェイゾロフト®）50 mg/ 日，デュロキセチン（サインバルタ®）20 mg/ 日，トラゾドン（レスリン®）25 mg/ 日などを症状，副作用プロフィール，合併症の有無，年齢，経口投与の可否などを考慮し選択する．予後見通し 1 ヵ月未満の場合は身体症状のコントロールを優先しデカドロン® 4 mg/ 日も考慮する場合がある．

4）せん妄
- がん患者に頻度の高い精神症状であり，終末期ではさらに高頻度となる．
- その病態は，意識障害，注意障害が主体で，急性発症，身体要因ないし薬物要因があり日内変動をきたす．
- せん妄は見逃されることが多く，特に一見認知症様，抑うつ様にみえる低活動型せん妄に注意を要する．
- 最近では，せん妄の予防に力を入れている．入院時のポリファーマシーの確認やベンゾジアゼピン系睡眠薬や抗不安薬の処方に極力配慮しており，非ベンゾジアゼピン系のゾルピデム（マイスリー®）5 mg，エスゾピクロン（ルネスタ®）1 mg，タンドスピロン（セディール®）5 ～

10 mg, メラトニン受容体作動薬のラメルテオン(ロゼレム®)8 mg, オレキシン受容体拮抗薬のスボレキサント(ベルソムラ®)15 〜 20 mg, 四環系抗うつ薬のトラゾドン(レスリン®, デジレル®) 25 mg も推奨されることがある.

●せん妄が発症すれば, 医師は原因の探索と対処, 看護師は誘発因子となる環境調整, 家族への説明, 安全確保として転倒転落予防を行う. さらに対処療法として抗精神病薬の頓用［リスペリドン(リスパダール®)1 回 0.5 mg, クエチアピン(セロクエル®)1 回 25 mg など］を開始し, 必要に応じて PCT にコンサルテーションし, 早期に専門的なせん妄治療を行う.

文献

1) がん対策情報. 緩和ケアについて.〈http://www.mhlw.go.jp/stf/seisakunitsuite/bunya/kenkou_iryou/kenkou/gan/gan_kanwa.html〉［参照 2017-10-26］
2) 2013 年がん体験者の悩みや負担等に関する実態調査概要報告について.〈http://www.scchr.jp/news/20150909.html〉［参照 2018-2-16］
3) 内富庸介(編)：精神腫瘍学, 包括的アセスメント, p60-64, 医学書院, 東京, 2011
4) 所 昭宏ほか：肺がんの緩和医療における心身医学的アプローチ. 心身医 **53** : 152, 2013

II章．肺癌

11 禁煙と肺癌予防

- ✔ できなかったことをとがめず，できたことを褒める（受診したことや禁煙できていなくても，1本でも減っていたら，減らせたことを褒める）．
- ✔ 特に，カウンセリングでは，患者に自主的に考えてもらい気づいてもらう認知行動療法の手法を取り入れるとよい．

- 喫煙による癌のリスクは，癌全体の30％，特に肺癌では90％近くが原因と考えられている．
- また，タバコを吸う人の肺癌の発生率は，吸わない人に比べて男性で4.5倍，女性では4.2倍も高いとされている[1]．
- タバコをやめた人では，やめてからの年数が長くなるほど肺癌リスクは減少する．たとえば，肺癌発生率は，タバコをやめてから9年以内では，吸わない人に比べて3倍，10～19年では1.8倍，20年以上でタバコを吸わない人とほぼ同じとなる．

a ニコチン依存症とは

- 血中のニコチン濃度がある一定以下になると不快感を覚え，喫煙を繰り返してしまう疾患．
- ニコチン依存症スクリーニングテスト（Tobacco Dependence Screener：TDS）は禁煙治療保険診療におけるニコチン依存症診断基準（5点以上）として使用されており，ニコチン依存症の重症度の判定結果とよく相関すると報告されている．
- 喫煙本数と起床後最初に喫煙するまでの時間は，Fagerströmらによるニコチン依存度指数（Fagerström Test for Nicotine Dependence：FTND）の項目として用いられている．
- FTNDの6項目の中でも起床後何分で喫煙するかという項目は，肺癌発生のリスクとの相関が強いことがわかっている[2]．

b 禁煙の準備

- プロチャスカ（Prochaska）による行動変容理論では，人の行動が変わ

II章　肺　癌

り，それが維持されるには以下の5つのステージを通ると考える．

> ①6ヵ月以内に行動を変える気がない時期（無関心期）
> ②6ヵ月以内に行動を変える気がある時期（関心期）
> ③1ヵ月以内に行動を変える気がある時期（準備期）
> ④行動を変えて6ヵ月以内の時期（行動期）
> ⑤行動を変えて6ヵ月以上の時期（維持期）

● 禁煙する意思のない喫煙者には，喫煙と禁煙についての情報を与え，禁煙について個人的なメリットを強調することで患者の気持ちを動かす必要がある．米国の診療ガイドラインでは，「5Aアプローチ」を勧めている[3]．

> 〈5Aアプローチ〉
> Ask：喫煙しているかどうかを尋ねる（Ask）
> Advice：すべての喫煙者に禁煙をアドバイスする（Advice）
> Assess：禁煙する意志がどれほどあるか見極める（Assess）
> Assist：患者が禁煙するのを助ける（Assist）
> Arrange：追跡するための診療予約をとる（Arrange）

C 禁煙外来

● 保険を使った禁煙治療を受けることのできる患者の基準は，以下の3項目すべてを満たす必要がある．

> ① TDSでニコチン依存症と診断された者であること．
> ②ただちに禁煙することを希望し，禁煙治療のための標準手順書に則った禁煙治療プログラムについて説明を受け，参加について文書により同意する．

● 健康保険などを使った禁煙治療では，12週間で5回の診察を行う．
● 毎回の診察では，禁煙補助薬の処方を受けるほか，呼気中の一酸化炭素の濃度の測定や，禁煙状況に応じて医師や看護師がアドバイスを行う．
● カウンセリングでは傾聴，質問，受容，反映，要約，明確化などを行うことにより，行動科学の理論を用いながら，禁煙に向けて行動変容（行動を変えること）を上手く手助けすることができる．
● 当院では，医師3名，看護師2名の構成でチーム医療を行っている．医師の診察，次に看護師によるカウンセリングというように2段階で行い，役割分担を行っている．1人の患者に複数の医療者が関わり

情報共有を行うことで，多角的に患者の問題点をとらえることができる．

● 英国では電子タバコが正式に禁煙補助具として認可されているが，日本では電子／加熱式タバコの禁煙治療における位置づけは定まっていない．

> バレニクリン（チャンピックス）錠0.5mg　1回1錠　1日2回　朝夕食後

文献

1) Sobue T, et al: Cigarette smoking and subsequent risk of lung cancer by histologic type in middle-aged Japanese men and women: The JPHC study. Int J Cancer **99** : 245, 2002

2) Gu F, et al: Time to smoke first morning cigarette and lung cancer in a case-control study. J Natl Cancer Inst **106**（6）: dju118, 2014

3) Fiore MC, et al: Treating Tobacco Use and Dependence. Clinical Practice Guideline. US Department of Health and Human Services, Rockville（AHRQ publication No.00-0032）, 2000

III 章

間質性肺炎・希少難病

1 特発性肺線維症
2 その他の特発性間質性肺炎
3 膠原病肺
4 過敏性肺炎
5 リンパ脈管筋腫症
6 肺 Langerhans 細胞組織球症
7 Birt-Hogg-Dubé 症候群
8 肺胞蛋白症
9 好酸球性肺炎
10 肺胞出血

III章. 間質性肺炎・希少難病

① 特発性肺線維症

- ✔ 特発性肺線維症(idiopathic pulmonary fibrosis：IPF)の診断過程で集学的検討(multidisciplinary discussion：MDD)の役割は重要である．わが国ではMDDの実施は十分ではない．当院では，呼吸器内科医によるびまん性肺疾患症例カンファレンスを週2回実施しているが，外科的肺生検例については病理医，放射線科医が同席するチームにより1日2例，隔週で臨床画像病理診断/MDDを定期的に実施している．近隣施設の放射線科医，病理医，呼吸器内科医も参加している．
- ✔ 当院では各種難病の患者，家族，患者会を支援している．患者，家族の教育セミナーとして関西と関東交互に「間質性肺炎・肺線維症勉強会」を開催し，患者とともに診療研究，指針作成を行っている(厚生労働省びまん性肺疾患研究班として)．

デキる呼吸器医の極意

- IPFは，主に高齢の成人に発生し，肺に限局する，原因不明の慢性進行性の線維化性間質性肺炎で，組織病理学的かつ/あるいは画像的に通常型間質性肺炎(usual interstitial pneumonia：UIP)パターンを伴う[1]．
- 肺の組織では，時相の一致しない新旧の線維化が混在することが特徴である．肺胞上皮障害とII型上皮細胞の増生，線維芽細胞，筋線維芽細胞，線維芽細胞巣，間質マクロファージの活性化，マスト細胞，Th2リンパ球，加齢，環境因子などの関与が示唆されるも原因は不明である[2]．
- 最近の疫学調査ではわが国の罹患率は$2.2/10^5$/年，有病率は$10/10^5$とされているが，近年，認識の高まりとともに増加しているといわれている．
- 日本人の中央生存期間は35ヵ月であり予後不良進行性の肺疾患であるが，患者によって進行のスピードは異なる．死因は急性増悪(40％)，慢性呼吸不全の進行(24％)，肺癌(11％)，肺炎(7％)である．
- 厚生労働省の指定難病である特発性間質性肺炎(IIPs)の半数以上を占め最も重要な間質性肺炎である．重症度III度とIV度が医療費補助の対

象であるが，Ⅰ度，Ⅱ度でも軽症高額制度が利用可能となった．認定基準と重症度は難病情報センターホームページ参照〈http://www.nanbyou.or.jp/entry/302〉[2]．

a 診断のポイント

● IPF 国際ガイドライン，日本呼吸器学会の手引きに準じて診断する（表1，図1）[1, 2]．症状（労作時呼吸困難，乾性咳嗽など），職業環境歴，喫煙歴，病歴，理学所見（ばち指，捻髪音など），血液検査（KL-6，SP-D，SP-A，必要に応じて膠原病関連自己抗体など）で，原因ある（2次性）間質性肺炎を鑑別除外する．高分解能 CT（HRCT）検査にて明らかな蜂巣肺が認められ，IPF として典型的な UIP パターンを認める場合，外科的肺生検を行わなくても IPF と診断可能である（図2）．

表1 HRCT の画像パターンと病理パターンの組み合わせによる IPF の診断（MDD が必要である）[2018 年改訂予定]

HRCT パターン	外科的肺生検パターン	IPF の診断
UIP	UIP	IPF
	probable UIP	
	possible UIP	
	nonclassifiable fibrosis	
	not UIP	no
possible UIP	UIP	IPF
	probable UIP	
	possible UIP	probable IPF
	nonclassifiable fibrosis	
	not UIP	no
inconsistent with UIP	UIP	possible IPF
	probable UIP	no
	possible UIP	
	nonclassifiable fibrosis	
	not UIP	

（文献1より引用）

III章　間質性肺炎・希少難病

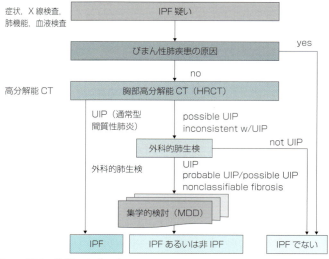

図1　IPFの診断アルゴリズム

(文献4を参考に著者作成)

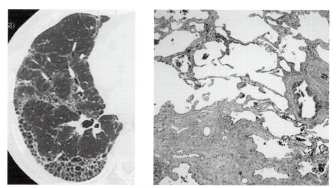

図2　IPF患者のHRCT(左)と外科的肺生検(右)で認められるUIPパターン

それ以外は，原則外科的肺生検が原則必要であり，画像と病理の組み合わせ(表1)に従い，多分野医師によるチームにより集学的検討(MDD)で診断する(図1)[1].

● 2017年，筆者らが参画したFleishner SocietyによるIPF診断のた

めの白書が出版され，IPF の CT パターンは，typical UIP pattern, probable UIP CT pattern, CT pattern indeterminate for UIP, CT features most consistent with non-IPF diagnosis の 4 分類となった[3]．2018 年改訂予定の ATS/ERS/JRS/ALAT の診断基準が控えているが，それまで当院では現行の 3 分類と 4 分類を使い分けている．

● 鑑別にあたり，特に慢性過敏性肺炎(chronic hypersensitivity pneumonia：CHP)，膠原病肺，職業性肺疾患が重要である．可能であれば CHP の除外のため 2 週間程度入院を行い，環境隔離前後の変化を検討する．膠原病の可能性があるも診断基準を満たさない場合，"interstitial pneumonia with autoimmune features(IPAF)"などの病名(IPAF は研究用コンセプトの診断名であり，" "を付けることが望ましい)で呼ばれているが，国際分類上は膠原病の診断基準を満たすまでは IIPs として扱うことが可能である[5]．気管支鏡検査は除外診断に有用である[2]．

● 外科的肺生検が実施できない場合，2013 年の IIPs 国際分類に基づき，分類不能型特発性間質性肺炎と診断する[5]．時間経過をみて，病勢の変化に応じて診断を行う[5]．明らかな蜂巣肺を認めない possible UIP パターンでも，牽引性気管支拡張を伴う場合，外科的肺生検を施行できなくとも臨床試験の研究レベルでは IPF として扱われることがあるが，公式な取り扱いはガイドラインの改訂で規定される予定である[6]．

● 経過中も，肺癌の合併，感染症の合併，急性増悪の可能性，膠原病などの有無の評価を定期的に行う．

b 治療の実践

● かつてステロイド，免疫抑制薬は IPF の治療薬として少なからず使用されてきた．2015 年の IPF の国際ガイドラインで，抗線維化薬である，ピルフェニドンとニンテダニブは使用を条件付きで推奨されたが，ステロイド，免疫抑制薬は使用しないことを強く推奨された(表2)．現在，薬物療法の第一選択は抗線維化薬であるが，非典型例や非特異性間質性肺炎と鑑別が困難な場合はステロイド，免疫抑制薬の効果が期待できる可能性がある．CHP が鑑別できない場合も CHP に準じて環境隔離が好ましい．

Ⅲ章　間質性肺炎・希少難病

表2　IPF診療ガイドライン（ATS/ERS/JRS/ALAT，2015年）

治療など	2015年ガイドラインの推奨
推奨（2015年で新規あるいは改定）	
抗凝固療法（ワーファリン）	使用しないことを強く推奨
プレドニゾロン＋アザチオプリン＋N-アセチルシステイン併用療法	使用しないことを強く推奨
選択的エンドセリン受容体アンタゴニスト（アンブリセンタン）	使用しないことを強く推奨
イマチニブ，単標的的のチロシンキナーゼ阻害薬	使用しないことを強く推奨
ニンテダニブ，複数標的的のチロシンキナーゼ阻害薬	使用を条件付き推奨
ピルフェニドン	使用を条件付き推奨
デュアルエンドセリン受容体アンタゴニスト（マシテンタン，ボセンタン）	使用しないことを条件付き推奨
ホスホジエステラーゼ5阻害薬（シルデナフィル）	使用しないことを条件付き推奨
制酸薬	使用を条件付き推奨
N-アセチルシステイン単独療法	使用しないことを条件付き推奨
肺高血圧合併IPFに対する抗肺高血圧療法	以前の推奨再評価は延期
肺移植：片肺肺移植 vs 両側肺移植	片肺肺移植 vs 両側肺移植のための推奨の明確な記述は延期

（文献4を参考に著者作成）

ピルフェニドンは，成人には初期用量1回200 mgを1日3回（1日600 mg）食後に経口投与し，患者の状態を観察しながら1回量を200 mgずつ漸増し，1回600 mg（1日1,800 mg）まで増量する．

※副作用は，光線過敏症（51.7%），食欲不振（23.0%），胃不快感（14.0%），嘔気（12.1%）などを認め，重大な副作用として肝機能障害，黄疸，無顆粒球症，白血球減少，好中球減少がある．

ニンテダニブは，通常，成人には1回150 mgを1日2回，朝・夕食後に経口投与する．なお，患者の状態により1回100 mgの1日2回投与へ減量する．

※主な副作用は，下痢67.1%，肝酵素上昇（27.6%），食欲減退（14.5%），悪心（11.8%）など．

● 抗線維化薬の治療介入開始時期について早期開始が望ましいとの意見

があるものの，IPF の進行スピードは患者によって大きく異なる．IPF の診断後，治療介入をただちに行わない場合，3 〜 6 ヵ月後に慎重に肺機能，HRCT にて進行のスピードを再評価する．

● 肺癌合併例の手術療法，抗癌薬治療の効果と安全性のエビデンスは乏しく予後は極めて不良である．「間質性肺炎合併肺癌に関するステートメント」が出版されている[7]．

● IPF は肺移植の対象疾患であり，適応がある場合は登録の時機を逸しないよう注意する．

● 患者，家族へ，薬物療法の効果と副作用，予後不良であることを説明し，増悪時の呼吸管理についても時間をとって説明する．経過中に肺癌合併，急性増悪，膠原病などが明らかになる可能性についても説明する．

● 急性増悪の薬物治療，呼吸管理については他項（p364）を参照．

● 終末期には緩和チームと協力し診療を行う．

文献

1) Raghu G, et al: An official ATS/ERS/JRS/ALAT statement: idiopathic pulmonary fibrosis: evidence-based guidelines for diagnosis and management. Am J Respir Crit Care Med **183** : 788, 2011

2) 日本呼吸器学会びまん性肺疾患診断・治療ガイドライン作成委員会：特発性間質性肺炎診断と治療の手引き．第 2 版．南江堂．東京．2011

3) Lynch DA, et al: Diagnostic criteria for idiopathic pulmonary fibrosis: a Fleischner Society White Paper. Lancet Respir Med **6** : 138-153, 2018

4) Raghu G, et al: An official ATS/ERS/JRS/ALAT clinical practice guideline: Treatment of idiopathic pulmonary fibrosis. An update of the 2011 clinical practice guideline. Am J Respir Crit Care Med **192** : e3-19, 2015

5) Travis WD, et al: An official American Thoracic Society/European Respiratory Society statement: Update of the international multidisciplinary classification of the idiopathic interstitial pneumonias. Am J Respir Crit Care Med **188** : 733, 2013

6) Richeldi L, et al: Efficacy and safety of nintedanib in idiopathic pulmonary fibrosis. N Engl J Med **370** : 2071, 2014

7) 日本呼吸器学会腫瘍学術部会・びまん性肺疾患学術部会：間質性肺炎合併肺癌に関するステートメント．南江堂．東京．2017

III章. 間質性肺炎・希少難病

② その他の特発性間質性肺炎

- ✔ 特発性肺線維症(IPF)とその他の特発性間質性肺炎(idiopathic interstitial pneumonias：IIPs)，慢性過敏性肺炎，膠原病関連の間質性肺炎，その他のびまん性肺疾患の鑑別は臨床所見のみでは困難である．IPF をしっかり診断すること，正確な診断を行うことは，適切な治療のために重要である．
- ✔ 高分解能 CT(HRCT)にて通常型間質性肺炎(UIP)パターンを示す症例も含め，除外診断のためにも積極的に気管支肺鏡[気管支肺胞洗浄(bronchoalveolar lavage：BAL)，経気管支肺生検(TBLB)]を行う．内科症例検討会で外科的肺生検の適応を決定する．70 歳以下の症例では，できる限り外科的肺生検を行い，集学的検討(MDD)診断を行う．
- ✔ 石綿の曝露歴があれば，気管支肺胞洗浄液中の石綿定量を行う．
- ✔ 臨床的に IIPs と考えられる症例で外科的肺生検未施行の場合は分類不能型 IIPs に分類し，原因の除外を可及的に行ったうえで，疾患動態(disease behavior)が最も近いと考えられる疾患として管理治療を行う．疾患動態の時間経過をみて MDD により診断名を確認する．

デキる呼吸器医の極意

- ● IIPs が疑われる症例については，HRCT にて典型的な UIP パターンを認める IPF を除き，70 歳以下の症例ではできる限り外科的肺生検にて診断を行う [1] (図 1)．
- ● 主要な IIPs 6 疾患，まれな IIPs 2 疾患，分類不能型 IIPs に分類される [2] (表 1)．
- ● 希少組織パターンとして，acute fibrinous and organizing pneumonia (AFOP)，bronchiolocentric patterns of interstitial pneumonia が記載された．

142

2 その他の特発性間質性肺炎

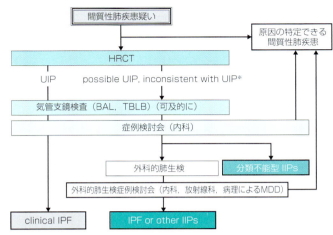

図1 当院における特発性間質性肺炎(IIPs)の診断のためのフローチャート
当院においてはIIPsが疑われた症例はできる限り気管支鏡検査を行う.過敏性肺炎を疑う場合が多く,できるだけ環境隔離のため入院していただく.HRCTにてUIPパターンの症例においても過敏性肺炎などの除外の意味がある.症例検討会で外科的肺生検の適応を検討する.外科的肺生検症例は外科的肺生検症例検討会でMDD診断を行う.分類不能型IIPsは経時的に疾患動態を理解する.
※2017年 Fleischner Society から発表された HRCT 4 分類を最近参考にしている[3].

表1 特発性間質性肺炎(IIPs)の ATS/ERS 改訂分類

Ⅰ.主要な特発性間質性肺炎:major IIPs
A) 慢性線維化性間質性肺炎:chronic fibrosing interstitial pneumonia
・特発性肺線維症:idiopathic pulmonary fibrosis (IPF)
・特発性非特異性間質性肺炎:idiopathic nonspecific interstitial pneumonia (INSIP)
B) 喫煙関連特発性間質性肺炎:smoking related interstitial pneumonia
・呼吸細気管支炎関連性間質性肺疾患:respiratory bronchiolitis-interstitial lung disease (RB-ILD)
・剥離性間質性肺炎:desquamative interstitial pneumonia (DIP)
C) 急性/亜急性間質性肺炎:acute / subacute interstitial pneumonia
・特発性器質化肺炎:cryptogenic organizing pneumonia (COP)
・急性間質性肺炎:acute interstitial pneumonia (AIP)

Ⅱ.まれな特発性間質性肺炎:rare IIPs
・特発性リンパ球性間質性肺炎:idiopathic lymphocytic interstitial pneumonia (ILIP)
・特発性 pleuroparenchymal fibroelastosis(IPPFE)

Ⅲ.分類不能型特発性間質性肺炎:unclassifiable IIPs

(文献2を参考に著者作成)

Ⅲ章　間質性肺炎・希少難病

a IIPs の各論（表 1）

1) 特発性肺線維症（IPF）
● 詳細は p136,「Ⅲ -1. 特発性肺線維症」を参照.

2) 特発性非特異性間質性肺炎（INSIP）
● 外科的肺生検で NSIP パターンを認める. 肺組織学的に空間, 時相が均一であることが特徴.
● IPF よりも若年発症で, 女性に多い.
● 発症は通常, 慢性であるが, 一部の症例では亜急性に進行し慢性に経過する.
● 病理学的には線維化性（fibrotic）NSIP の症例が大部分を占め, 一部の症例で細胞性（cellular）NSIP を示す. 器質化肺炎所見は 20%未満である. 線維芽細胞巣は目立たない.
● 胸部 X 線では下肺野優位のすりガラス影, 浸潤陰影を示す. HRCT では下肺野優位で, びまん性または末梢優位の分布を示す. 網状陰影, 牽引性気管支拡張, 下肺野の収縮, すりガラス影を示す. 蜂巣肺は初期にはないか, あってもごくわずかであるが, 経過を追って頻度や広がりは増加する.
● IIPs の診断には臨床病理画像診断（CRP 診断）あるいは MDD 診断が重要であるが特に NSIP では重要である.
● ステロイド, 免疫抑制薬の効果が期待できる.

3) 呼吸細気管支炎を伴う間質性肺炎（RB-ILD）
● 外科的肺生検にて RB パターンを認める.
● 呼吸細気管支炎は喫煙者にみられる病理像であり, 喫煙との関連が示唆されている.
● HRCT では, すりガラス影と小葉中心性粒状陰影を示す.
● 典型的な画像所見とともに, BAL で喫煙者のマクロファージを認め, リンパ球増加を伴っていなければ, 外科的肺生検なしで臨床的に診断される傾向にある.
● 禁煙が治療の基本となるが, 禁煙後も増悪する症例も認められる.

4) 剥離性間質性肺炎（DIP）
● 外科的肺生検で DIP パターンを認める. 好酸性細胞質を有する大単核細胞が末梢気腔内に充満する.
● この細胞が剥離した肺胞上皮細胞であると考えられたことが, この疾

144

患名の由来.

- 喫煙との関連が推定されているが原因は不明で，非喫煙者にも発生する．
- 発症年齢は IPF よりも若く，40 〜 50 歳で発症することが多い．
- 両下肺野を主体としたすりガラス影を示す．
- 典型例では下肺野，外側優位にすりガラス影を示し，小囊胞性陰影を伴う．陰影はびまん性または斑状に分布する．1/3 の症例で下肺野末梢に蜂巣肺を認める．
- 画像的には，NSIP，RB-ILD，器質化肺炎，過敏性肺炎，サルコイドーシス，ニューモシスチス肺炎などとの鑑別が必要．
- 禁煙が治療の基本であるが，悪化する場合，ステロイドが投与される場合がある．

5）特発性器質化肺炎（COP）

- 外科的肺生検で OP パターンを認める．
- 気管支透亮像を伴う非区域性の浸潤陰影が，両側，多発性，散在性に広がる．1/3 の症例で陰影の移動を認める．
- 結節性陰影を示す例もあり，内部の陰影がすりガラス様に変化し，reversed halo sign という COP に比較的特異性の高い所見を示す．
- ステロイドの効果が期待される．
- 予後不良例があり線維化を伴う場合，分類不能型との異同が問題とされる．

6）急性間質性肺炎（AIP）

- 急性呼吸窮迫症候群（ARDS）と同様の臨床症状を示すが，ARDS と異なり誘因を認めない．
- "Hamman-Rich 症候群" と同一疾患とされる．
- 病理学的にびまん性肺胞傷害の所見を示す．
- HRCT では，すりガラス影，濃厚な均等性陰影，air bronchogram を認める．
- 数日から数週間で急性に咳嗽，呼吸困難が進行する．
- ステロイド，免疫抑制薬の投与が行われるが，死亡率は 50% 以上で予後不良．

7）特発性リンパ球性間質性肺炎（ILIP）

- 間質へリンパ球の著明な浸潤を示す疾患．
- 近年の分子生物学的な解析では，多数の悪性リンパ腫が含まれている

Ⅲ章　間質性肺炎・希少難病

と考えられている.

- LIP の組織像を示す肺病変は Sjögren 症候群や関節リウマチ，多中心性 Castleman 病などの様々な病態に合併して発症することが知られ，ILIP は非常にまれである.
- ステロイド投与が行われる.

8) 特発性 pleuroparenchymal fibroelastosis（IPPFE）

- 両側上葉に胸膜直下優位に弾性線維が帯状に集簇し，肺胞腔内に膠原線維が充満する intraalveolar fibrosis を伴う.その内側には，ほぼ正常な肺実質に急峻に移行する.
- HRCT では，肺尖部の胸膜に接して，不整形の結節状陰影，consolidation，牽引性気管支拡張を認める.進行とともに上肺野は収縮し，囊胞状に拡張した気腔が多発する.
- 下肺野には画像，病理所見で UIP パターン，NSIP パターンを示す例も多い.UIP パターンが主体の場合，IPF との異同が問題とされる.
- 肺機能では残気量，残気率の増加が特徴.
- 血清 KL-6 の上昇に比較して，SP-D の上昇が目立つ.
- 種々の治療が試みられるも，一定の効果はない.

9) 分類不能型 IIPs（unclassifiable IIPs）

- 分類不能とされる理由として，以下が挙げられる.
  - ①臨床，画像，病理のデータが不十分：生検未施行も含まれる.
  - ②臨床，病理，画像所見が不一致.
  - ③過去の治療のために画像，病理所見が影響を受けている.
  - ④新しい概念または既存の概念でも特殊な変化を認める.
  - ⑤画像，病理の複数のパターンが合併する.
- 疾患動態の時間的変化をみながら MDD を行うことが必要である.
- IIPs の中で 10 ～ 20％程度を占めると報告される.

b　IIPs の治療と管理

1) disease behavior（疾患挙動）に基づいた管理指針（表 2）

- 疾患の挙動に基づいた臨床分類，管理指針が提唱されている.
- 分類不能型 IIPs では，総合的に最も可能性が高いと考える疾患に準じた治療を検討する.

2　その他の特発性間質性肺炎

表2　Disease behavior（疾患挙動）に基づいた特発性間質性肺炎（IIPs）の分類

臨床挙動	治療目標	モニタリング方法
可逆性かつ自然緩解（例：RB-ILD）	可能性のある原因の除去	疾患の改善を確認するために短期間（3〜6ヵ月）観察
可逆性であるが，進行のリスクを伴う（cellular NSIP，fibrotic NSIPの一部，DIP，COP）	初期の反応をみて，有効な長期治療を行う	治療効果を確認するために，短期間観察．効果が継続するか長期間観察が必要
疾患が残存するが安定（fibrotic NSIPの一部）	病状の維持	病状経過を評価するために長期間観察する
安定化の可能性はあるが進行性，非可逆性疾患（fibrotic NSIPの一部）	安定化	病状の経過を評価するために長期間観察する
治療にかかわらず進行性，非可逆性疾患（IPF，fibrotic NSIPの一部）	進行を遅くする	病状経過を評価し，移植の緩和治療の必要性を評価するために長期間観察

（文献2を参考に著者作成）

2）ステロイド，免疫抑制薬投与の実際

> 1日0.5〜1.0mg/kgのプレドニゾロンに加えて，アザチオプリン1日1〜2mg/kgやシクロスポリン　朝1回投与（トラフ100〜150ng/mL，C2 1,000〜1,500ng/mL程度を目標）を併用

※近年は，タクロリムスも用いられる．

● ネオーラルの血中濃度が上昇しない場合は，食前投与を検討する．

● IPPFEは気胸を合併する例が多く，慢性過敏性肺炎の可能性が否定できない場合を除き，ステロイド投与が行われることは少ない．

3）予　後

● IPFに比較して，INSIP，COP，DIP，RB-ILDの予後は良好である．

● IPPFEの文献報告例の生存期間中央値は11年と報告されているが，急速に肺機能が低下して死亡する症例もあり，必ずしも予後良好とはいえない．

● 分類不能型IIPsの予後は線維化の程度により一定ではない．

文献

1）日本呼吸器学会びまん性肺疾患診断・治療ガイドライン作成委員会：特発性間質性肺炎診断と治療の手引き，第3版，南江堂，東京，2016

2）Travis WD, et al: An official American Thoracic Society / European Respiratory Society statement: Update of the international multidisciplinary classification of the idiopathic interstitial pneumonias. Am J Respir Crit Care Med **188** : 733, 2013

3) Lynch DA et al: Diagnostic criteria for idiopathic pulmonary fibrosis: a Fleischner Society White Paper. Lancet Respir Med **6** : 138-153, 2018

III章. 間質性肺炎・希少難病

3 膠原病肺

- 間質性肺炎をみたら膠原病を疑う.
- 特発性間質性肺炎と診断されても時間経過で膠原病が発症する可能性を忘れてはならない.
- 間質性肺炎, 特に非特異性間質性肺炎(NSIP)や器質化肺炎 (organizing pneumonia：OP)パターンの画像をみたら, ある程度網羅的検査は必要と考える.
- 各膠原病の診断基準, 新しい検査, 治療に関しても常にアンテナを張る.

デキる呼吸器医の極意

- 膠原病患者が肺病変を合併することはよく知られたことである(表1).
- 身体所見, その他の検査で診断基準を満たし, 明らかな膠原病が存在する場合, 肺病変が膠原病に伴ったものであると判断することは難しくない.
- 間質性肺炎で, 関節痛などを認める, あるいは血液自己抗体のみ陽性となるが, 膠原病の診断基準を満たさない「膠原病っぽい」場合は少なくない.
- 近年, undifferentiated connective tissue disease (UCTD), autoimmune-featured interstitial lung disease (AF-ILD), lung-dominant connective tissue disease (LD-CTD), 2015年にFischerらが"interstitial pneumonia with autoimmune features (IPAF)"[1]という概念を提唱している.

表1 代表的膠原病と肺病変の頻度

疾患名	頻度
関節リウマチ(RA)	5〜20%
多発性筋炎・皮膚筋炎(PM/DM)	30〜70%
強皮症(SSc)	40〜90%
原発性Sjögren症候群(SJS)	9〜12%

III章　間質性肺炎・希少難病

● "IPAF" は，European Respiratory Society/American Thoracic Society の official research statement として研究のためのコンセプト病名として提案されている．これらの境界的な病態は膠原病の診断基準を満たすまでは特発性間質性肺炎(IIPs)として取り扱う．今後も検討が必要である．

a　各膠原病の診断のポイントと治療

● 肺病変合併の多い RA(rheumatoid arthritis)，PM(polymyositis)/DM(dermatomyositis)，SSc(systemic sclerosis)，SJS(Sjögren syndrome)についてまとめる．

1) RA の肺病変

● リウマチ患者の肺病変をみた場合，①リウマチそのものに合併する間質性肺炎(いわゆるリウマチ肺)，②薬剤性肺炎，③感染症，の3つを鑑別することが重要である．

a) リウマチそのものに合併する間質性肺炎

● 膠原病肺の病理分類はないために，IIPs の病理分類に沿った分類を行っている報告が多い．2012 年の IIPs の分類で主要 6 病型が挙げられているが，すべての病型の報告がある．

● 通常型間質性肺炎(UIP)と NSIP の報告が多い．

● 急性憎悪をきたしうる．

〈治療〉

● ステロイドを軸に，免疫抑制薬を併用する．開始時期，薬剤の明確な基準はない．

b) 薬剤性肺炎

● OP をはじめびまん性肺胞傷害(diffuse alveolar damage：DAD)など多彩な画像，病理所見となり，高分解能 CT(HRCT)でもリウマチそのものによる間質性肺炎との区別は困難である．薬剤ごとの肺障害パターンも一定ではないため，原因薬剤の特定も困難なことが多い．

● 有名なものにメトトレキサートやレフルノミドがある．メトトレキサートは肉芽腫形成など過敏性肺炎の病理所見をとることが報告されている．

〈治療〉

● 薬剤中止．呼吸状態が悪ければステロイドを使用する．薬剤が特定できなければ，複数の被疑薬の中止を余儀なくされ，RA に対する薬剤

選択の幅を狭めることになり，関節痛の増強など患者へのデメリットも大きい．膠原病内科医との連携が必要と考える．

c）感染症

- リウマチ治療に伴う免疫抑制により，ニューモシスチス肺炎など多くの感染症が発症する．薬剤（生物学的製剤）によっては発熱，炎症反応の上昇の抑制などが起こり，感染症らしくない状態となり注意が必要である．
- β-D-グルカンやクリプトコッカス抗原，C7HRP などの測定も必要である．
- C7HRP に関して，治療対象となる基準は明確ではないが，新井らの検討では clinical CMV disease の診断のためのカットオフ値は7.5 cells/50,000 peripheral blood leukocytes であった[2]．
- 免疫抑制作用を持つ薬剤の使用がなくても RA そのものが抗酸菌感染のリスクファクターであり，活動性結核はもちろんであるが潜在性結核感染症（latent tuberculosis infection：LTBI）や非結核性抗酸菌症（non-tuberculous mycobacteriosis：NTM）の検索も非常に重要となる．

〈治療〉

- 原因病原体に応じて行う．

2）PM/DM の肺病変

- 急性・亜急性発症が多い．肺病変が先行するものもあり，微細な皮膚病変など呼吸器内科医でも十分な知識が必要とされる．
- 肺病変と関連の強い新たな筋炎特異自己抗体の測定が実用化している．抗アミノアシル tRNA 合成酵素（ARS）抗体，抗 MDA5 抗体，抗 TIF1-γ 抗体，抗 Mi-2 抗体は保険診療で測定が可能となっている．
- 抗 ARS 抗体陽性症例では，下肺野優位の volume loss を伴うすりガラス影，OP パターンが多い[3]．抗 MDA-5 抗体は下葉の consolidation や random GGA が多い[4]．
- 抗 MDA-5 抗体陽性例ではフェリチンが予後不良因子と報告がある．
- 明らかな筋炎の所見がない，もしくは軽微で皮膚症状を呈するものが CADM（clinically amyopathic dermatomyositis）としてまとめられているが，"急速進行性間質性肺炎（RP-IP）"としての報告がある．
- 抗 MDA-5 抗体陽性の"RP-IP"は有名であるが，抗 ARS 抗体陽性でも"RP-IP"の形態をとるものがある．

Ⅲ章　間質性肺炎・希少難病

● 予後は PM-IP，DM-IP，CADM-IP の順に悪くなる[5].

〈治療〉

● ステロイド＋免疫抑制薬併用のほうがステロイド単独よりも有効であったと報告されている.

● 抗 MDA-5 抗体陽性の場合，ステロイド，シクロスポリン，シクロホスファミドの 3 剤併用療法の有用性が報告されている.

3) SSc の肺病変

● SSc では 80％以上の患者で肺病変を認めるとされ，診断基準にも肺線維症と記載されている.

● 間質性肺炎と肺高血圧症の 2 つが最も重要病変である.

a) 間質性肺炎

● 過去の報告をみると約 2/3 が NSIP パターンで, 約 1/3 が UIP パターンである.

● 抗トポイソメラーゼ 1 と間質性肺炎の関連（84％）が知られている. 逆に抗セントロメア抗体（38％）では頻度は低い（7％）[6].

● 多くの SSc-IP の進行は緩徐である. しかし SSc 患者の予後規定因子となるものである. NSIP パターンと UIP パターンの 5 年生存率は 91％と 82％と有意差を認めていない[7].

〈治療〉

● シクロホスファミドの有用性が報告されているが，1 年間と限られた期間での検討で，かつ中止 1 年でその効果は消失しており，発癌リスクもあるため実臨床では使用しにくい. 近年，ミコフェノール酸モフェチルの有用性が示され，用いられることが増加している.

● ピルフェニドンやニンテダニブなど抗線維化薬が期待され治験が実施されているが，現時点では適応外である.

b) 肺高血圧症

● 肺動脈性肺高血圧症，間質性肺炎に伴う，あるいは塞栓症に伴う肺高血圧症がある.

● 自覚症状, 心電図, 胸部 X 線写真, 脳性ナトリウム利尿ペプチド（BNP）や心エコー所見から疑う. 特に，この画像でこの（労作時）低酸素血症はおかしいという感覚を身につけることは呼吸器内科医として重要である.

● 確定診断は右心カテーテルで行う. 安静臥床で平均肺動脈圧が 25 mmHg 以上，肺動脈楔入圧が 15 mmHg 未満で肺高血圧症の診

断となる.

〈治療〉

●p283,「VI-5. 肺高血圧症」を参照いただきたい.

4) SJS の肺病変

●primary SJS よりも secondary SJS のほうが肺病変の合併が多い.

●HRCT 所見はすりガラス影(92%),胸膜直下小結節影(78%),小葉間隔壁肥厚(55%),気管支拡張(38%)などと報告がある.

●病理では NSIP パターン(fibrotic NSIP > cellular NSIP)が最多であり,UIP パターン,LIP パターン,follicular bronchiolitis,nodular lymphoid hyperplasia, lymphoma, amyloidosis なども合併する[8].

〈OP,NSIP,UIP の治療〉

●ステロイドが有効である.NSIP,UIP に関して,有症状の患者に対してはステロイドを使用する.効果不十分であれば,免疫抑制薬を併用する.

〈LIP の治療〉

●明確なエビデンスはないが,ステロイドを経験的に使用する.

〈悪性リンパ腫の治療〉

●リンパ腫の分類に従い適切な治療を行う.

〈Follicular bronchiolitis の治療〉

●リンパ球性炎症が主体であり,ステロイドを用いる.

文献

1) Fischer A, et al: An official European Respiratory Society/American Thoracic Society research statement: interstitial pneumonia with autoimmune features. Eur Respir J **46** : 976, 2015

2) Arai T, et al: Cytomegalovirus infection during immunosuppressive therapy for diffuse parenchymal lung disease. Respirology **18** : 117, 2013

3) Hozumi H, et al: Prognostic significance of anti-Aminoacyl-tRNA synthetase antibodies in polymyositis/dermatomyositis-associated interstitial lung disease: a retrospective case control study. PLoS One **10** : e0120313, 2015

4) Tanizawa K, et al: HRCT features of interstitial lung disease in dermatomyositis with anti-CADM-140 antibody. Respir Med **105** : 1387, 2011

5) Fujisawa, T et al: Prognostic factors for myositis-associated interstitial lung disease. PLoS One **9** : e98824, 2014

6) Hamaguchi Y, et al: The clinical relevance of serum antinuclear antibodies in Japanese patients with systemic sclerosis. Br J Dermatol

III章　間質性肺炎・希少難病

158 : 487, 2008

7) Bouros D, et al: Histopathologic subsets of fibrosing alveolitis in patients with systemic sclerosis and their relationship to outcome. Am J Respir Crit Care Med **165** : 1581, 2002

8) Ito I, et al: Pulmonary manifestations of primary Sjögren's syndrome: a clinical, radiologic, and pathologic study. Am J Respir Crit Care Med **171** : 632, 2005

III章．間質性肺炎・希少難病

4 過敏性肺炎

- ✓ 過敏性肺炎（hypersensitivity pneumonitis：HP）を疑う症例では，環境隔離による変化を評価するため，入院前あるいは直後に血液検査，肺機能，動脈血液ガス分析，高分解能CT（HRCT）を確認しておく．
- ✓ 入院のみで改善傾向がみられる症例もあるため，気管支鏡検査［気管支肺胞洗浄（BAL）／経気管支肺生検（TBLB）］を行う場合はなるべく入院早期に計画する．入院は可能であれば1〜2週間とする．
- ✓ 外泊試験は外泊後に症状が悪化する可能性があり，悪化時，速やかに各種評価ができるよう原則平日に行っている．
- ✓ 外泊試験をしない場合も，入院後自覚症状が改善傾向でありそうなら，少なくとも退院前に血液検査，肺機能，動脈血液ガス分析，HRCTを検討する．一般の人が2週間以上にわたって自宅から離れる機会は少ないので，自宅環境に対するアレルギーをチェックする重要な機会であることをよく認識しておく．
- ✓ 慢性過敏性肺炎（CHP）を疑う場合には外泊試験が陰性でも，退院後数ヵ月をかけて病状が悪化することもあり，注意深く観察することが重要である．

- ● HPは，抗原を繰り返し吸入することによって生じるアレルギー性肺疾患である．
- ● HPは急性，亜急性，慢性に分類されるが，急性（AHP）と慢性（CHP）に大別されることが多い．CHPはさらに経過中に発熱などの急性症状を繰り返すタイプ（再燃症状軽減型）と急性症状を示さずに肺の線維化が進行するタイプ（潜在性発症型）に亜分類される[1]．
- ● AHPは，抗原に対して産生される特異抗体や感作リンパ球が，吸入した抗原と肺局所で免疫反応を生じ，細気管支周囲や肺の間質に肉芽腫性病変をきたす．一方，慢性は感作リンパ球と抗原との反応が主であり，肉芽腫性病変を認めることは少なく，小葉中心性の線維化から始まり，進行すると蜂巣肺をきたし，特発性肺線維症（IPF/UIP）や非

特異性間質性肺炎(idiopathic NSIP)と鑑別が困難な場合がある[1, 2].
- 日本でよくみられるHPとして，夏型HP，農夫肺，換気装置肺炎(空調肺，加湿器肺)，鳥飼病・鳥関連HP，職業性のHP(塗装工，きのこ栽培者)などが知られている．

a 診断のポイント

- 症状は咳，呼吸困難，発熱，全身倦怠感など非特異的である．
- 患者の住宅環境，ペット，近隣の野鳥，羽毛製品の使用の有無，職業など詳細な病歴聴取が重要．

1) 検査所見

- 血液検査では，白血球数の増加，CRPの軽度上昇，LDH，KL-6，SP-Dが高値を示す．抗 *Trichosporon asahii* 抗体は保険収載されている(*Trichosporon asahii* は夏型HPの原因となる真菌)．近年，一部の鳥関連IgG抗体も測定は可能となっている．
- AHPの胸部X線写真では，中下肺野優位に粒状影，すりガラス影を認める．胸部HRCTでは，小葉中心性の粒状影，モザイク状に分布するすりガラス影を認める[3](図1)．
- CHPの胸部X線写真では，網状影，肺の容積減少を認める．病変に左右差を認めることもある．胸部HRCTでは，牽引性気管支拡張，蜂巣肺，胸膜直下の浸潤影を認め，一部に粒状影，すりガラス影を伴う．進行例では広範な蜂巣肺，牽引性気管支拡張を認める[3]．上肺野に病変を認めることが多い(図2)．

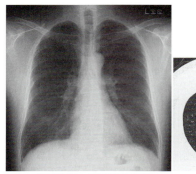
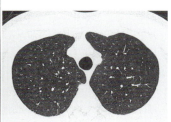

図1　47歳男性．夏型過敏性肺炎
すりガラス影，粒状影，モザイク分布が認められる．

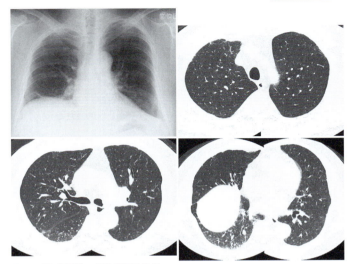

図2 60歳男性. 慢性過敏性肺炎

- 呼吸機能検査では,拘束性障害,拡散能障害を認める. 動脈血液ガス分析では低酸素血症,A-aDO$_2$の開大を認める.
- AHPでは,BALF中の総細胞数の増加,リンパ球増加を認める. リンパ球のCD4/CD8比は低下することが多い.
- CHPではBALFのリンパ球増加は軽度で,CD4/CD8比は上昇することもある.
- HPを疑う症例では,入院の前後で自覚症状(咳,呼吸困難,発熱など),炎症所見,VC低下,DLco,PaO$_2$などの変化がないかどうかを検討し,さらに退院前に外泊を行い悪化しないかを確認する(外泊試験).

2) 病理組織所見

- AHPではリンパ球主体の胞隔炎,類上皮細胞性肉芽腫の形成,肺胞腔内器質化(Masson体),細気管支レベルにおける閉塞性炎症所見も認める. CHPでは小葉中心性線維化と小葉辺縁性の線維化,両者をつなぐ架橋線維化が特徴的である[3, 4].

3) 鑑別診断

- AHPの診断基準を表1に示す[5].
- CHPの診断はIPFなど他疾患との鑑別が困難な症例も多く,問診,臨床経過,画像所見,外科的肺生検による病理学的所見を総合的に検

Ⅲ章　間質性肺炎・希少難病

表1　過敏性肺炎診断の手引きと診断基準
（厚生省特定疾患「びまん性肺疾患」調査研究班，1990年）

【手引き】
Ⅰ．臨床像（臨床症状・所見①～④のうちいずれか2つ以上と，検査所見①～⑥のうち①を含む2つ以上の両者を動じに満足するもの）
1．臨床症状・所見
　　①咳，②息切れ，③発熱，④捻髪音または小水泡性ラ音
2．検査所見
　　①胸部X線像にびまん性散布性粒状陰影（注：病初期には異常陰影を認めないことがある）
　　②拘束性換気機能障害
　　③ PaO_2 の低下
　　④血沈値促進，好中球増多，CRP陽性のいずれか1つ
　　⑤気管支肺胞洗浄液のリンパ球増加
　　⑥ツ反の陰性化
Ⅱ．発症環境（①～⑤いずれか1つを満足するもの）
　　①夏型過敏性肺臓炎は夏期（4～10月）に，高温多湿の住宅で起こる
　　②鳥飼病は鳥の飼育や羽毛と関連して起こる
　　③農夫病はかびた枯れ草の取り扱いと関連して起こる
　　④空調病，加湿器肺はこれらの機器使用と関連して起こる
　　⑤有機塵埃抗原に曝露される環境での生活歴
　　　　注：症状は抗原曝露4～8時間して起こることが多く，環境から離れると
　　　　　　自然に軽快する
Ⅲ．免疫学的所見（①，②のうち1つ以上を満足するもの）
　　①抗原に対する特異抗体陽性
　　②特異抗原によるリンパ球幼若反応陽性
　　　　注：症状は抗原曝露4～8時間して起こることが多く，環境から離れると
　　　　　　自然に軽快する
Ⅳ．吸入誘発試験（①，②のうち1つ以上を満足するもの）
　　①特異抗原吸入による臨床像の再現
　　②環境曝露による臨床像の再現
Ⅴ．病理学的所見（①～③のうちいずれか2つ以上を満足するもの）
　　①肉芽腫形成
　　②胞隔炎
　　③Masson体
【診断基準】
確実：Ⅰ，Ⅱ，ⅣまたはⅠ，Ⅱ，Ⅲ，Ⅴを満たすもの
強い疑い：Ⅰを含む3項目を持たすもの
疑い：Ⅰを含む2項目を満たすもの

（文献5より引用）

討する必要がある．国際的に認められた公式な診断基準はない．

ｂ　治療の実践

● 治療の基本は抗原曝露を避けることである．

● 自宅や職場に原因がある場合は，抗原除去，改築や転居，転職を検討

する必要があり，できる限り抗原を特定できるよう外泊試験を計画する．

●鳥関連 HP では布団などの羽毛製品の処分，公園・神社・駅などの野鳥の集団生息する場に近付かないなどの注意が必要である．

●薬物療法の主体はステロイドである．

> 重症度によりステロイドパルス療法
> あるいは
> プレドニゾロン 0.5 ～ 1 mg/kg から開始し漸減

●ステロイド減量に伴う悪化時には免疫抑制薬（シクロスポリンなど）の併用を検討する．

●抗線維化薬は適応外であり，エビデンスはない．現在，CHP を含む進行性線維化性の肺疾患に対して治験が行われている．

文献
1）大谷義夫ほか：慢性過敏性肺炎．日胸 **69**：29, 2010
2）稲瀬直彦：わが国における CHP 最近の動向．日胸 **72**：S270, 2014
3）稲瀬直彦：過敏性肺炎．間質性肺疾患診療マニュアル．久保惠嗣，藤田次郎（編）．南江堂，東京，p364．2014
4）武村民子ほか：CHP の病理像：UIP との鑑別．日胸 **72**：S280, 2014
5）厚生省特定疾患びまん性肺疾患調査研究班：過敏性肺炎診断の手引きと診断基準．1990

III章．間質性肺炎・希少難病

5 リンパ脈管筋腫症

- シロリムス国際共同治験（MILES試験）からの豊富な経験を生かして，リンパ脈管筋腫症（lymphangioleiomyomatosis：LAM）患者個々の状態に合った診断・治療を選択する．
- 血清中VEGF-D測定を治験段階から中央測定施設として実施していたが，治験終了後も，LAM診断・治療ルーチンバイオマーカーとして活用する（研究用，保険適用外）．
- LAMは高頻度に気胸を合併するが，組織診断のため経気管支肺生検を積極的に導入する．
- 気胸の治療は，外科でカバーリング療法，胸膜癒着療法を個々の患者の状態に合わせて積極的に実施する．
- 適応があれば移植適応を検討する．

- ●LAMは，妊娠可能年齢の女性に好発する，進行性全身性の難治性希少疾患である．労作時呼吸困難，咳嗽，血痰，乳び胸水，気胸，腎臓や肝臓などの血管筋脂肪腫（angiomyolipoma：AML），リンパ脈管筋腫，乳び腹水，下肢の浮腫などを呈する．
- ●結節性硬化症（tuberous sclerosis complex：TSC）に伴うTSC-LAMと，孤発性LAMに分類される．*TSC1*，*TSC2*遺伝子異常の結果，mTORが活性化しLAM細胞が増殖，組織を障害し，悪性度の低い腫瘍と考えられる．肺では無数の嚢胞を形成し呼吸不全に至る．
- ●厚生労働省の指定難病であり，重症度Ⅱ以上が医療費補助対象であるが軽症高額制度が利用可能である〈http://www.nanbyou.or.jp/entry/339〉．

a 診断のポイント

- ●LAMに一致する胸部高分解能CT（HRCT）所見（境界明瞭な薄壁を有する数mm～1cm大の嚢胞が，両側性，上下肺野に，びまん性あるいは散在性に，比較的均等に，正常肺野内に認める）があり（図1），かつ他の嚢胞性肺疾患を除外することが必須である．可能であれば病理学的診断でLAM細胞を証明する．LAMの病理診断に経気管支肺生検は有用である．TSC合併，特徴的な肺外病変（AML，腹部リン

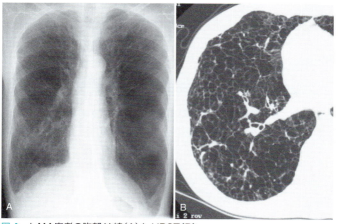

図1 LAM患者の胸部X線(A)とHRCT(B)

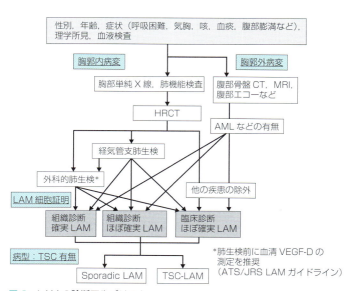

図2 LAMの診断アルゴリスム

Ⅲ章　間質性肺炎・希少難病

パ脈管筋腫，乳び胸腹水）があれば LAM の診断は可能である．厚生労働省呼吸不全に関する調査研究班診断基準，指定難病認定基準に準じて診断する（図2）．

● 血清 VEGF-D の測定も診断に有用である[1, 2]．

b　治療の実践

● これまで対症療法，抗エストロゲン療法などが行われてきた[3]．筆者らは，米国・カナダの研究者とともに mTOR 阻害薬であるシロリムスを用いた治験，国内医師主導治験に参加，完遂し[4, 5]シロリムスはわが国で承認された．TSC に伴う AML，上衣下巨細胞性星細胞腫ではエベロリムスが承認されている．

● 米国胸部疾患学会（ATS）/ 日本呼吸器学会（JRS）による LAM の臨床ガイドラインが 2016，2017 年に出版された（表1）．LAM 患者が呼吸機能の異常 / 低下を認める場合，経過観察よりもシロリムスの治療が推奨された．また LAM の治療にホルモン療法を用いるべきでないとされたが，閉経後は LAM の進行が遅いとの報告があり個々の症例では現在も用いられている[2, 6]．

● 腎 AML は一定の大きさで破裂の危険があるとされ泌尿器科などとの併診が必要である．その他の胸郭外病変の評価も行い治療管理を行う（図3）．

> シロリムスは，通常，成人には 2 mg を 1 日 1 回経口投与
> なお，患者の状態により適宜増減するが，1 日 1 回 4 mg を超えないこと

※主な副作用は，口内炎（88.9％），鼻咽頭炎（49.2％），上気道炎症（46.0％），発疹（41.3％），下痢（39.7％），頭痛（39.7％），ざ瘡様皮膚炎（30.2％），不規則月経（28.6％），気管支炎（25.4％），高コレステロール血症，高トリグリセリド血症，脂質異常症（22.2％），ざ瘡（19.0％），口唇炎（17.5％），腹痛（17.5％），白血球数減少（14.3％）など．

● mTOR 阻害薬は有効とされながらも根治は困難である．長期酸素療法を開始する時期に肺移植の検討を始める（図3）．

● エストロゲン製剤の使用や妊娠出産による LAM の悪化の可能性，避妊が必要なシロリムス投与は重要な問題である．患者は若年女性が置かれた環境で生活を行い病気に向かい合っており，必要と求めに応じて家族，パートナー，友人を含めて慎重な説明や包括的な管理対応が必要である．

5　リンパ脈管筋腫症

表1　LAM 国際診療ガイドライン(ATS/JRS 2016, 2017)

項目	推奨	推奨の強さ	効果推定値における確信性
mTOR 阻害薬治療	LAM 患者が呼吸機能の異常/低下を認める場合, 経過観察よりもシロリムスの治療を推奨	強い	中
	問題のある乳び胸水や腹水などのある LAM 患者では, 侵襲的な治療を行う前にシロリムスを用いるべきである	条件付	極めて低い
ドキシサイクリン治療	LAM の治療にドキシサイクリンは用いるべきでない	条件付	低い
ホルモン療法	LAM の治療にホルモン療法を用いるべきでない〔ホルモン療法はプロゲスチン, GnRH アゴニスト, タモキシフェン選択的エストロゲン受容体調整薬(タモキシフェン, 卵巣摘出)〕	条件付	極めて低い
診断検査としての VEGF-D	CT 検査で LAM として典型的な嚢胞を認めるものの臨床像, 肺外の画像検査で診断を確定できない場合, 診断のための生検を考慮する前に VEGF-D 検査を推奨する(LAM の診断確定には結節性硬化症, 血管筋脂肪腫, 乳び胸水, 乳び腹水, 嚢胞性リンパ脈管筋腫)	強い	中
HRCT 所見のみでの LAM の診断	胸部 HRCT で LAM として典型的な嚢胞性変化を認めるが, それ以外に LAM として確定的な所見(臨床, 画像, 血清学的)がない場合, HRCT 所見だけで LAM の臨床診断に用いることは推奨しない	条件付	低い
LAM の病理組織診断としての経気管支肺生検	胸部 HRCT で LAM として典型的な嚢胞性変化を認めるが, それ以外に LAM として確定的な所見(臨床, 画像, 血清学的)がない患者で, 確定診断が必要な場合, 外科的肺生検の前に経気管支肺生検を含む診断的アプローチを推奨する	条件付	極めて低い
初回気胸に対する再発予防のための胸膜癒着術	われわれは初回気胸の LAM 患者に対して, 気胸の再発で胸膜癒着で介入するまで待つよりも, 片肺の胸膜癒着を行うことを推奨する	条件付	極めて低い
将来の肺移植の禁忌としての胸膜癒着	過去の片肺あるいは両肺の胸膜への処置(胸膜癒着, 胸膜切除術など)は LAM 患者における肺移植の禁忌とは考えないことを推奨する	条件付	極めて低い

(文献 2, 6 を参考に著者作成)

III章　間質性肺炎・希少難病

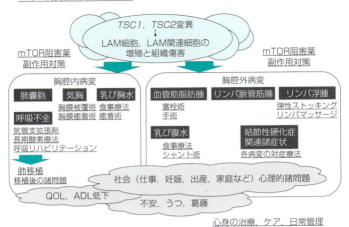

図3　LAM患者の包括的治療と管理

文献

1) Young L, et al: Serum VEGF-D a concentration as a biomarker of lymphangioleiomyomatosis severity and treatment response: a prospective analysis of the Multicenter International Lymphangioleiomyomatosis Efficacy of Sirolimus (MILES) trial. Lancet Respir Med **1** : 445, 2013
2) McCormack FX, et al: Official American Thoracic Society/Japanese Respiratory Society clinical practice guidelines: lymphangioleiomyomatosis diagnosis and management. Am J Respir Crit Care Med **194** : 748, 2016
3) 林田美江ほか：リンパ脈管筋腫症 lymphangioleiomyomatosis(LAM)の治療と管理の手引き．日呼吸会誌 **46** : 428, 2008
4) McCormack FX, et al: Efficacy and safety of sirolimus in lymphangioleiomyomatosis. N Engl J Med **364** : 1595, 2011
5) Takada T, et al: Efficacy and safety of long-term sirolimus therapy for asian patients with lymphangioleiomyomatosis. Ann Am Thorac Soc **13** : 1912, 2016
6) Gupta N, et al: Lymphangioleiomyomatosis diagnosis and management: high-resolution chest computed tomography, transbronchial lung biopsy, and pleural disease management. An Official American Thoracic Society/Japanese Respiratory Society Clinical Practice Guideline. Am J Respir Crit Care Med **196** : 1337, 2017

III章. 間質性肺炎・希少難病

6 肺 Langerhans 細胞組織球症

- 診断時に多臓器病変の有無を慎重に検索する．特に皮膚病変はニキビとして見逃されていることもあるので十分に観察する．
- 肺高血圧症の有無を必ずスクリーニングする．
- 診断後2年間は特に肺機能の急速な低下に注意する．
- 禁煙ができない患者には根気よく禁煙指導する．
- 外来受診を自己中断する患者には病気，通院の必要性について十分に理解してもらうように丁寧に説明する．

- Langerhans細胞組織球症（Langerhans cell histiocytosis：LCH）は，Langerhans細胞（Langerhans cells：LCs）の異常な増殖と臓器浸潤に特徴づけられるまれな疾患である．
- 好酸球性肉芽腫症，Hand-Schuller-Christian病，Lettere-Siwe病の3疾患をまとめてLCHと呼ぶ．
- LCsはBerbeck顆粒やCD1a受容体が発現している．
- LCHの肺病変を肺Langerhans細胞組織球症（pulmonary LCH：PLCH）と呼び，特に成人では，喫煙との関連が示唆されている．
- LCHにおいてBRAF V600EやMAP2K1変異がみられる[1]．

a 診断のポイント

- 成人では90％以上が，喫煙歴を有する．
- 気胸を繰り返し，胸部X線，CTで囊胞がみられる．

1) 検査所見

- 胸部X線像の特徴は，上中肺野優位，囊胞性陰影と小結節影，輪状・網状影である（図1）．
- 高分解能CT（HRCT）所見（表1）は特徴的であり，壁の厚い囊胞と細気管支周囲の1～5mm大の小葉中心性結節影が上中肺野優位にみられる（図2）．下肺野は陰影が比較的少なく，横隔膜がスペアされる．
- 小結節は空洞を有する．厳密には空洞ではなく拡張した細気管支である（図2）．
- 囊胞は1cm未満で，融合し奇異な形を形成するのが特徴である．

Ⅲ章 間質性肺炎・希少難病

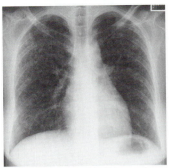

図1 22歳女性．早期の肺Langerhans細胞組織球症の胸部単純X線写真

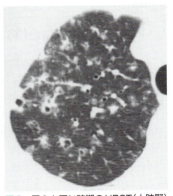

図2 図1と同じ時期のHRCT（上肺野）

表1 肺Langerhans細胞組織球症のHRCT所見

- 厚壁[a, b]または薄壁[b]囊胞
- 結節（通常1～5mmより小さく，小葉中心性で細気管支周囲である）は，空洞を伴っていたり，囊胞に関係しているようにみえる[a, b]
- 結節影から厚壁空洞，薄壁空洞へ時間とともに進行する[b]
- 結節影や囊胞は大きさ，数とも上葉優位にみられ，肋横隔膜角はスペアされる[a, b]
- 明瞭な網状影
- すりガラス影
- モザイクパターンまたはエアトラッピング
- 肺高血圧症

[a] 鑑別に最も役立つ所見．[b] 最も一般的な所見

(文献2を参考に著者作成)

- 晩期では，囊胞性陰影が優位となり，気腫性変化と混ざり，特徴的な所見が薄れてくる．見逃しに注意．
- 気管支肺胞洗浄（BAL）にてCD1a陽性細胞が5％以上を示す．

2) 鑑別診断

- 確定診断は組織学的にLCsの増殖を証明する．LCsの証明は，Langerin（CD207）陽性，CD1a陽性，電子顕微鏡にてBirbeck顆粒の存在，の少なくともひとつを証明する．
- LCsが集簇した肉芽腫を細気管支壁に進展破壊するように認める．病変は終末細気管支，呼吸細気管支中心に認める．
- 晩期ではLCsがみられないことも多く，線維化や，星状（ヒトデ状）の瘢痕が細気管支周囲の肺胞でみられる．牽引性肺気腫も特徴的な晩

表2　ベースラインとして推奨される血液検査と画像検査

推奨項目
・血算（WBC，WBC分画，Hb，Plt），生化学（TP，Alb，T-bil，AST，ALT，ALP，γGTP，Cre，CRP），電解質，ESR，凝固（PT INR，Fbg），甲状腺機能（TSH，fT4）
・早朝尿浸透圧，一般尿検査
・超音波検査（肝，脾，リンパ節，甲状腺）
・胸部X線写真，低量全身骨CT（困難であれば，単純X線写真で代用）
・オプション：ベースライン頭部MRI，PET-CT（超音波検査，胸部X線写真，骨CTの代わりとして）

（文献3を参考に著者作成）

期の所見である．晩期のLCHの肺病変の診断は難しい．

- 多臓器病変の検索を行うことが重要である．骨病変，皮膚病変，脳病変，肝病変など全身性に病変を認めることがある．
- Euro-Histo-Net2013にて，ベースラインとして推奨される血液検査および画像評価を表2に示す．
- 病変検索にPET検査が有用．
- 合併症として肺高血圧症が重要である．

b　治療の実践

- 成人LCHの正式な国際的ガイドラインは現在ない．2013年Euro-Histio-Netが成人LCHの管理に対するエキスパート委員からの推奨を報告している[3]（図3，表3）．
- 喫煙歴のある患者では，禁煙が第一である．
- 多臓器病変では，症状が悪化する場合には，副腎皮質ホルモンや化学療法も考慮する．
- 肺高血圧症例では，肺高血圧症の治療を考慮する．
- 若年進行例では肺移植を検討する．

文献

1) Chakraborty R, et al: Mutually exclusive recurrent somatic mutations in MAP2K1 and BRAF support a central role for ERK activation in LCH pathogenesis. BLOOD **124** : 3007, 2014
2) Webb WR, et al: Pulmonary Langerhans Cell Histiocytosis. High-Resolution CT of the Lung, Wolters Kluwer Health, Philadelphia, p492, 2015

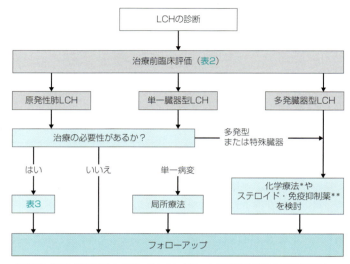

*軽症例（リスク臓器なし）では，メトトレキサートやアザチオプリンなどを検討
**重症例（リスク臓器あり）では，シタラビン，エトポシド，ビンブラスチンなどを検討

図3 LCH の管理

(文献3を参考に著者作成)

表3 肺 LCH の推奨治療

推奨項目

- すべての症例で禁煙が第一である
- 無症状もしくは軽症状の症例では無治療経過観察
- 症状のある症例では全身ステロイド治療
- 進行性では化学療法
- 重症呼吸不全または重症肺高血圧症の症例では肺移植を考慮する

(文献3を参考に著者作成)

3) Girschikofsky M, et al: Management of adult patients with Langerhans cell histiocytosis: recommendations from an expert panel on behalf of Euro-Histio-Net. Orhanet J Rare Dis **8** : 72, 2013

III章. 間質性肺炎・希少難病

Birt-Hogg-Dubé 症候群

- ✓ 多発性肺嚢胞性疾患の鑑別診断に Birt-Hogg-Dubé(BHD)症候群を忘れないこと.
- ✓ 初発時の自然気胸をみた際には家族歴の聴取も肺外病変検査も忘れないこと.
- ✓ 反復性の気胸がみられた際には本疾患も念頭に入れる.

- 1977 年に報告された常染色体優性遺伝性疾患である[1].
- 責任遺伝子が 17 番染色体の 17p11.2 上に位置する *FLCN* 遺伝子（コードする蛋白は folliculin）である.
- 皮膚の線維毛包腫と, 多発性肺嚢胞・自然気胸, 腎腫瘍が臨床的特徴である.
- 様々な phenotype（表現型）が報告されており, 肺病変のみを呈する症例もある[2].

a 診断のポイント

- 多発性肺嚢胞疾患のひとつである.
- 家族性気胸の原因疾患としても重要である[3].

1) 診断基準（表 1）
- 遺伝子検査により確定診断がなされる.

2) 画像（図 1）
- 肺嚢胞は大小不同な薄壁の嚢胞である.
- 肺底部や縦隔側, 胸膜下優位に存在する.
- 末梢から内層まで分布する.
- 肺動脈, 肺静脈に接することが多く, 嚢胞内に肺血管が進入する所見がある[5].

169

III章　間質性肺炎・希少難病

表1　BHD症候群の診断基準（European BHD Consortiumより）

major criteriaのうち1項目とminor criteriaのうち2項目を満たせば確定診断とする．

major criteria

- 成人発症で，5個以上の線維毛包腫あるいは毛盤腫が存在し，少なくともそのうちひとつは病理学的に確定されている．
- *FLCN*遺伝子変異の確定．

minor criteria

- 多発性肺囊胞：両側肺底部優位，他に明らかな囊胞の原因がなく，気胸は伴うことも伴わないこともある．
- 腎癌：早期発症（50歳未満），あるいは両側性や多発性の腎癌，または病理学的に嫌色素性細胞癌とオンコサイトーマからなるhybrid oncocytic/chromophobe tumor．
- 1親等以内にBHD症候群が存在する．

（文献4より引用）

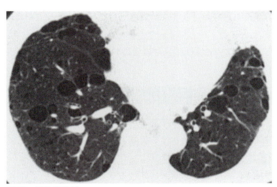

図1　76歳男性

b 管理と治療の実践

- 喫煙はBHD症候群の自然気胸と腎癌の重要なリスクファクターであり，喫煙を強く中止させるべきである．
- 気胸を繰り返す可能性が高いため，初発の気胸でも手術を含めた積極的な治療が必要になることが多い．
- 再発予防策として全肺胸膜被覆術（カバーリング術）が行われることもある．

文献

1) Orphanet. Orphanet: Birt-Hogg-Dubé syndrome. ⟨http://www.orpha. net/consor/cgi-bin/Disease_Search.php?lng=EN&data_id=8627&Disease_ Disease_Search_diseaseGroup=Birt&Disease_Disease_Search_diseaseType =Pat&Disease(s)/group% 20of% 20diseases=Birt-Hogg-Dube-syndrome &title=Birt-Hogg-Dube-syndrome&search=Disease_Search_Simple⟩［参照 2017-12-8］

2) Kunogi M, et al: Clinical and genetic spectrum of Birt-Hogg-Dubé syndrome patients in whom pneumothorax and/or multiple lung cysts are the presenting feature. J Med Genet **47** : 281, 2010

3) Ishii H, et al: A Japanese family with multiple lung cysts and recurrent pneumothorax: a possibility of Birt-Hogg-Dubé syndrome. Intern Med **48** : 1413, 2009

4) Menko FH, et al: Birt-Hogg-Dubé syndrome: diagnosis and management. Lancet Oncol **10** : 1199, 2009

5) Tobino K, et al: Characteristics of pulmonary cysts in Birt–Hogg–Dubé syndrome: thin-section CT findings of the chest in 12 patients. Eur J Radiol **77** : 403, 2011

III章. 間質性肺炎・希少難病

8 肺胞蛋白症

- 高分解能CT(HRCT)所見とKL-6異常高値から肺胞蛋白症(PAP)を疑う.
- ステロイドは自己免疫性PAPの病状を悪化させる可能性があると報告され[1],使用する場合は慎重に.
- 間質性肺炎合併PAP症例を正しく診断することは重要である.

- PAPとは,サーファクタントの生成または分解過程の障害により肺胞腔内を主として末梢気腔内にサーファクタント由来物質である好酸性顆粒状物質の異常貯留をきたす疾患の総称である.
- 特発性,続発性,先天性と分類されていたが,現在では,自己免疫性,続発性,先天性,未分類に分類される.各々の頻度は90%,9%,1%以下である[2,3].
- 特発性PAP患者では血清に存在する抗granulocyte-macrophage colony-stimulating factor(GM-CSF)自己抗体による肺胞マクロファージ機能不全,肺胞腔内におけるサーファクタントの代謝遅延が生じ,自己免疫性PAPと呼ばれる[2,3].
- 自己免疫性,先天性PAPは,2015年から厚生労働省の指定難病となり,医療費補助の対象疾患となった.

a 診断のポイント[2]

- HRCT所見および病理所見でPAPに支持する所見を示した場合,PAPと診断.
- PAPの原因となる病態がなく,抗GM-CSF自己抗体陽性の場合,自己免疫性PAP.抗GM-CSF自己抗体未測定の場合は特発性PAPとする.
- 抗GM-CSF自己抗体陰性で,粉じん吸入,薬剤服用歴,自己免疫性疾患,血液疾患(骨髄異形成症候群など)など,PAPを発症しうる病態の合併を認める場合,続発性PAPと診断.
- 肺線維症,間質性肺炎,感染症合併はPAPの予後不良因子と考えられている.

172

8 肺胞蛋白症

1）症　状 [2~4]

- 自己免疫性 PAP では労作時呼吸困難が最も多く，咳嗽や喀痰も認める.
- 約 30％が無症状であった.
- fine crackles を約 30％程度認める.

2）画像所見 [2, 4]

- 自己免疫性 PAP の HRCT では，すりガラス影，小葉間隔壁肥厚像，小葉内間質性肥厚像が重なり合った"crazy-paving パターン"や consolidation を呈する．地図状分布（境界が鮮明なすりガラス影と正常肺が混在）や subpleural sparing（胸膜直下が正常に保持）も認められる.
- 続発性 PAP では辺縁不鮮明なすりガラス影を呈することがある.

3）病理所見 [2]

- 気管支肺胞洗浄：外観は白濁し，細胞診で細顆粒状無構造物質，泡沫状マクロファージを認める．細胞分画でリンパ球の増加を認める.
- 組織所見：末梢気腔内に蛋白様好酸性物質が充満する．胞隔に軽度のリンパ球浸潤を認める.

4）血清マーカー [2, 3]

- 血清 LDH，KL-6，SP-D，SP-A，CEA，CYFRA などが，PAP の病状の推移に伴って変動する.
- 抗 GM–CSF 自己抗体濃度は PAP の病勢とは相関しない.

5）呼吸機能検査 [2]

- フローボリュームパターンは正常か，拘束性換気障害を示す.
- 重症度は肺活量よりも肺拡散能と良好な相関を示す.

b　治療の実践

- 重症度に応じて治療方針の概略が示される（図 1）[2]．重症度 1,2 においては，無治療または対症療法にて経過観察を行う．重症度 3 以上の症例においては，酸素吸入，全身麻酔下全肺洗浄術や気管支鏡による区域洗浄術の適応を検討する.
- 全肺洗浄については p375，「VII-3-E①．全肺洗浄の方法」を参照.
- GM-CSF 吸入療法の有効性が報告されており，現在，sargramostim と molgramostim を用いた治験が行われている [5].
- 10～30％の症例で自然軽快を示すので，経過観察を行うことも検討

Ⅲ章　間質性肺炎・希少難病

重症度	1	2	3	4	5
症状	無	有	不問		
PaO₂* (Torr)	PaO₂ ≧ 70		$70 >$ $PaO_2 ≧ 60$	$60 >$ $PaO_2 ≧ 50$	$50 > PaO_2$
治療方針	経過観察**		去痰剤 対症療法	区域洗浄，全肺洗浄 あるいは試験的治療	
				長期酸素療法	

* PaO₂：室内気吸入下，安静臥位
**経過観察：重症度，症状，肺機能，画像検査，血清マーカーなど
続発性肺胞蛋白症では原疾患の治療で肺胞蛋白症が改善することがある．

図1　肺胞蛋白症の重症度別治療指針

(文献 2，p12 より引用)

する[2〜4]．

● 自己免疫性 PAP は免疫機能低下を示し，感染症(抗酸菌感染症，アスペルギルス症など)合併に注意[3]．

● 最新情報は日本医療研究開発機構(AMED)肺胞蛋白症研究班ホームページ(一般向け〈www.pap-support.jp〉，医師向け〈www.pap-guide.jp〉)を参照．抗 GM-CSF 自己抗体(研究用，保険適用なし)は当院紹介症例については院内で測定を行っている．他院からの測定依頼に関しては医師向けホームページに情報記載あり．

文献

1) Akasaka K, et al: Outcome of corticosteroid administration in autoimmune pulmonary alveolar proteinosis: a retrospective cohort study. BMC Pulmonary Medicine 15 : 88, 2015

2) 平成 22 〜 23 年度厚生労働科学研究費補助金難治性疾患克服研究事業肺胞蛋白症の難治化要因の解明，診断，管理の標準化と指針の確立研究班編．肺胞蛋白症の診断，治療，管理の指針(平成 24 年 3 月 28 日)

3) Inoue Y, et al: Characteristics of large cohort of patients with autoimmune pulmonary alveolar proteinosis in Japan. Am J Respir Crit Care Med 177 : 752, 2008

4) Seymour JF, Presneill JJ: Pulmonary alveolar proteinosis: progress in the first 44 years. Am J Respir Cri Care Med 166 : 215, 2002

5) Tazawa R, et al: Inhaled granulocyte/macrophage-colony stimulating factor as therapy for pulmonary alveolar proteinosis. Am J Respir Crit Care Med 181 : 1345, 2010

Ⅲ章. 間質性肺炎・希少難病

9 好酸球性肺炎

- 他疾患の除外のため，寄生虫抗体測定，膠原病の否定，薬剤服用歴の確認，感染症(真菌症)の否定を行う．
- 好酸球性肺炎(eosinophilic bronchitis：EP)診断時点で膠原病を示唆する所見がなくても，経過観察中に関節リウマチ発症を確認した症例もあり，慎重な経過観察が必要である．
- ステロイド治療の反応が良好であり，無治療で自然軽快する例もある．治療に反応が乏しい場合は，他の疾患も考慮する．
- 肺に陰影を認め，好酸球増多をきたす疾患に肺癌，悪性リンパ腫などの悪性疾患があることも忘れてはならない[1, 2]．

- EPにはなんらかの原因を有するものと，原因不明のものとがある．
- 原因あるいは背景疾患を特定できるEPとして，薬剤性，寄生虫誘発性，アレルギー性気管支真菌症(ABPM)，好酸球性多発血管炎性肉芽腫症(Churg-Strauss症候群)，膠原病などがある[2]．一方，原因不明idiopathicなEPとして急性好酸球性肺炎(AEP)と慢性好酸球性肺炎(CEP)がある．EPという用語を用いる場合，idiopathicであるかどうか，どこまで原因を追究できたかを意識して使用すべきである．ここでは原因不明のidiopathic EP(AEP/CEP)についてまとめる．
- AEP[3]の発症メカニズムは不明．発症年齢は若くほとんどが30歳以下であり，男性に多い．原因は不明であるが，わが国では喫煙との関連を報告するものも多く，喫煙開始1ヵ月以内に発症するという報告が多い．発症数日で呼吸不全や発熱など重篤な症状を呈することが多い．
- CEP[4, 5]は原因不明のまれな疾患である．CEPの発症年齢は，いかなる年齢にも起こりうるが，30〜40歳代に多いとされる．女性では男性に比べ約2倍発症率が高いとされる．CEPの発症と喫煙は関係せず，CEP患者では喫煙者は10%以下と非喫煙者が多い．

III章 間質性肺炎・希少難病

表1 AEP診断基準（Allenら[3]）

1. 急性発症であり，7日間以内
2. 発熱を伴う
3. 両側性の浸潤影
4. 重篤な呼吸不全を伴う（$PaO_2 < 60$ Torr，$SpO_2 < 90\%$，$AaDO_2 > 40$）
5. 肺への好酸球浸潤あり（BAL Eo > 25％，組織への浸潤）
6. 薬剤過敏性や感染，他の原因が明らかな好酸球性肺疾患を除外

（文献3より引用）

表2 慢性好酸球性肺炎の診断基準（Cordierら[6]）

1. 画像上，びまん性の気管支透亮像を伴う consolidation あるいはすりガラス影を認める．特に外側優位の陰影をみる．
2. BALFの細胞分画で好酸球40％以上（あるいは末梢血の好酸球は 1,000/μL 以上）．
3. 呼吸器症状が少なくとも2～4週間存在する．
4. 原因が明らかな好酸球性肺疾患が存在しない（特に薬剤誘起性の肺好酸球増多症）．

（文献6より引用）

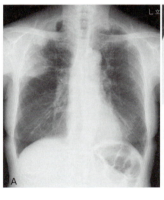
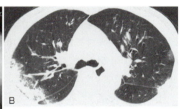

図1 69歳女性．CEPの患者
A：胸部単純X線写真．両側性（右優位），非区域性，上肺野末梢側優位の浸潤影．
B：高分解能CT．末梢側有意のconsolidation，すりガラス影を示す．分布は非区域性．

a 診断のポイント

1) AEP（表1）

● 臨床経過が急であり，acute interstitial pneumonia（AIP）の鑑別が必要であるが，AEPの場合，治療反応性が良好であり鑑別可能である．

2) CEP

● 明確な国際的基準はない．Cordierらの基準[6]（表2）を示す．CEPの診断基準として，他疾患の除外と臨床経過，画像所見，検査所見［気

管支肺胞洗浄（BAL），末梢血好酸球増多］を挙げている．

●画像所見として有名なのは photographic negative of pulmonary edema（肺水腫のネガ像と呼ばれる両側外側末梢の陰影）だが頻度は50％以下と高くない．片側性やすりガラス影主体のこともある（図1）．小葉間隔壁の肥厚や小葉中心性粒状陰影もみられることがある．

b 治療の実践

1) AEP

●ステロイドに対する反応性は良好で，投与後数日から1週間程度で改善を認める．

●呼吸不全が重篤でない場合は，0.5～1 mg/kg のプレドニゾロン内服で治療開始する．しかし，人工呼吸管理を要する重篤な呼吸不全を呈する場合はステロイドパルス治療を行う．

●後治療は状態に合わせて短期間の経口ステロイド投与を検討する．再発はまれであるが，喫煙に関連した AEP の場合は再発の報告もあり，禁煙指導が重要である．

2) CEP

●治療はステロイド投与を行うが，無治療で自然寛解する例もある．

●ステロイド投与を行うと速やかに，また劇的に反応し改善する．ステロイドの投与量，治療期間についての前向き研究はないが，プレドニゾロン 0.5 mg/kg から開始し，漸減する方法が一般的である．投与期間は陰影の変化をみながら3～6ヵ月程度投与されることが多い．吸入ステロイドにて改善した例も報告されている[7]．

●一般的に予後は良好であり，CEP による死亡例の報告は少ない．ステロイド治療に反応が乏しい場合は他の疾患も考慮する．

●ステロイド漸減中あるいは中止後に1/3～1/2の症例で再燃する．

文献

1) Davis BP, Rothenberg ME: Eosinophils and cancer. Cancer Immunol Res **2**: 1, 2014

2) Hayakawa H, et al: A clinical study of idiopathic eosinophilic pneumonia. Chest **105**: 1462, 1994

3) Allen JN, et al: Acute eosinophilic pneumonia as a reversible cause of noninfectious respiratory failure. N Engl J Med **321**: 569, 1989

4) Christoforidis AJ, et al: Eosinophilic pneumonia: Report of two cases

with pulmonary biopsy. JAMA **173** : 157, 1960

5) Carrington CB, et al: Chronic eosinophilic pneumonia. N Engl J Med **280** : 787, 1969

6) Cordier JF, et al: Eosinophilic Pneumonias. Interstitial Lung Disease, 5th ed, People's Medical Publishing House, Shelton, p839, 2010

7) Naughton M, et al: Chronic eosnophilic pneumonia.A long-term follow-up of 12 patients. Chest **103** : 162, 1993

III章. 間質性肺炎・希少難病

10 肺胞出血

- ✓ 急速進行性であれば速やかに治療を開始する.
- ✓ 免疫抑制療法が長期の場合は副作用に十分注意する.

- びまん性肺胞出血(diffuse alveolar hemorrhage：DAH)は肺の微小血管から肺胞出血をきたし急性呼吸不全を呈し, 原因は多岐に及ぶ.
- 組織学的特徴は, 主に毛細血管炎, ゆるやかな肺出血, びまん性肺胞傷害である[1].

a 診断のポイント(図1, 2)

- 喀血, 貧血, 胸部画像でびまん性陰影が3徴. 血痰は約3割で認められない[1].
- 治療戦略が変わるため, 表1に挙げた DAH の原因を特定することが重要である.
- 胸部 CT 所見は両側対称性の浸潤影, すりガラス影, 気管支血管束周囲の浸潤影, 多発結節影, 小葉中心性粒状影, 網状影など.
- 気管支肺胞洗浄液(bronchoalveolar lavage fluid：BALF)は徐々に

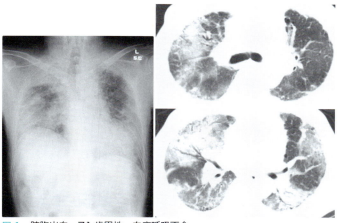

図1 肺胞出血. 71歳男性. 血痰呼吸不全

III章　間質性肺炎・希少難病

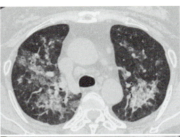
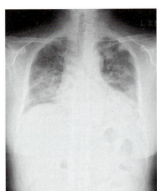
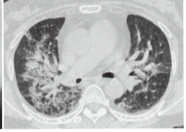

図2　59歳女性．気管支鏡で血性BAL回収

表1　DAHの代表的な原因疾患

1. 抗基底膜抗体疾患（Goodpasture症候群）
2. 膠原病/血管炎による出血
   SLE, RA, SSc, MCTD
   ANCA関連疾患（granulomatosis with polyangiits：GPA, eosinophilic granulomatosis with polyangiitis：EGPA）
   顕微鏡的多発血管炎，抗リン脂質抗体症候群，
   Behçet病，IgA血管炎，クリオグロブリン血症
3. 上記によらない出血
   血栓性血小板減少性紫斑病，増殖性糸球体腎炎，IgA腎症
4. 薬剤・化学物質による出血
   D-ペニシラミン，アミオダロン，抗凝固薬
5. 特発性肺ヘモジデローシス
6. その他，感染症，心不全，特発性間質性肺炎の急性憎悪など

濃い血性となる．
- BALF中にヘモジデリン貪食マクロファージを認め，40個/マクロファージ200個（20%）をカットオフ値と考える[2]．

b 治療の実践

- 抗凝固薬を内服中は中止，その拮抗薬を開始する．

●原因疾患の鑑別のため問診，薬剤歴，身体診察，血液検査を行い，急速進行性なら速やかに治療を開始する．

〈ANCA 関連血管炎に対する治療〉[3]

重症例(肺腎型)，最重症例(びまん性肺胞出血)の治療の具体例

〈寛解導入〉

・メチルプレドニゾロン 0.5 ～ 1 g × 3 日間．4 週以内にシクロホスファミド(静注)0.5 ～ 0.75 g/m^2 を開始．

・年齢，症状，投与間隔によってシクロホスファミド(静注)の投与量を減量する．

・ステロイドパルス療法後はプレドニゾロン 40 ～ 60 mg/body を 1 ヵ月以上を続け，以後病状に応じて減量する．

・シクロホスファミド(静注)の投与間隔は 3 ～ 4 週間．総投与期間は 3 ～ 6 ヵ月．

・極めて重症例は血漿交換(2.0 ～ 3.0 L × 3 日間)も行う．

※治療中の注意：定期的に血球数，リンパ球数，肝腎機能をチェックする．

〈維持療法〉

・プレドニゾロン 10 ～ 5 mg，アザチオプリンで維持療法を行う．アザチオプリンは治療効果が維持できる最低量とする．

●ANCA 関連疾患が原因である場合は，ANCA 値のモニタリングは重症度や病状の評価予測に有用である場合があり，定期的にモニタリングする．

●ステロイド，免疫抑制薬による免疫抑制状態，骨髄抑制状態，腎機能，肝機能，感染症の発症に十分注意する．

文献

1) Lara AR, et al: Diffuse alveolar hemorrhage. Chest **137** : 1164, 2010

2) De Lassence A, et al: Alveolar hemorrhage. Diagnostic criteria and results in 194 immunocompromised hosts. Am J Respir Crit Care Med **151** : 157, 1995

3) 難治性血管炎に関する調査研究班(編)：ANCA 関連血管炎の基礎と臨床—治療．ANCA 関連血管炎の診療ガイドライン 2017．診断と治療社，東京．p112．2017

IV章

閉塞性肺疾患

1. 慢性閉塞性肺疾患（COPD）
2. 気管支喘息，慢性咳嗽
3. ACO（喘息とCOPDのオーバーラップ）
4. 気管支炎

IV章. 閉塞性肺疾患

慢性閉塞性肺疾患（COPD）

- ✔ 長時間作用性抗コリン薬（LAMA）で効果の乏しい患者には長時間作用性β₂刺激薬（LABA）を加える.
    ⇒ LAMA+LABA の合剤
    - グリコピロニウム / インダカテロールマレイン酸（ウルティブロ®）
    - ウメクリジニウム / ビランテロール（アノーロ® エリプタ®）
- ✔ COPD の増悪を繰り返す患者には上記の LAMA + LABA の合剤または LABA +吸入ステロイド薬（ICS）の合剤を加える（シムビコート® やレルベア® など）.
- ✔ カプセルを充填する作業が苦手な患者や吸入力が弱い患者にはチオトロピウム臭化物水和物製剤（スピリーバ® レスピマット®）.

デキる呼吸器医の極意

- 英国学派では慢性気管支炎（British bronchitis），米国学派では肺気腫（American emphysema）と呼ばれることが多かったが，いくつかの国際会議を経て名称が統一され，2001 年に国際的ガイドライン Global Initiative for Chronic Obstructive Lung Disease（GOLD）[1] が作成された.
- COPD の定義：タバコ煙を主とする有害物質を長期に吸入曝露することで生じる肺の炎症性疾患．呼吸機能検査で非可逆性の気流閉塞を示し，進行性である．

a 診断のポイント

1) 症 状
- 喫煙歴があり，慢性に咳，喀痰，労作時呼吸困難などがあれば COPD を疑う．病初期には無症状のことも少なくない．

2) 診断基準
- COPD の診断基準は以下の通りである．

1 慢性閉塞性肺疾患（COPD）

> ①気管支拡張薬投与後のスパイロメトリーで1秒率（FEV$_1$/FVC）が70%未満であること
> ②他の気流閉塞をきたしうる疾患を除外すること

3）画像

● 胸部単純X線写真：肺野の透過性の亢進，肺野末梢の血管陰影の最小化，横隔膜の低位平定化，滴状心（tear drop heart）による心胸郭比の減少，肋間腔の開大など特徴的な所見がみられるものの，胸部単純X線写真のみでCOPDと診断することはできない．

● 胸部CT：高分解能CT（HRCT）は気腫性病変の描出に有用である．気腫性病変を示す低吸収領域（low attenuation area：LAA）は早期には小葉中心部にみられるが，進行すると拡大，融合して大きな低吸収領域を形成する．

4）鑑別診断（表1）

表1

気管支喘息	気道可逆性あり，アレルギー性鼻炎の合併
びまん性汎細気管支炎	CTで気道中心粒状影
リンパ脈管筋腫症	・非喫煙者，CTで正常肺と境界明瞭な丸みを帯びた壁薄の囊胞が非連続性にみられる ・非喫煙者の女性に多い ・腎，後腹膜腔，骨盤に肺外病変もみられる
肺Langerhans細胞組織球症	CTで不整形の囊胞性陰影（bizzare cysts），粒状影
Birt-Hogg-Dubé症候群	下肺野縦隔側優位に囊胞がみられる
閉塞性細気管支炎	CTで囊胞なし，肺過膨張，エアトラッピング

5）症状・呼吸機能による分類

① mMRC息切れスケール

● p3，「Ⅰ-1．呼吸器内科の問診・身体所見のポイント」表2参照．

② CATスコア

● 「CAT（COPDアセスメントテスト）」は，COPDの状態が患者の健康と日常生活にどのような影響を与えているかを把握するために開発されたツール．

● 患者が自身の症状を的確に伝えられるように作られている．咳，痰，

IV

1

慢性閉塞性肺疾患（COPD）

IV章 閉塞性肺疾患

表2 COPDの病期分類

GOLD Ⅰ：軽度	FEV_1が予測値の80％以上
GOLD Ⅱ：中等度	FEV_1が予測値の50％以上，80％未満
GOLD Ⅲ：重度	FEV_1が予測値の30％以上，50％未満
GOLD Ⅳ：最重度	FEV_1が予測値の30％未満

（文献2より引用）

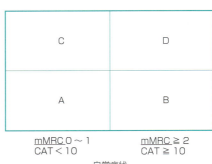

図1 GOLD 2017における病期分類

（文献2より引用）

息切れ，睡眠などの6項目について6段階で回答し点数化できる構成になっている．

③重症度分類（対象：FEV_1/FVCが0.70未満の患者）（表2）
- GOLD 2017では，患者の病態評価に統合的評価が用いられている[2]．つまり，病態の評価のためには自覚症状と危険因子の2つの指標・視点で行う（図1）．

b 治療の実践

- COPDの治療法は主に薬物療法と非薬物療法（運動療法や栄養療法など）に分けられる．COPD治療の中心となっているのは「細くなった気管支を拡張させる薬（気管支拡張薬）」や「気管支や肺の炎症を抑える薬」を使った薬物療法である．

1) 長時間作用性抗コリン薬（long-acting muscarinic antagonist：LAMA）
- 気管支に存在する副交感神経のムスカリン受容体の作用を抑制するこ

186

とで，気管支平滑筋の収縮を抑え，呼吸を楽にする．1日1回の吸入で作用は24時間持続する．

- ハンディヘラー製剤，ブリーズヘラー製剤はどちらも粉の入ったカプセルを充填し，針で破ってから自力で吸入する．
- カプセルを充填する作業が苦手な患者や吸入力が弱い患者は，押すだけでミストが噴霧されるレスピマット製剤のほうが適しているかもしれない．
- 前立腺肥大のある患者は，排尿困難症状が悪化する恐れがあるため注意が必要．
- 閉塞隅角緑内障の患者には使用できない．

2) 長時間作用性 β_2 刺激薬 (long-acting β_2-agonist：LABA)

- 気管支を拡張させて呼吸を楽にする．1回の吸入で作用が12〜24時間持続する．特に，オンブレスは吸入操作が1回で済むため，患者の負担軽減やコンプライアンス向上が期待できる．
- 頻脈，手指の振戦などがみられることがある．
- 心臓に負担をかける恐れがあるため，心疾患のある患者に注意が必要．

3) 長時間作用性 β_2 刺激薬 / 抗コリン薬配合剤 (LABA/LAMA)

- 異なる機序で気管支を拡張させる2種類の薬を1つの吸入器で吸入することができるため，利便性が高く効果を得られやすい．

4) 吸入ステロイド薬配合剤 / 長時間作用性 β_2 刺激薬 (ICS/LABA)

- 気管支を拡張させる働きと，炎症を抑える働きの両方を併せ持っている．2種類の薬を1つの吸入器で吸入することができるため，利便性が高く効果を得られやすい．

5) 吸入ステロイド薬 (inhaled corticosteroid：ICS)

- 気道や肺に起こった炎症を抑える働きがある．気管支喘息を合併していたり，呼吸困難が強く，頻繁に悪化を繰り返す患者に，LAMAやLABAに追加して使用される．

6) 短時間作用性 β_2 刺激薬 (short-acting β_2-agonist：SABA)

- 吸入してから15分で気管支を広げる働きがある．
- 運動時だけ呼吸困難がみられる軽い症状のCOPD患者にまず使用される薬で，日常生活の呼吸困難の予防に有効．

7) ホスホジエステラーゼ阻害薬 (ロフルミラスト)

- 抗炎症作用により，中等〜重症のCOPDの憎悪頻度を減少させる．

IV章　閉塞性肺疾患

● 2008 年の UPLIFT 試験で LAMA であるチオトロピウムが FEV_1 の経年低下率を抑制することが示された[3].

● LAMA または LABA を第一選択薬とする（COPD 診断と治療のためのガイドライン，第 4 版)[4].

● 改訂 GOLD 2017 における薬物治療は以下の通りである（図 1 の A 〜 D に対応).

①A：SABA または SAMA．短時間または長時間作用性の気管支拡張薬．量や種類を必要に応じ調整
②B：LAMA または LABA．症状が続くなら LAMA ＋ LABA
③C：LAMA．増悪あれば LAMA ＋ LABA または LABA ＋ ICS
④D：患者個別の対応を要し，しばしば複数の薬剤が必要．患者によりロフルミラストとアジスロマイシンを考慮

チオトロピウム（スピリーバレスピマット）　1 日 1 回，朝 2 吸入
　または
ホルモテロール（オーキシス）　1 日 2 回，朝夕 1 吸入ずつ
　または
グリコピロニウム・インダカテロール（ウルティブロ）　1 日 1 回，朝 1 吸入

● 当院では，COPD・喘息専門外来を毎週 1 回行っており，クリニカルパスを用いて，系統的に治療および指導を行っている（図 2).

文献

1) National Institute of Health, National Heart, Lung and Blood Institute Global Initiative for Chronic Obstructive Lung Disease: Global strategy for the diagnosis, management, and prevention of chronic obstructive pulmonary disease. Publication number 2701, 2001

2) GOLD 2017 Global Strafegy for the Diagnosis, Management and Prevention of COPD

3) Tashkin DP, et al: UPLIFT Study Investigators. A 4-year trial of tiotropium in the chronic obstructive pulmonary disease. New Engl J Med 356 : 775, 2008

4) 日本呼吸器学会 COPD ガイドライン第 4 版作成委員会（編）：COPD（慢性閉塞性肺疾患）診断と治療のためのガイドライン，第 4 版，メディカルレビュー社，2013

1 慢性閉塞性肺疾患（COPD）

ID番号

NHO　近畿中央胸部疾患センター

クリニカルパス：気管支喘息・COPD専門外来のための外来診療計画（1/3ページ）

指示日 平成　　年　　月　　日

患者氏名：　　　　　　　　　　　外来指示医署名：　　　　　　　　　　　　指示受け外来看護師署名：

項目	初診	専門外来（初回）	
月日 /	/	受診前	受診後
達成目標	検査の必要性について理解できる。		検査結果と治療方針について理解できる。
検査・治療	□ 肺機能検査（可逆性試験） □ 心電図（COPD疑い） □ 心エコー（COPD疑い） □ 6分間歩行試験（COPD疑い） □ 血液検査 □ BA／COPD採血 □ SpO2 □ 胸部レントゲン写真 □ 胸部CT（気腫定量） □ 喀痰細胞診　喀痰抗酸菌		□ 専門医より検査結果説明 □ 専門医より治療方針説明 □ 治療開始
問診票アンケート		□ CAT（全例） □ ACT（全例） □ ACQ-5（全例） □ 身体活動評価（全例） □ 心理評価（HADS）（全例）	
活動・安静度			
観察	時　　分 □ 体温 □ 脈拍 □ 呼吸数 □ 血圧 □ SpO2	時　　分 □ 体温 □ 脈拍 □ 呼吸数 □ 血圧 □ SpO2	時　　分
教育・指導説明	□ 医師から検査同意説明 □ 看護師から検査説明	□ 看護師からのオリエンテーション（問診票、アンケートの説明）	□ 次回　専門外来の予約 □ 薬剤師による吸入指導（4101に電話連絡）（薬剤科）
バリアンス	有　　　無	有　　　無	有　　　無
担当看護師署名			

A

図2　COPD・喘息専門外来のクリニカルパス（つづく）

IV

1

慢性閉塞性肺疾患（COPD）

IV章　閉塞性肺疾患

NHO　近畿中央胸部疾患センター

クリニカルパス：気管支喘息・COPD専門外来のための外来診療計画

指示日　平成　　年　　月　　日

ID番号
患者氏名：　　　　　　　　　　　外来説明用看護師署名：

項目	月日	専門外来（初回）		専門外来（経過観察）		専門外来（経過観察）		
		受診前	受診後	2回目	3回目	1年後	2年後	3年後
達成目標		検査の必要性を理解できる。	専門医より検査結果と治療方針について説明します。	専門外来にて診察を受け、病気や治療を理解できる。	専門外来にて診察を受け、病気や治療を理解できる。	専門外来にて診察を受け、病気や治療を理解できる。	専門外来にて診察を受け、病気や治療を理解できる。	専門外来にて診察を受け、病気や治療を理解できる。
検査		□肺機能検査（可逆性試験）□心電図□心エコー□6分間歩行試験□血液検査□SpO2□胸部CT□胸部レントゲン写真□喀痰細胞診 喀痰抗酸菌		□肺機能検査□SpO2	□肺機能検査（精密）□胸部レントゲン写真□胸部CT□SpO2＜オプション＞□心電図□心エコー□6分間歩行試験□血液検査	□肺機能検査（精密）□胸部レントゲン写真□胸部CT□SpO2＜オプション＞□心電図□心エコー□6分間歩行試験□血液検査	□肺機能検査（精密）□胸部レントゲン写真□胸部CT□SpO2＜オプション＞□心電図□心エコー□6分間歩行試験□血液検査
問診票アンケート		病気の状態を評価するいくつかの問診票・アンケートにお答えいただきます。		病気の状態を評価するいくつかの問診票・アンケートにお答えいただきます。	病気の状態を評価するいくつかの問診票・アンケートにお答えいただきます。	病気の状態を評価するいくつかの問診票・アンケートにお答えいただきます。	病気の状態を評価するいくつかの問診票・アンケートにお答えいただきます。
活動・安静度		次回の専門外来の予約をします。	次回の専門外来の予約をします。	次回の専門外来の予約をします。	次回の専門外来の予約をします。	次回の専門外来の予約を致します。	次回の専門外来の予約を致します。

【今後の治療について】
□専門外来（初診担当医）
□紹介医（初診担当医）にて治療継続
□紹介にて治療継続

平成　年　月　作成

B

図2　COPD・喘息専門外来のクリニカルパス（つづき）

IV章. 閉塞性肺疾患

気管支喘息, 慢性咳嗽

- 気腫があるから慢性閉塞性肺疾患(COPD)といった単純な診断では, 喘息・COPDオーバーラップ(ACO)を見逃す可能性がある. COPD患者でも初めに喘息合併の有無を精査する必要がある(p201,「IV-3. ACO」参照).
- 難治性の喘息の場合には, アトピー型喘息でアレルギーの原因が解決していないことがある. ペットやハウスダストなどの原因に対応する. 原因もひとつとは限らないため慎重に評価する.
- 心理社会的ストレスも喘息症状に影響を与える. 症状悪化時の要因として感染症以外にも心理状態の変化など聴取することが望ましい. 心療内科への相談も適宜行う(p316,「VI-10-D. 呼吸器心身症」参照).
- 喘鳴に対して気軽に吸入ステロイドを処方して気管支結核, 心不全, 喉頭・気管内腫瘍の診断が遅れることがあるため, 喘鳴の鑑別診断を十分行う.

デキる呼吸器医の極意

- 気管支喘息は, 気道の慢性炎症を本態とし, 臨床症状として変動を持った気道狭窄や咳で特徴づけられる疾患と定義される. 気道炎症には, 好酸球, 好中球, リンパ球, マスト細胞などの炎症細胞に加えて気道上皮細胞などの気道構成細胞や液性因子も関与する[1].
- 気管支喘息にはアトピー型と非アトピー型がある. アトピー型では環境アレルゲンに対するIgE抗体が認められる[1].
- アスピリン喘息:アスピリン服用のみによって生じる喘息ではなく, 他の非ステロイド抗炎症薬(non-steroidal anti-inflammatory drugs:NSAIDs)でも発症するためNSAIDs過敏喘息と呼ばれることもある. またWidal症候群, Samter症候群なども同義語であるが, 近年国際的にはaspirin-exacerbated respiratory disease(AERD)という用語が使用されることが多い.
- 運動誘発喘息:運動数分後に喘息発作や気管支攣縮が生じる病態である. 成人喘息の約半数で運動時の症状悪化を自覚している. 一方, 喘息を有さない健常人でも運動後に一過性の気管支収縮をきたすことが

IV章　閉塞性肺疾患

あり，これらの病態の診断・管理に関して 2013 年に米国胸部疾患学会(ATS)から運動誘発気管支収縮(exercise-induced bronchoconstriction：EIB)としてガイドラインが提示された [3](Parsons JP et al, 2013).

●咳喘息(cough variant asthma)：喘息の一型で，乾性咳嗽を唯一の症状とし，喘鳴や呼吸困難を伴わない．気管支拡張薬が有効である．診断がつかず長期継続することが多いため慢性咳嗽の主たる原因となっている．病態は咳嗽反応の亢進，咳感受性は正常範囲，アトピー素因が多くみられるなどが特徴として挙げられる．診断は慢性咳嗽の鑑別診断が重要.

ⓐ 診断のポイント

●喘鳴＝喘息と診断せず，他疾患の除外が必要である．鑑別すべき疾患として，COPD，心不全，気管支結核，気管内腫瘍，喉頭癌，喉頭蓋炎などがある．これら鑑別のため，当院では喘息疑いの初診患者に対して表 1 の検査を行うようにしている．気道過敏性を呈する疾患としてサルコイドーシスも念頭に考える．吸入ステロイド治療を先行させることで症状改善し診断が遅れることもあるため診断において慎重に検査を進める必要がある.

●変動を持った気道狭窄つまり気道可逆性は診断において重要である．可逆性の基準は変遷があり，種々のガイドラインよっても異なる [4].2005 年の ATS/ 欧州呼吸器学会(ERS)，2007 年 GOLD で発表された 1 秒量 200 mL かつ 12％以上の改善というのが広く浸透している．しかし，持続する気道炎症は，気道傷害とそれに引き続く気道構造の変化(リモデリング)を惹起して非可逆性の気道制限をもたらす．可逆

表 1　気管支喘息精密検査

・肺機能検査(可逆性試験)
・心電図
・心エコー
・FeNO
・血液検査(内科入院時，脂質セット，IgE，RAST 喘息セット，BNP，KL-6，SP-D，SP-A，ACE)
・SpO_2
・胸部 X 線写真
・胸部 CT(気腫定量)
・喀痰検査(細胞診：好酸球分画含む，抗酸菌)

2　気管支喘息，慢性咳嗽

表2　正しい検査結果を得るために気道可逆性検査前に中止することが望ましい薬剤

薬剤	剤形・用法	休薬時間
β_2刺激薬	吸入（短時間作用性）	8時間
	吸入（長時間作用性） 　1日2回 　1日1回	18時間以上（24時間が望ましい） 36時間以上（48時間が望ましい）
	貼付	24時間
抗コリン薬	吸入（短時間作用性）	8時間以上（12時間が望ましい）
	吸入（長時間作用性）	36時間以上（48時間が望ましい）
ステロイド薬	吸入 　1日2回 　1日1回 内服・注射	12時間 48時間 24時間
ロイコトリエン受容体拮抗薬	内服	48時間

（文献1を参考に著者作成）

性の有無だけで診断できるものではなく総合的な判断が必要となる．正しく可逆性を評価するために，気道可逆性検査を行うために中止すべき薬剤がある（表2）．検査時には忘れず指示を出すことが重要．

● 咳症状の日内変動有無やNSAIDs使用後の喘鳴出現有無や運動後の喘鳴出現有無を確認すること，既往歴，家族歴を確認するなどの問診は重要である．

● 喘息日誌を使用し，最大呼気流量（peak expiratory flow：PEF）の変動を確認するのは日内変動を知るのに役立つ．

1) **診断基準**

● 咳喘息と鑑別すべき慢性咳嗽の診断基準を示す（咳嗽に関するガイドライン，第2版より引用）．

a) **咳喘息の診断基準**

以下の1.～2.のすべてを満たす．
1. 喘鳴を伴わない咳嗽が8週間以上持続．聴診上もwheezeを認めない．
2. 気管支拡張薬（β刺激薬またはロイコトリエン受容体拮抗薬・テオフィリン製剤）が有効参考所見．
　① 末梢血・喀痰好酸球増多，呼気中NO濃度高値を認めることがある．
　② 気道過敏性が亢進している．
　③ 咳症状にはしばしば季節性や日内変動があり，夜間～早朝に多い．

193

IV章　閉塞性肺疾患

b）慢性咳嗽の鑑別

〈アトピー咳嗽の診断基準〉

以下の 1.～ 4. のすべてを満たす.

1. 喘鳴や呼吸困難を伴わない乾性咳嗽が 3 週間以上持続.

2. 気管支拡張薬が無効.

3. アトピー素因を示唆する所見*または誘発喀痰中好酸球増加の 1 つ以上を認める.

4. ヒスタミン H_1 受容体拮抗薬または／およびステロイド薬にて咳嗽が消失.

*アトピー素因を示唆する所見

1）喘息以外のアレルギー疾患の既往あるいは合併

2）末梢血好酸球増加

3）血清総 IgE 値の上昇

4）特異的 IgE 抗体陽性

5）アレルゲン皮内テスト陽性

〈副鼻腔気管支症候群（SBS）の診断基準〉

1. 8 週間以上続く呼吸困難を伴わない湿性咳嗽.

2. 次の所見のうち 1 つ以上を認める.

1）後鼻漏, 鼻汁, 咳払いなど副鼻腔炎様症状

2）敷石状所見を含む口腔鼻咽頭における粘液性あるいは粘膿性の分泌液

3）副鼻腔炎を示唆する画像所見

3. 14・15 員環マクロライド系抗菌薬や去痰薬による治療が有効.

〈胃食道逆流性食道炎（GERD）に伴う慢性咳嗽の診断基準〉

1. 治療前診断基準

8 週間以上持続する慢性咳嗽で以下のいずれかを満たす.

1）胸やけ, 呑酸など胃食道逆流の食道症状を伴う

2）咳払い, 嗄声など胃食道逆流の咽喉頭症状を伴う

3）咳が会話, 食事, 起床, 上半身前屈, 体重増加に伴って悪化する

4）咳嗽の原因となる薬剤の服用（ACE 阻害薬など）がなく, 気管支拡張薬, 吸入ステロイド, 抗アレルギー薬などの治療が無効あるいは効果不十分

2. 治療後診断

胃食道逆流に対する治療（プロトンポンプ阻害薬, ヒスタミン H_2 受容体拮抗薬など）により咳嗽が軽快する.

〈感染後咳嗽〉
・風邪症候群が先行している.
・遷延性咳嗽あるいは慢性咳嗽を生じる他疾患が除外できる.
・自然軽快傾向がある.

b 治療の実践

●喘息治療は発作時の治療と長期管理とがある.『喘息予防・管理ガイドライン2015(JGL 2015)』に沿って説明する.

1) 発作時治療

●発作時の対応と発作の原因回避が重要である.

●感染契機に増悪した場合には発作時治療とともに感染症治療が必要であり,なんらかのアレルギーが原因となっていれば,その原因を回避することが重要となる.

a) 短時間作用性吸入 β_2 刺激薬(SABA)

●発作治療の第一選択薬である.1回1〜2吸入を20分毎に行うよう指導する.ブデソニド/ホルモテロール吸入薬で維持療法している患者では発作時にも1吸入,発作が継続する場合にはさらに1吸入追加するよう指導する(ただし,維持吸入量と合わせて1日8吸入まで可能).呼吸困難のため十分吸入できていない場合もあり,SABAのネブライザー吸入が効果的な場合もある.

①プロカテロール(メプチンエアー)　1回2吸入　20分あけて　1日4回まで
SABAで改善しない場合には原因が解除されていない可能性があるため,医療機関への受診を促すという教育的な意味から使用回数制限を設けるという工夫も必要かもしれない.
②サルブタモール(ベネトリン)　1回0.3 mL＋生理食塩水20 mLネブライザー吸入

b) 副腎皮質ステロイド

●SABAの吸入に反応が乏しい場合は全身性ステロイド投与を行う.

初回量　ヒドロコルチゾン200〜500 mg　またはメチルプレドニゾロン40〜125 mg
維持量　ヒドロコルチゾン100〜200 mg　またはメチルプレドニゾロン40〜80 mg　必要に応じて4〜6時間毎に点滴静注

IV章　閉塞性肺疾患

〈アスピリン喘息に対する静注用ステロイド製剤〉

●AERDは特にコハク酸エステル製剤に過敏である．リン酸エステルステロイド製剤のほうが安全であるが，パラベンなどの添加物により過敏反応が生じやすく急速に大量投与したときほど重篤な発作を起こしやすい．急速静注は禁忌と考え1〜2時間以上かけての点滴静注が望ましい．

●水溶性プレドニンは増悪を起こすが，内服ステロイド製剤は過敏症状を起こしにくい．

> デキサメタゾン（デカドロン）4 mg＋生理食塩水100 mL　1時間かけて点滴静注

c）0.1％アドレナリン皮下注射

●アドレナリンの皮下注射は，β作用による気管支平滑筋弛緩とα作用による気道粘膜浮腫の除去による気管支拡張作用を示す．特にアスピリン喘息の発作時に奏効しやすい．

> アドレナリン（ボスミン）　1回0.1〜0.3 mg　皮下注

d）呼吸管理

●低酸素血症が疑われる（チアノーゼ，呼吸困難，頻呼吸，会話ができない，臥位になれないなど）場合には酸素投与を開始する．血液ガス検査を行い，CO_2貯留傾向（$pCO_2 > 45$ Torr）を認めた場合，あるいは1時間に5 Torr以上の上昇を認める場合には人工呼吸管理を検討する．まず非侵襲的陽圧換気療法（non-invasive positive pressure ventilation：NPPV）にて呼気終末陽圧換気（positive end-expiratory pressure ventilation：PEEP）による呼気終末での気道開存が可能となれば呼吸状態改善が期待できるため試みる．ただし，NPPV装着下で治療を行ってもpCO_2が上昇する場合や，意識障害を認める場合には速やかに挿管人工呼吸管理へ移行する．人工呼吸管理の合併症として圧外傷には十分注意する．

2）長期管理

●喘息治療の目標は，健常者と変わらない日常生活を送ることができることである．

●喘息症状の軽減・消失とその維持，呼吸機能の正常化を目標として長期管理薬を使用する．それぞれの薬剤により期待される効果が異なる

2 気管支喘息，慢性咳嗽

表3 長期管理薬の効果に関する特徴

	気管支拡張	抗炎症	リモデリング抑制	気道分泌抑制
吸入ステロイド	―	（＋＋＋＋）	（＋＋）	（＋＋）
長時間作用性β_2刺激薬	（＋＋＋＋）	（＋）	―	（＋＋＋＋）
テオフィリン徐放製剤	（＋＋＋）	（＋＋）	（＋）	―
ロイコトリエン受容体拮抗薬	（＋＋）	（＋＋＋）	（＋＋＋）	（＋＋）
抗IgE抗体	（＋）	（＋＋＋＋）	（＋＋）	（＋）
長時間作用性抗コリン薬	（＋＋＋＋）	（＋）	―	（＋＋＋＋）

（文献1を参考に著者作成）

（表3）．これらを症状に合わせて併用する．

【長期管理薬】

a）吸入ステロイド薬（ICS）

●気管支喘息治療の基本となる薬剤．すべての重症度（ステップ）で使用される第一選択薬である．症状に合わせて使用量が低用量～高用量まで調整できる．ただし吸入量を増やしても量に比例した効果が得られるとは限らない．

●喘息コントロールを得るために他剤を併用を考慮する．

●全身性の副作用は少ない．口腔・咽頭カンジダ症や嗄声はよくみられるため，吸入後のうがい指導を行う．

b）長時間作用性β_2刺激薬（LABA）（p184，「IV-1．COPD」参照）

●強力な気管支拡張薬であり，剤形としては吸入・貼付・経口剤がある．

●喘息の気道炎症に対しては効果を認めないため，LABA単独使用は認められない．

●ICSとの併用が有効であることは明らかとなっている．

●副作用として振戦，動悸，頻脈などがみられる．副作用の発現に関わるのはヒトβ_2受容体選択性である．in vitroの結果では次の順で選択性が高くβ_1作用による心機能亢進作用を起こしにくいと考えられる[5]（サルメテロール＞ビランテロール＞＞ホルモテロール＞インダカテロール）．

c）ICS/LABA配合剤（p184，「IV-1．COPD」参照）

●配合剤はICS，LABAを個々に使用するよりも有効性が高い[6]．

●配合剤の利点は，デバイスをひとつにすることでアドヒアランスが向

上する点，LABA 単独使用を防げる点である．

●ホルモテロールの気管支拡張効果は即効性があるため，症状悪化時に SABA の代わりにブデソニド／ホルモテロール配合剤を追加吸入することにより症状安定および増悪頻度の減少を得られる（SMART 療法：single inhaler maintenance and reliever therapy）．

●フルチカゾン／ビランテロール配合剤は 1 日 1 回吸入であり吸入回数を減らせることでアドヒアランス向上が期待される．

d）テオフィリン徐放製剤

●非特異的ホスホジエステラーゼ（phosphodiesterase：PDE）阻害作用により気管支拡張作用，粘液線毛輸送能の促進作用，抗炎症作用などがあり古くから使用されているが，気管拡張作用は LABA のほうが，抗炎症作用は ICS のほうが強力であり，その他の治療によって効果不十分な場合に追加使用することが推奨されている．

●テオフィリンの有効安全域は狭く，副作用回避のためには定期的な血中濃度モニタリングが必要である．

e）ロイコトリエン受容体拮抗薬（leukotriene receptor antagonist：LTRA）

●LTRA にはプランルカスト水和物，モンテルカストナトリウムの 2 種類がある．

●気管支拡張作用と抗炎症作用を有する．またリモデリング抑制効果も期待されている．

●ICS の併用薬として有用であり，ICS の減量にも有用である．

●AERD ではロイコトリエン過剰産生となるため長期管理薬として LTRA は有用である．

●LTRA を使用した症例での好酸球性多発血管炎（eosinophilic granulomatosis with polyangiitis：EGPA）の発症報告があるが，因果関係は不明である．

f）抗 IgE 抗体

●IgE に対するヒト化モノクローナル抗体，オマリズマブ（ゾレア®）は，ICS を含む十分な治療を行っても喘息コントロールが悪い場合に使用を検討する．

●アトピー型の喘息に有用であり，治療前の血中 IgE が 30 ～ 1,500 IU/mL の患者が対象となる．

●投与量・投与間隔は，体重と IgE 値で決定する．

2　気管支喘息，慢性咳嗽

> 体重 60 kg で IgE が 1,000 IU/mL であった場合には 2 週間隔で
> 600 mg 投与．つまり 1,200 mg/ 月となり，薬価は（45,578 円 /
> 150 mg × 4）× 2/ 月＝ 364,624 円．

● 高額医療申請なども検討される．

g）長時間作用性抗コリン薬（p184，「IV -1．COPD」参照）

● 喘息に対する長期管理薬としてチオトロピウムのソフトミストインヘラー（スピリーバ® レスピマット®）のみが承認されている．

● ICS・LABA 投与しても症状が残存する場合に追加投与して上乗せ効果があることが示されている．

> ・軽　症
> 　シクレソニド（オルベスコ）100 μg インヘラー　1 回 1 吸入　1 日
> 　1 回
> 　フルチカゾン（フルタイド）100 ディスカス　1 回 1 吸入　1 日 2 回
> ・中等症
> 　ブデソニド・ホルモテロール配合（シムビコート）タービュヘイラー
> 　1 回 1 ～ 2 吸入　1 日 2 回（発作時計 8 吸入まで追加可）
> 　フルチカゾン・ビランテロールトリフェニル（レルベア）200 エリプタ
> 　吸入　1 回 1 吸入　1 日 1 回
> 　　± 　モンテルカストナトリウム（シングレア）　1 日 1C　眠前
> ・重　症
> 　シムビコートタービュヘイラー　1 回 4 吸入　1 日 2 回
> 　　＋ 　シングレア　1 日 1 錠　眠前
> 　　＋ 　チオトロピウム（スピリーバ）レスピマット　1 回 2 吸入　1 日
> 　　　　 1 回
> 　　± 　オマリズマブ（ゾレア）（投与量・投与期間は本頁上記参照）

h）気管支サーモプラスティ（bronchial thermoplasty：BT）

● 重症喘息患者に対する新しい非薬物治療．

● 内視鏡を使って気管支を温めることで気道狭窄の原因となる気道平滑筋を減少させる治療である．65℃で 10 秒間温める．

● BT は①右下葉②左下葉③両上葉の 3 回に分けて行う．各治療は 30 ～ 60 分かかる．

● QOL の改善や憎悪回数の減少などのエビデンスがある．また，長期効果についても示されてきた[7]．

IV章　閉塞性肺疾患

文献

1) 「喘息予防・管理ガイドライン 2015」作成委員会(作成)，一般社団法人日本アレルギー学会喘息ガイドライン専門部会(監修)：喘息予防・管理ガイドライン 2015，協和企画，東京，2015

2) Kowalski ML, et al: Hypersensitivity to nonsteroidal anti-inflammatory drugs (NSAIDs) - classification, diagnosis and management: review of the EAACI/ENDA (#) and GA2LEN/HANNA*. Allergy 66 : 818, 2011

3) Parsons JP, et al: An official American Thoracic Society clinical practice guideline: exercise-induced bronchoconstriction. Am J Respir Crit Care Med 187 : 1016, 2013

4) Helen, et al: Improved criterion for assessing lung function reversibility. CHEST 148 : 877, 2015

5) Slack RJ, et al: In vitro pharmacological characterization of vilanterol, a novel long-acting b2-adrenoceptor agonist with 24-hour duration of action. J Pharmacol Exp Ther 344 : 218, 2013

6) Nelson HS, et al: Enhanced synergy between fulticasone propionate and salmeterol inhaled from a single inhaler versus separate inhalers. J Allergy Clin Immunol 112 : 29, 2003

7) Laxamana B, et al: Bronchial thermoplasty in asthma : current perspectives. J Asthma Allergy 8 : 39, 2015

IV章. 閉塞性肺疾患

3 ACO(喘息とCOPDのオーバーラップ)

- ✓ ACO(asthma and COPD overlap)の可能性について疑う際には，①気管支喘息患者の中から疑う場合と，②慢性閉塞性肺疾患(COPD)患者の中から疑う場合とでそれぞれのアプローチを念頭に置く．
    - ①気管支喘息患者の中から：40歳以前に気管支喘息と診断された喫煙者はACOを疑う．
    - ②COPD患者の中からCosioらの診断基準を用いる．
- ✓ 治療方針は確立されていないが，気管支喘息は長時間作用性β_2刺激薬(LABA)単独で治療しないこと，COPDは吸入ステロイド薬(ICS)単独で治療しないことが大切である．

- 新しい概念ではなく，気管支喘息とCOPDの合併を疑うケースは臨床現場ではよく遭遇する．
- 気管支喘息とCOPDの気道炎症の病態は異なる．気管支喘息は好酸球性炎症，Th2リンパ球関連炎症が中心であり，COPDは好中球性炎症，CD8リンパ球が関与する炎症である．
- 特に高齢者では気管支喘息とCOPDは臨床像が類似している．
- ACOとは気管支喘息とCOPDの両者の臨床特性を同時に持つ患者に適応される病名である．
- コホートスタディ[1]では閉塞性肺疾患の約20%を占め，成人の2%がACOの診断基準に当てはまるとされている．ACOは，気管支喘息のみやCOPDのみの患者に比べて，死亡率が高く，急性増悪の回数・入院回数が多い．

a 診断のポイント

- 閉塞性肺疾患というヘテロな病態を持つ中に提唱された概念であり，確立された診断基準は明記されていない．

1) GINA/GOLD共同ドキュメントの診断アプローチ

- 気管支喘息とCOPDの特徴のリスト(次頁)のうち当てはまる項目数が同数であればACOとする．

IV章　閉塞性肺疾患

〈気管支喘息の特徴（3つ以上あれば可能性が高い）〉

1. 20歳以前に発症
2. 症状は分単位，時間単位，日単位と様々に変化
3. 夜間・早朝に症状が増悪する
4. 運動・感動の変化・じん埃によって症状が悪化する
5. 気流制限の変動がある
6. 無症状期の呼吸機能は正常
7. 気管支喘息という診断を医師から過去に受けている
8. 気管支喘息やその他のアレルギー疾患の家族歴がある
9. 長期間症状は変化しないが，季節毎，年毎に変動する症状を有する
10. 自発的に，あるいは数週間の気管支拡張薬やICSの使用で症状が速やかに改善する
11. 胸部X線は正常

〈COPDの特徴（3つ以上あれば可能性が高い）〉

1. 40歳以上に発症
2. 治療にもかかわらず症状が遷延する
3. 症状は日によって増悪・軽快するが，基本的に有症状であり，労作時には呼吸困難あり
4. 呼吸困難の発症より前に慢性咳嗽や喀痰がありトリガーがはっきりしない
5. 気流制限がある
6. 無症状期の呼吸機能検査も異常
7. COPD，慢性気管支炎，肺気腫という診断を医師に過去から受けている
8. 喫煙，バイオマス燃料などリスク因子の重度の曝露がある
9. 長期間かけて症状がゆっくり悪化している
10. 即効性のある気管支拡張薬を用いても効果が限定的である
11. 胸部X線写真では重度の過膨張がみられる

2) 実臨床での評価方法

● 現時点での2014年発表のGINA/GOLD共同ドキュメント[2]での診断アプローチ（上記）は煩雑である．

● そのため，まずはACOの可能性について疑う必要がある．

a) 気管支喘息患者の中からACOを疑う場合

● 40歳以前に気管支喘息と診断された患者のうち，喫煙によって気流制限が固定されていると考えられる場合にACOを疑う．

3 ACO（喘息とCOPDのオーバーラップ）

表1　Cosioらの ACO 診断基準

主要基準	副次基準
気管支喘息の既往がある	血清 IgE 値＞ 100 IU/mL 以上あるいはアトピー性皮膚炎の既往がある
サルブタモールによる可逆性試験陽性（予測 1 秒量＞ 15％の改善および 1 秒量　400 mL 以上改善）	サルブタモールによる可逆性試験陽性（予測 1 秒量＞ 12％の改善および 1 秒量 200 mL 以上改善）
	末梢好酸球数が 5％より大

※主要基準のうち 1 項目が陽性，もしくは副次基準のうち 2 項目が陽性ならば ACO を疑う．

b）COPD 患者の中から ACO を疑う場合

- Cosio らの基準[1]では COPD 患者の中から既往などより ACO を疑うことを推奨している（表1）．

治療の実践

- 明確な治療方針は現時点で示されていない．
- 気管支喘息患者では長時間作用性 β_2 刺激薬（LABA）単独で治療しないこと，COPD 患者では吸入ステロイド薬（ICS）単独で治療しないことが大切である．そのため ACO を疑う場合には ICS ＋ LABA 合剤の使用が推奨される．ただし，現時点ではエビデンスが構築されているわけではない．
- なお，保険病名によって使用できる薬剤が異なる（表2）．

1）3 剤併用療法［長時間作用性抗コリン薬（LAMA）+ICS+LABA］

- 臨床研究もいくつか発表されているが，ACO 患者に対して 3 剤併用療法が適切な治療であるかどうかはまだ結論が出ていない．今後は 3 剤合剤のデバイスも出てくると思われるので，有効性・安全性について注目される．あくまでも使用薬剤を整理するスタンスを忘れないことも大事である．

- ACO という疾患概念が必要なのか研究者によって意見が分かれている．いずれにせよ，まだ残っている臨床的な疑問点があることを念頭に，それぞれの患者に適切な治療が何かを確認しながら診療を進めていく．

① ACO は気管支喘息と COPD の様々な表現型を含んでいることを忘

IV章　閉塞性肺疾患

表2　保険病名と使用できる薬剤

A. 保険病名"COPD"で使用可能な ICS ＋ LABA 合剤

商品名	使用方法
アドエア® 250 ディスカス	1回2吸入，1日2回
アドエア® 250 エアゾール	1回2吸入，1日2回
シムビコート® タービュヘイラー	1回2吸入，1日2回
レルベア® 100 エリプタ	1回1吸入，1日1回

B. 保険病名"気管支喘息"で使用可能な LAMA

商品名	使用法
スピリーバ® レスピマット	1回2吸入，1日1回

れない．たとえば，気道可逆性のない重症気管支喘息，小児喘息の既往のある COPD，好酸球増多症合併の COPD など，違う特徴を持つ表現型などがその範疇に入る．それぞれが同じマネジメントでよいかは結論が出ていない．

② ACO において ICS の使用が肺炎のリスク上昇につながるかは不明である．

③ LABA が ACO に対して安全かどうかについては検討が必要である．

④難治性喘息で適応の通っている分子標的製剤の ACO に対する治療適応が今後注目される．

文献

1) Cosio BG, et al: Defining the Asthma-COPD overlap syndrome in a COPD cohort. Chest **149** : 45, 2016
2) Global Initiative for Asthma, Global Initiative for Chronic Obstructive Lung Disease. 2014

IV章. 閉塞性肺疾患

気管支炎

A 閉塞性細気管支炎

- ✔ 造血幹細胞移植や臓器移植などの病歴があり，単純X線で著しい所見がないのに症状が重篤な場合に疑ってかかる．
- ✔ 長時間作用性β_2刺激薬(LABA)や長時間作用性抗コリン薬(LAMA)など慢性閉塞性肺疾患に準じた治療が行われることがある．

- 病理組織学的には組織の傷害によって小気道の上皮細胞および上皮下構造の損傷や炎症が起こり，過度な線維化をきたすと考えられている[1]．
- 症状として咳嗽や息切れを認める．
- 単純X線で著しい所見がないのに症状が重篤なことが多い．

表1 閉塞性細気管支炎の原因

- ・感染
  ウイルス感染，マイコプラズマ，ニューモシスチス

- ・膠原病
  関節リウマチ，Sjögren症候群，全身性エリテマトーデス(SLE)，強皮症

- ・吸入
  二酸化窒素，亜硫酸ガス，喫煙，揮発性のバター調味料成分

- ・移植後
  肺移植，心肺移植，幹細胞移植

- ・薬剤
  ペニシラミン，コカイン，金製剤

- ・毒物の摂取
  アマメシバ

- ・種々の病態
  慢性過敏性肺臓炎，喘息，潰瘍性大腸炎，神経内分泌細胞過形成，カルチノイド腫瘍

- ・特発性

(文献2, volume II, p1084を参考に著者作成)

IV章　閉塞性肺疾患

a 診断のポイント

1) 呼吸機能検査
● 呼吸機能検査では1秒率の低下および残気量の増加を認める。総肺活量は末期まで保たれ，DLco は正常であることが多いが進行すると低下する。

2) 画像所見
● 呼気・吸気2相の CT を比較し，呼気の高分解能 CT（HRCT）ではエアトラッピングによる mosaic attenuation を認める[3]。

3) 重症度分類（表2）

表2

BOS 0	$FEV_1 > 90\%$ and $FEF_{25-75} > 75\%$
BOS 0-p	FEV_1 81〜90% and/or $FEF_{25-75} \leqq 75\%$
BOS 1	FEV_1 66〜80%
BOS 2	FEV_1 51〜65%
BOS 3	$FEV_1 \leqq 50\%$

b 治療の実践

1) 治療
● 確立された治療法はなく，呼吸不全に対しては LABA や LAMA など慢性閉塞性肺疾患に準じた治療が選択される。
● 造血幹細胞移植後の閉塞性細気管支炎（bronchiolitis obliterans：BO）に対しては免疫抑制治療の強化を行う。
● 肺移植後のアジスロマイシンの投与で BO の発症を抑制できたとの報告がある[4]。
● 内科的治療で改善がみられず，年齢などの条件が満たされれば肺移植の適応となる。

2) 予後
● 繰り返す気道感染や気胸・縦隔気腫などを合併しながら進行性の呼吸不全で死亡することが多い。

文献
1) Yousem SA, et al: Revision of the 1990 working formulation for the

classification of pulmonary allograft rejection: Lung Rejection Study Group. J Heart Lung Transplant **15** : 1, 1996
2) Müller NL, et al: Imaging of the Chest, Saunders/Elsevier, 2008
3) Leung AN, et al: Bronchiolitis obliterans after lung transplantation: detection using expiratory HRCT. Chest **113** : 365, 1998
4) Vos R, et al: A randomised controlled trial of azithromycin to prevent chronic rejection after lung transplantation. Eur Respir J **37** : 164, 2011

IV章. 閉塞性肺疾患

B Swyer-James 症候群

✔ 明確な診断基準はないため，他の一側肺の透過性が亢進する疾患を除外して診断する.

デキる呼吸器医の極意

● 胸部 X 線写真で一側肺の透過性が亢進する疾患として，1953 年に Swyer と James により提唱された疾患概念[1]．現在では，一側肺または一葉の透過性亢進をきたす疾患と考えられている.

● 無症状で胸部異常陰影として偶然発見されることが多いが，重症呼吸不全をきたすこともある.

● 発生機序については，幼少期の呼吸器感染症による気管支の変形や狭窄のためにエアトラッピングをきたし 2 次的に肺の血流障害が生じるという気管支病因説の他に，先天的肺動脈形成不全により 2 次的に気管支形成異常や気腫性変化をきたすという肺動脈病因説がある[2].

● 小児から成人期にかけて長期経過を検討した報告はなく，成因や経過に関しては不明な点が多い.

a 診断のポイント

● 明確な診断基準はないため，表 1 のような胸壁の異常，肺含気量の増加，肺血流量の減少を除外して診断に至る.

● 気腫性肺嚢胞では透過性亢進部に接して肺血管影の収束を認める含気不全部位が特徴的であり，先天性肺葉性肺気腫は幼少期発症で進行性であり著明な呼吸不全を呈する．また，先天性肺動脈欠損・形成不全症や肺動脈血栓塞栓症などの肺動脈疾患は肺機能障害がないことやエアトラッピングを認めないことからも除外できる[3].

● 肺機能検査では，多くの症例が閉塞性障害を示す.

● 病変が両側に及ぶ症例や不均一な分布を示す症例，患側肺の一部に正常部分を有する症例も存在する.

● 気胸や縦隔気腫，皮下気腫の合併も報告されており，罹患肺組織の脆弱性が指摘されている.

● 病理組織学的に，肺胞壁の破壊を伴う末梢気腔の拡張や細気管支周囲の線維化，炎症細胞浸潤を認めたとの報告[4]がある.

208

表1 胸部X線写真で一側肺の透過性が亢進する疾患

1) 胸壁の異常
    胸筋の先天性(部分)欠損症や萎縮
    乳房切除術後
2) 肺含気量の増加
    A) 閉塞起点による過膨張
        気管支腺腫
        肺癌
        気管支異物
        炎症性肉芽種
    B) 気腫性嚢胞
    C) 先天性肺葉性肺気腫
3) 肺血流量の減少
    先天性肺動脈欠損・形成不全症
    肺塞栓症
    腫瘍による肺動脈狭窄
    高安病
4) Swyer-James症候群

(文献2を参考に著者作成)

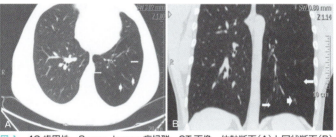

図1 40歳男性．Swyer-James症候群．CT画像．体軸断面(A)と冠状断面(B)
矢印は過膨張所見．矢頭は血管影の減少を指す．
(Tutar O, et al: Adult diagnosis of Swyer-James-Macleod syndrome. BMJ Case Rep 2012 : doi : 10. 1136/bcr-2012-007349 より許諾を得て転載)

● 胸部CTでは血管影が少なく，過膨張所見を呈し，患側肺は小さいことが多い．まれに気管支拡張を認める(図1)．呼気位や腹臥位でのCT撮影が有用であるとの報告もある．

b 治療の実践

● 気道・気腔の病変のために気道感染を繰り返す症例があり，抗菌薬や去痰薬，気管支拡張薬などによる内科的治療を行う．
● 内科的治療に抵抗性の慢性・難治性気道感染の他に，頻回の大量喀血

IV章　閉塞性肺疾患

や患側肺の切除により呼吸機能の改善が期待できる場合も，外科的治療の適応とされているが，症例数が少なくエビデンスに乏しい．

文献

1) Swyer PR, et al : A case of unilateral pulmonary emphysema. Thorax **8** : 133, 1953
2) 衛藤寿仁ほか：Swyer-James 症候群．呼と循 **29** : 1049, 1981
3) 米良昭彦ほか：興味ある胸部 X 線透過を呈した Swyer-James 症候群の1 例．日呼吸会誌 **44** : 354, 2006
4) Koyama T, et al: Surgically treated Swyer-James syndrome. Jpn J Thorac Cardiovasc Surg **49** : 671, 2001

IV章. 閉塞性肺疾患

Ⓒ 呼吸細気管支炎

- ✓ 喫煙者において CT で粒状陰影やすりガラス影を認める場合に鑑別として挙げる．他疾患の鑑別のための職業歴や生活環境などの問診も重要である．
- ✓ 粒状影をきたす他のびまん性肺疾患や感染症の除外目的で気管支鏡検査を提案する．気管支鏡検査で確定診断がつかない場合には外科的肺生検も考慮する．
- ✓ 禁煙を強く推奨し，陰影が改善するかどうか経過をみる．

- ●事実上，すべての喫煙者の肺に呼吸細気管支炎(respiratory bronchiolitis：RB)は組織学的に存在すると考えられる[1]が，臨床上は呼吸器症状や呼吸機能検査異常，胸部異常陰影などを認める際に，呼吸細気管支炎関連間質性肺疾患(RB-associated interstitial lung disease：RB-ILD)として問題となる(p142，「Ⅲ-2．その他の特発性間質性肺炎」参照)．
- ●RB-ILD は軽症ではほとんど症状がなく，呼吸機能にも大きな影響を与えにくい[2]が，乾性咳嗽や労作時呼吸困難，低酸素血症などの症状をきたす例もある[3]．

ⓐ 診断のポイント

- ●RB は胸部 X 線写真では異常が認められない場合があり，そのような症例では気管支鏡検査や外科的肺生検を行われないことも多く，診断に至らない症例も多いと考えられる．

1) 画像所見(図 1)
- ●胸部 X 線写真は多くの場合正常にみえるが，典型的には上肺野やびまん性に中枢・末梢の気管支壁肥厚を認めることもある．
- ●高分解能 CT(HRCT)では以下の所見を認める[1]．

① 小葉中心性の陰影	⑤ 小葉中心性の気腫
② 斑状のすりガラス影	⑥ 呼気でのエアトラッピング
③ 気管支壁の肥厚	⑦ 線維化がない
④ 上葉優位	

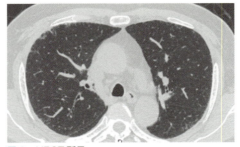

図1 HRCT所見
HRCTでは両肺上葉に小葉中心性のすりガラス影を認める．

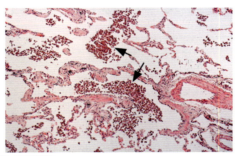

図2 病理所見
HE染色で矢印に示す肺胞マクロファージが呼吸細気管支の内腔や周囲の気腔に認められ，呼吸細気管支壁には軽度の肥厚を認める．
(Lynch DA, et al: Idiopathic interstitial pneumonias: CT features. Radiology 236：10, 2005 より許諾を得て転載)

2) 病理所見（図2）

- 1次もしくは2次呼吸細気管支において気腔内に褐色色素を貪食した肺胞マクロファージ(pigmented macrophage)の集簇と軽度の間質性炎症を認める[4]．
- 確定診断には外科的肺生検による組織診断を行い，上記の病理所見を確認する[5]．

3) 鑑別疾患

- その他の喫煙関連間質性肺疾患である剥離性間質性肺炎(desquamative interstitial pneumonia：DIP)や肺Langerhans細胞組織球症(pulmonary Langerhans cell histiocytosis：PLCH)

4-C　呼吸細気管支炎

の他，アスベスト肺などのじん肺，過敏性肺炎が鑑別となる．

b 治療の実践

●禁煙によって症状や検査所見，画像所見に改善が認められることが多
く，禁煙を勧める．禁煙にもかかわらず陰影が悪化する場合にはステ
ロイド薬での治療を考慮する．

文献

1) Attili AK, et al: Smoking-related interstitial lung disease: radiologic-
   clinical-pathologic correlation. Radiographics **28** : 1383, 2008
2) 植田史朗ほか：Respiratory bronchiolitis-associated interstitial lung
   disease の 1 例．日呼吸会誌 **48** : 307, 2010
3) Sadikot RT, et al: Respiratory bronchiolitis associated with severe
   dyspnea, exertional hypoxemia, and clubbing. Chest **117** : 282, 2000
4) Lynch DA, et al: Idiopathic interstitial pneumonias: CT features.
   Radiology **236** : 10, 2005
5) Yousem SA, et al: Respiratory bronchiolitis-associated interstitial lung
   disease and its relationship to desquamative interstitial pneumonia.
   Mayo Clin Proc **64** : 1373, 1989

IV章. 閉塞性肺疾患

D 濾胞性細気管支炎

✔ 膠原病や免疫不全症など基礎疾患の確認が重要である.

✔ リウマチ肺や Sjögren 症候群に伴う陰影として認められることが多い.

✔ 画像所見で濾胞性細気管支炎を疑った場合には, 気管支鏡検査や外科的肺生検も検討する.

デキる呼吸器医の

- 肺の細気管支周囲におけるリンパ球主体の炎症細胞浸潤と胚中心を伴うリンパ濾胞の過形成を病理学的特徴とする.
- 関節リウマチや Sjögren 症候群, 免疫不全症などに合併する頻度が高い.
- 濾胞性細気管支炎(follicular bronchiolitis：FB)の長期経過に関する報告は少ないが, 生命予後は良好である.
- 悪性リンパ腫に移行することがあり, 前癌病変とも考えられていたが, 現在では非腫瘍性疾患と認識されている.
- リンパ球性間質性肺炎(lymphoid interstitial pneumonia：LIP)と重複する所見が多く, 同一の病態の異なる時相をみているという考え方もある.

a 診断のポイント

- 中年女性に多く, 膠原病や HIV 感染症を含む免疫不全状態に合併する. 患者背景・基礎疾患の確認が診断において非常に重要である.
- 臨床症状や画像所見は非特異的であることも多く, 確定診断には病理学的所見が必要である.

1) 症状・身体所見

- 慢性的な咳嗽, 喀痰に加え, 進行例では労作時呼吸困難が認められる. 発熱や全身倦怠感が初発症状となることもある.
- 聴診では coarse crackles が聴取される.

2) 肺機能検査

- 閉塞性障害, 拘束性障害のいずれも取りうる.
- わが国における 15 例の集計では, 肺機能検査は正常パターン 3 例,

4-D 濾胞性細気管支炎

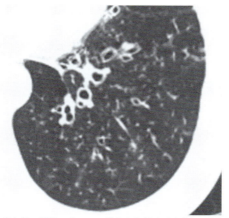

図1 74歳女性．関節リウマチに伴う細気管支病変（病理学的未診断）

閉塞性障害4例，拘束性障害4例，混合性障害4例と，一定の傾向を認めなかった[1]．

3）画像所見
- 胸部X線写真でtram lineや粒状影が認められる．
- 高分解能CT（HRCT）所見は，すりガラス濃度の小葉中心性結節影が最も多い．結節は辺縁不明瞭であり，胸膜直下では認められない．これらは細気管支へのリンパ球浸潤を反映している（図1）．
- 傍気管支結節影，気管支拡張，気管支壁肥厚，小葉間隔壁の肥厚などを伴うことがある．
- モザイク血流やエアトラッピングが認められる場合もあるが，過敏性肺炎よりは軽度である．

4）病理学的検査
- LIPとともに，リンパ球主体の炎症細胞浸潤と反応性胚中心を伴うリンパ濾胞の過形成を特徴とする良性のリンパ増殖性疾患である．
- 主病変は，FBでは細気管支周囲にみられ，LIPでは肺の間質に認められる．
- FBでは細気管支内腔の狭窄も認められることがある．

5）鑑別診断
- LIPではCTにおいて斑状すりガラス影，consolidation，囊胞などがみられ，小結節は辺縁明瞭でリンパ路に親和性を有する．

IV章　閉塞性肺疾患

● 画像所見，自覚症状はびまん性汎細気管支炎，過敏性肺炎，呼吸細気管支炎，非定型肺炎などと類似し，鑑別は困難とされる.

● 基礎疾患や病歴，治療経過などの臨床情報と病理学的所見から鑑別を行う.

b 治療の実践

● 症状が乏しい場合は経過観察となる.

● ステロイドや免疫抑制薬が投与される場合が多いが，有効性に関する報告は少ない.

● ステロイド治療が行われた 12 例のうち，10 例で有効性が認められたが，8 例でステロイド減量による再増悪をきたしたと報告されている[1].

● ステロイドに抗リウマチ薬や免疫抑制薬を併用することで病状が安定したとする報告もある.

● 少量長期マクロライド療法が行われる場合もあるが，効果は限定的である[2].

文献

1) 北里裕彦ほか：関節リウマチの発症に先行した濾胞性細気管支炎の 1 例. 日呼吸会誌 **44**：104, 2006

2) Hayakawa H et al：Bronchiolar disease in rheumatoid arthritis. Am J Respir Crit Care Med **154**：1531, 1996

IV章. 閉塞性肺疾患

Ⓔ びまん性汎細気管支炎

✔ 診断後速やかにエリスロマイシン投与を開始する.
✔ 副鼻腔炎の合併例が多いので耳鼻科の対診を考慮する.
✔ 近年, 発症頻度は減少傾向にある.

●副鼻腔気管支症候群(sinobronchial syndrome：SBS)は, 上気道疾患の慢性副鼻腔炎に下気道炎症性疾患が合併した疾患概念で, 様々な病態が含まれる.

●びまん性汎細気管支炎(diffuse panbronchiolitis：DPB)はまれな疾患で, SBSに含まれる.

●気道の防御機能の低下により下気道感染を繰り返し, それにより上皮細胞が障害される. 病変は呼吸細気管支を主とし, リンパ球などの炎症細胞浸潤により肥厚し狭窄や閉塞をきたす.

●その結果, 狭窄部位より中枢側は気管支拡張, 末梢側はエアトラッピングにより気腔の拡張を引き起こす.

●発症に性差はなく, 発症年齢は40〜50歳代をピークとし, 近年発症頻度は減少傾向にある.

●報告例は東アジアを中心としており, ヒト白血球抗原(HLA)との関連性が報告されている.

ⓐ 診断のポイント

●症状は慢性的な咳嗽・喀痰で副鼻腔炎を高率に合併する.

●診断は, 厚生省特定疾患びまん性肺疾患調査研究班班会議報告書に従う(表1).

●CT所見ではびまん性に分布する数mm台の小葉中心性の粒状影と線状陰影や樹枝状陰影(細気管支壁肥厚や粘液貯留を反映する)を認める(図1). 進行するとエアトラッピングにより気腔の拡張や中枢の気管支拡張を示す.

IV章 閉塞性肺疾患

表1 びまん性汎細気管支炎の診断の手引き

主要臨床所見

1) 必須項目
①臨床症状：持続性の咳，痰および労作時息切れ
②慢性副鼻腔炎の合併ないし既往
③胸部X線またはCT所見
　胸部X線：両肺野びまん性散布性粒状影または胸部CT：両肺野びまん性小葉中心性粒状病変
2) 参考項目
①胸部聴診所見：断続性ラ音
②呼吸機能および血液ガス所見：1秒量以下(70％以下)および低酸素血症(80 Torr以下)
③血液所見：寒冷凝集素高値

臨床診断

1) 診断の判定
確実：上記主要所見のうち必須項目①②③に加え，参考項目の2項目以上を満たすもの
ほぼ確実：必須項目①②③を満たすもの
可能性あり：必須項目のうち①②を満たすもの
2) 鑑別診断
鑑別診断上注意を要する疾患は，慢性気管支炎，気管支拡張症，原発性線毛運動不全症，閉塞性細気管支炎，嚢胞性線維症などである．病理組織学的検査は本症の確定診断上有用である．

(文献1より引用)

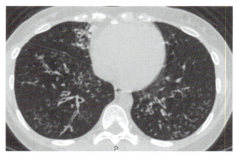

図1 びまん性汎細気管支炎

b 治療の実践

1) 第一選択

- 少量マクロライド，特に14員環系マクロライドであるエリスロマイシン長期投与が基本となる．

4-E　びまん性汎細気管支炎

- それまでは，年間死亡率 10％であったが，エリスロマイシン少量長期療法の普及により 5 年生存率は 90％以上と予後を大きく改善させた[3].
- エリスロマイシンは抗菌作用より抗炎症効果が中心であり，喀痰細菌の薬剤感受性の結果はエリスロマイシン少量長期投与の結果に影響しない.
- DPB と診断後速やかにエリスロマイシンによる治療を開始し，まず 6 ヵ月継続し臨床効果を判定する．多くの場合 2 〜 3 ヵ月で効果が出現し，自覚症状や検査所見が改善したまま安定すれば合計 2 年間治療を継続する.
- 治療終了後，悪化すれば再開を検討し，進行例では治療を継続する.

2）第二選択

- エリスロマイシン投与でも無効の場合，もしくは副作用などによりエリスロマイシンの内服継続が困難な場合は，第二選択として他の 14 員環マクロライドであるクラリスロマイシンやロキシスロマイシンへの変更を考慮する[4, 5].
- 14 員環マクロライドが無効の場合は 15 員環マクロライドであるアジスロマイシンを考慮する[6].

〈第一選択〉
エリスロマイシン　　1 日 400 〜 600 mg
〈第二選択〉
クラリスロマイシン　1 日 200 〜 400 mg
ロキシスロマイシン　1 日 150 〜 300 mg
アジスロマイシン　　1 日 250 mg（週 2 〜 3 回）

- マクロライド少量長期投与でも症状の進行がみられる場合，長時間作用性 β_2 刺激薬（LABA），長時間作用性抗コリン薬（LAMA）の追加も考慮する.
- 経過中に咳嗽・膿性痰の増加・発熱・急速な呼吸不全など症状の増悪をきたす場合がある.
- 増悪時には H. influenzae，S. pneumoniae，M. catarrhalis，P. aeruginosa が原因菌の場合が多く上記薬剤をカバーできる薬剤を選択する.
- 初期から中期にかけて H. influenzae の頻度が多いが，進行してくる

IV

4
気管支炎

219

IV章　閉塞性肺疾患

と *P. aeruginosa* への菌交代が起こり，感染と炎症の悪循環が進行する[2].

● 原因菌同定後は速やかに narrow な抗菌薬への変更を行う.

文献

1) 平成 10 年厚生科学研究特定疾患対策研究事業びまん性肺疾患調査研究班班会議

2) Poletti V, et al: Diffuse panbronchiolitis. Eur Respir J **28** : 862, 2006

3) Kudoh S, et al: Improvement of survival in patients with diffuse panbronchiolitis treated with low-dose erythromycin. Am J Respir Crit Care Med **157** : 1829, 1998

4) Kadota J, et al: Long-term efficacy and safety of clarithromycin treatment in patients with diffuse panbronchiolitis. Respir Med **97** : 844, 2003

5) 門田淳一ほか：慢性下気道感染症に対するロキシスロマイシン長期療法—臨床効果とサイトカインに及ぼす影響．感染症誌 **68** : 27, 1994

6) 小林宏行ほか：びまん性汎細気管支炎に対する azithromycin の臨床的検討．感染症誌 **69** : 711, 1995

V章

呼吸器感染症

1. 肺結核
2. 肺非結核性抗酸菌（NTM）症
3. 肺真菌症
4. 市中肺炎，医療・介護関連肺炎，院内肺炎
5. その他の感染症（膿胸，ノカルジア，寄生虫）

V章. 呼吸器感染症

肺結核

- ✔ 肺結核は，ストレートによくなるとは限らず，自覚症状や検査所見の一時的な悪化・改善を繰り返しながら徐々によくなっていくことがしばしばある．発熱も消長しながら2～3ヵ月続くことがまれではない．患者にもこのような経過をあらかじめ説明しておくことが，不安の軽減につながる．
- ✔ 治療成功の目安となるのは排菌が減少していることであり，それを担保するのは，薬剤感受性が確認され，標準治療薬が副作用なく投与できていることである．治療開始2ヵ月後以降の喀痰培養が陽性であれば，薬剤感受性を再検する．
- ✔ "うつる，うつる"と言い過ぎない．外科マスク着用や咳エチケットなど基本的な感染対策についての指導は必要ではあるが，同時に，服薬の徹底により病状の改善とともに感染性も低下することを説明し，治癒しうる疾患であることを強調する．
- ✔ 画像所見も改善・悪化を繰り返すことが多いが，薬剤性肺炎の併発，肺癌の合併には注意を払っておく．

デキる呼吸器医の極意

- 肺結核とは，結核菌（*Mycobacterium tuberculosis*）による感染症である．全身のあらゆる臓器に生じうるが，大部分は肺結核である．
- 結核菌はヒトの体内で生息し，環境中には存在しない．そのため肺結核の感染経路は結核患者からのヒト–ヒト感染にほぼ限られる．感染源となるのは気道（肺・喉頭・気管・気管支）の結核患者のみであり，空気感染により感染する．
- 感染に引き続いて発病するケースは少なく，大部分は結核菌特異的な免疫によりいったん治癒に向かい潜在性結核感染（latent tuberculosis infection：LTBI）の状態となる．その後数ヵ月から数十年を経て，一部で再び結核菌が増殖し発病する．感染者のうち生涯に発病するのは10％程度といわれている．
- 結核感染が成立したことは，クォンティフェロン®TBゴールドやT-スポット®.TBなどのインターフェロンγ遊離試験（interferon gamma release assay：IGRA）が陽性となることでわかる．

- 結核菌は環境常在菌でないため，喀痰などのヒト検体から1コロニーでも結核菌を検出すれば肺結核との確定診断になる．治療法が確立しており，また他人へ感染する伝染病であるから，確定診断例は全例が治療の対象となり，無治療で経過観察する選択肢はない．
- 肺結核は，診断のうえ治療が開始されれば感染性は急速に低下するので，感染の大部分は診断前に生じる．したがって，未診断の感染性結核患者を早期に発見して治療を開始することが最も重要な感染対策である．

a 診断のポイント

- 咳嗽，喀痰，血痰，発熱，呼吸困難，全身倦怠感などの自覚症状で発病することが多いが，ほとんど自覚症状なく検診で胸部X線異常を指摘されて発見されることもある．
- 典型的な肺結核の胸部X線は，上肺野に好発する，周囲に散布巣を伴う空洞陰影である（図1）．しかし実際には肺結核の陰影は多彩であり，あらゆる異常陰影で肺結核の可能性を考慮する必要がある．特に間質性肺炎やCOPDなど肺の破壊性病変がベースにある場合には診断が困難となり見逃されやすい．
- 結核性胸膜炎では，肺内病変を伴わない場合には菌を検出できないことも多く，胸水検査でリンパ球優位であること，胸水アデノシンデアミナーゼが50 IU/L以上であることなどが参考となる．

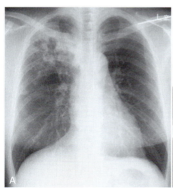
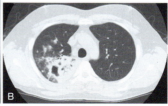

図1　47歳男性．肺結核の胸部X線写真およびCT
右上葉に空洞陰影．その周囲に散布巣を認める．喀痰塗抹陽性．LAMP法で結核菌陽性であり，肺結核と診断した．

V章 呼吸器感染症

- 注意すべき肺結核として気管支結核がある．胸部 X 線で典型的な陰影を呈さず，時にはほとんど異常陰影を認めないこともある．気道狭窄による喘鳴・咳嗽のために気管支喘息と誤診されることがある．慢性咳嗽患者では本症を念頭に喀痰抗酸菌検査も行っておく．

- フルオロキノロン剤は肺結核に有効であるため，フルオロキノロン剤投与で改善した肺炎の中に肺結核が隠れている可能性がある．

- 診断時には喀痰抗酸菌検査を 3 日連続で提出する．喀痰で診断がつかなければ胃液，気管支鏡検査を行ってできるだけ菌を証明する努力をする．培養で結核菌陽性となれば必ず薬剤感受性検査を行う．

- 抗酸菌塗抹陽性，かつ核酸増幅法（PCR 法，LAMP 法）で結核菌陽性ならほぼ結核確定である．

- ただし，どうしても菌を検出できない結核症例もある．画像検査に加え，IGRA による感染診断を行い，総合的に診断して治療を行うケースもありうる．

b 治療の実践

1) 各種申請について

- 患者発生届け：医師は患者を肺結核と診断した場合，ただちに最寄りの保健所に届け出る義務がある．排菌陽性の確定診断例だけでなく，排菌陰性で診断的治療を行う場合でも抗結核薬を投与した段階で臨床診断したことになるため届出が必要である．また，LTBI に対して活動性結核発病防止のために治療を行う場合（化学予防）には，"無症状病原体保有者" として届出が必要である．ただし LTBI では，治療しない場合には届出は不要である．

- 公費負担の申請：肺結核の医療には感染症法に規定された公費負担制度がある．公費負担の適用は申請した日からとなるので，申請が遅れると患者負担が発生し，しばしばトラブルとなる．診断確定後の迅速な申請が必要である．公費負担医療には次の 2 種類がある．結核病床を持たない施設で治療する場合は，原則として 37 条の 2 のみである．

1. 入院勧告による入院患者の公費負担医療（感染症法第 37 条）：喀痰塗抹陽性で感染性が高いと考えられる患者は，結核病床への入院勧告の対象となり全額公費負担となるので 37 条申請を行う．

1 肺結核

2. 一般患者の公費負担医療(感染症法第 37 条の 2):入院勧告の対象とならない喀痰塗抹陰性の結核入院患者,外来治療を行う結核患者については 37 条の 2 の申請を行う(一部自己負担が発生する).なお喀痰塗抹陰性でも,胃液塗抹陽性や核酸増幅法陽性の患者で激しい咳嗽があるなどで感染性が高いと判断される場合は入院勧告の対象となることがある.その判断は保健所によっても異なるので微妙なケースでは問い合わせたほうがよい.

● 入院届け・退院届け:肺結核患者が入院したとき,退院したときには,病院の管理者は 7 日以内に保健所に届出をしなければならない(実際は主治医が記載している).治療中の肺結核患者が,肺結核以外の理由で入院した場合にも必要である.

2) 活動性肺結核の治療

● 現在わが国で認可されている抗結核薬と投与量を表 1 に示す.上から下に優先選択すべき薬剤の順に記載されている.RFP と RBT,SM と KM と EVM の併用はできない.なお DLM の使用対象は多剤耐性肺結核のみである.

● 結核の標準治療法を図 2 に示す.抗結核薬で圧倒的に重要なのは INH と RFP,さらには PZA であり,それ以外の薬剤の効力はやや落ちる.EB の主な役割は,INH,RFP,PZA のいずれかに万一耐性があった場合の保険である.EB の代わりに SM や LVFX でもよい.

● 再治療例,重症例(広汎空洞で治療開始後 2 ヵ月以降の培養陽性,粟粒結核,結核性髄膜炎),免疫低下を伴う例(HIV 感染,糖尿病,じん肺,副腎皮質ステロイドや免疫抑制薬投与中)などでは,維持期の

A法 PZA が使用できない例を除くすべての肺結核確定患者(排菌陰性の臨床診断例を含む)

➡ 2HREZ + 4HR

- 初期 2 ヵ月間(初期強化期)　　　INH + RFP + EB + PZA
- その後の 4 ヵ月間(維持期)　　　INH + RFP
- を投与するという意味.略号については表 1 参照

B法 PZA が使用できない例*

➡ 2HRE + 7HR

*PZA が使用できない例:慢性肝障害患者,痛風患者,妊婦など.なお,特に高齢者で栄養不良や意識レベル低下があり状態の悪い患者では PZA を避けておくほうが安全である.

図 2　結核の標準治療法

V章　呼吸器感染症

表1　抗結核薬の成人標準投与量と最大投与量

一般名	商品名	略号1	略号2	標準量 （mg/kg/日）
リファンピシン	リファンピシン，リマクタン，リファジン	RFP	R	10
リファブチン	ミコブティン	RBT		5
イソニアジド	イスコチン，ヒドラ，ネオイスコチン	INH	H	5
ピラジナミド	ピラマイド	PZA	Z	25
ストレプトマイシン	硫酸ストレプトマイシン	SM	S	15
エタンブトール	エブトール，エサンブトール	EB	E	15（20）
レボフロキサシン	クラビット，レボフロキサシン	LVFX	L	体重40 kg未満375 mg 体重40 kg以上500 mg
カナマイシン	硫酸カナマイシン，カナマイシン	KM		15
エチオナミド	ツベルミン	TH		10
エンビオマイシン	ツベラクチン	EVM		20
パラアミノサリチル酸	ニッパスカルシウム，アルミノニッパスカルシウム	PAS		200
サイクロセリン	サイクロセリン	CS		10
デラマニド	デルティバ	DLM		－

HRをそれぞれ3ヵ月ずつ延長する．

● 腎不全がある場合はSM，KM，EVMの投与は避ける．Ccr 30 mL/分未満の場合には，PZA，EB，LVFXの投与は隔日または週3回投与とする．INH，RFPは通常量でよい．

● 80歳以上あるいは全身状態の悪い高齢者では投与量の減量を考慮する．

● 服薬コンプライアンスの面から，薬剤は1日1回投与を原則とする．ただしTH，CS，PASは消化器症状が強いため分割投与とする．またDLMは1日2回投与が原則である．

最大量 （mg/body/日）	日本で使用 可能な剤形	備考
600	カプセル	薬物相互作用が強い場合があるので，必要な場合にはリファブチンで代える
300	カプセル	リファンピシンが使用できない場合に選択できる
300	錠，散，注射液	間欠療法の際には 10 mg/kg/日，1 日最大量 900 mg
1,500	散	
750（1,000）	注射液	初期 2 ヵ月間は毎日投与してよいが，その場合には最大量は 750 mg/日，週 3 回投与の場合は 1 g/日まで使用してよい
750（1,000）	錠	最初の 2 ヵ月間は 20 mg/kg/日としてよいが，3 ヵ月目以降も継続する場合には 15 mg/kg/日，最大量 750 mg とする
500	錠，細粒	多剤耐性結核の治療において必要な場合には適宜増量する 小児・妊婦は禁忌
750（1,000）	注射液	初期 2 ヶ月間は毎日投与してよいが，その場合には最大量は 750 mg/日，週 2 回投与の場合は 1 g/日まで使用してよい
600	錠	200 mg/日から漸増する
1,000	注射液	初期 2 ヵ月間は毎日投与，その後は週 2 ～ 3 回とする
12,000	顆粒	
500	カプセル	
通常量 200 mg	錠	1 回 100 mg　1 日 2 回　朝夕で使用する

（文献 1 を参考に著者作成）

3）注意すべき副作用

● 肺結核は治療法の確立した疾患であるから，耐性例を除けば治療のポイントは，①副作用をいかにコントロールするか，②いかに定められた期間の服薬を遵守させるか，という 2 点に集約される．

● 最も重要なのは，治療開始時に患者本人に副作用について説明し，自己チェックを行うようにさせることである．次のようなことに注意させ，異常があれば受診するか，不可能であれば自己判断で中止するよう指導する．

V章　呼吸器感染症

・肝障害：食欲不振，嘔気，嘔吐，全身倦怠感などが出現すれば服薬中止.
・薬疹：軽度の場合は服薬継続でよいが，全身の 1/3 以上に広がるものや水疱・壊死を伴う場合には中止.
・発熱：治療開始時に発熱がなく服薬開始後に 38℃以上の発熱が出現し 2 日以上持続すれば服薬中止.
・視神経障害(EB)：毎朝片目ずつで新聞や雑誌をみて，はっきりみえるかどうか，視野異常がないかどうか，色覚異常がないかどうかをチェックすること．異常があれば EB のみ中止.
・聴神経障害(SM，KM，EVM)：聴力や耳鳴り，歩行時のふらつきがないかどうかに注意する．異常があれば注射を中止.
・尿の色(RFP)：RFP を服用すると尿の色が赤くなる．害はまったくなく服薬継続可能であるが，あらかじめ説明しておかないと驚いて中止してしまうことがある.

● 米国胸部疾患学会(ATS)や WHO など諸外国のガイドラインには，ベースラインの肝機能正常者ではルーチンで検査を行うことは不要で自覚症状のみのモニタリングでよいと記載されているが [2, 3]，日本結核病学会の調査では，自覚症状がない時点で発見されながら致死的な肝障害を生じた例があったと報告されており [4]，やはり定期的な血液検査は必要である．入院患者では週に 1 回，外来患者では初期強化期は 2 週間に 1 回で維持期では 1 ～ 2 ヵ月に 1 回程度行う．肝機能異常があれば採血の頻度を増やす.

a) 副作用の対処と薬剤の中止基準

・肝障害：AST または ALT が 200 IU/L を超えるか，総ビリルビンが 2.0 mg/dL 以上になれば全薬剤中止．軽度の数値異常でも，食欲不振などの自覚症状を伴う場合は中止とする.
・骨髄抑制：白血球が 2,000/μL 以下あるいは顆粒球が 1,000/μL 以下，血小板が 5 万 /μL 以下となれば薬剤を中止．原因薬は RFP，次いで INH のことが多い.
・腎障害：Cr が上昇傾向となれば薬剤を中止．SM などのアミノグリコシド系薬に多いが，RFP や PZA でも起こりうる.
・薬疹：軽度であれば抗アレルギー薬や外用薬でコントロールを試みる．上述したような広範・重症例や，高度の好酸球増多を伴う例では中止.
・発熱：上述.
・視神経障害・聴神経障害：上述の通りであるが，眼科・耳鼻科受診可能であれば相談する.

228

1 肺結核

・高尿酸血症：PZA 投与例の大部分で生じるが，無症状であれば経過観察でよい．PZA 投与終了後は速やかに低下する．ただし，まれに痛風が顕在化し発作を生じることがあり，その際は PZA 中止を要する．

・末梢神経障害：高齢者，栄養状態が不良な患者，糖尿病や肝障害のある患者に INH を投与する際には，ビタミン B_6（10 ～ 30 mg/ 日）を併用しておく．それでも末梢神経障害を生じた場合はビタミン B_{12} の追加を考慮する．

・薬剤性肺炎：薬剤投与中に酸素飽和度の低下と呼吸困難を生じ，胸部高分解能 CT（HRCT）で新たな異常陰影（特にすりガラス影）を認めたときには薬剤性肺炎を疑って薬剤を中止する．KL-6 や SP-D も参考になる．

b）薬剤の再開について

● 減感作療法：INH あるいは RFP により，発熱や薬疹などのアレルギー性機序による副作用が生じた場合には，減感作を行って再投与を試みる．減感作を行う際には，耐性誘導を防ぐために，感受性と考えられる薬剤を 2 剤入れたうえで行うのが原則である．具体的なスケジュールを表 2 に示す．

● 肝障害の場合：薬剤中止により AST と ALT が 100 以下となれば，肝障害の少ない EB，SM，LVFX のうち 2 ～ 3 剤を選択して再開する．1 週後に肝機能が問題なければ，INH あるいは RFP のいずれかを再開し，問題なければ次の薬剤を追加する．肝障害が比較的早期で AST と ALT 上昇が主であれば INH が原因の可能性が高いのでまず RFP，胆道系酵素の上昇が主であれば RFP が原因の可能性が高いのでまず INH を再開する．INH，RFP，EB が投与可能となれば，原則として PZA の再投与は行わず 3 剤によるレジメンとする．肝障害が高度であれば，INH も再投与を行わずに RFP，EB，LVFX の 3 剤で治療を行うこともある．

表 2　減感作療法の実際

1. （HREZ 投与中に副作用生じた場合）HREZ 中止
2. 副作用改善後にまず未使用の SM + LVFX 開始
3. INH 減感作開始（25 mg × 3 日→ 50 mg × 3 日→ 100 mg × 3 日→ 200 mg × 3 日→ 300 mg…で標準量へ）
4. INH が標準量となれば SM 中止
5. RFP 減感作開始（25 mg × 3 日→ 50 mg × 3 日→ 100 mg × 3 日→ 200 mg × 3 日→ 300 mg × 3 日→ 450 mg × 3 日→ 600 mg…で標準量へ）
6. INH，RFP ともに標準量となった時点から 2HRL + 7HR の治療を行う
7. もし減感作中に再度副作用が生じたら，当該薬剤は中止し，以後使用しない

Ⅴ章　呼吸器感染症

- 薬剤性肺炎は重篤な副作用であり，再投与は行わないことを原則とする．

c)　治療中断があった場合の治療期間

- 副作用や患者の自己中断のために治療中断があった場合の治療期間については ATS/CDC/IDSA ガイドラインに記載がある [2]．

〈初期強化期での中断の場合〉

・中断が 14 日未満の場合：そのまま中断前後で合算して継続する．

・中断が 14 日以上の場合：治療を初めからやり直す．

〈維持期での中断の場合〉

・予定した服用量の 8 割に満たない場合

　・中断が 3 ヵ月未満の場合：そのまま中断前後で合算して継続する．

　・中断が 3 ヵ月以上の場合：治療を初めからやり直す．

・予定した服用量の 8 割以上を服用済みの場合

　・治療開始時の喀痰塗抹が陰性の場合：その時点で治療終了を考える．

　・治療開始時の喀痰塗抹が陽性の場合：服薬を再開し合計服用量が予定通りとなるよう治療を完遂する．

---

4)　薬剤の相互作用

- RFP はチトクローム P450 を強力に誘導するため，多くの薬剤の血中濃度を低下させる．以下に示す薬剤投与中の患者に RFP を投与する際には注意が必要である．薬剤により低下の程度は異なるが，特に抗真菌薬のボリコナゾール（ブイフェンド®）などは著しく低下するため併用禁忌となっている．プレドニゾロン（プレドニン®）やワルファリンカリウム（ワーファリン®）では 2 ～ 3 倍程度の増量を必要とすることが多い．RFP 開始 1 週間後ぐらいから低下するので，それに合わせて増量を考慮する．血中濃度が測定できる薬剤では測定を行う．

・抗 HIV 薬（プロテアーゼ阻害薬など）

・抗真菌薬（アゾール系薬など）

・ステロイド

・免疫抑制薬 ［シクロスポリン（ネオーラル®），タクロリムス（プログラフ®）など］

・ワルファリンカリウム

・経口血糖降下薬

・抗けいれん薬 ［フェニトイン（アレビアチン®），カルバマゼピン（テグレトール®）など］

・抗不整脈薬 ［ジソピラミド（リスモダン®），メキシレチン塩酸塩（メキ

シチール®)など]
・経口避妊薬

5) 標準治療が行えない場合の治療レジメン(一部薬剤が耐性あるいは副作用で使用できない場合):日本結核病学会治療委員会による[1]
【 】内は当院でよく用いるレジメンである.

① EB,SM,LVFX が使用できない場合
　　HRZ が感受性であれば 2HRZ + 4HR でよい.
② INH が使用できない場合(PZA が使用できる場合)
　　6(RZ + 2 剤)+ 3(R + 1 剤)　　【6REZ + 3RE】
③ INH が使用できない場合(PZA も使用できない場合)
　　6(R + 3 剤)+ 6(R + 1 剤)　　【12REL】
④ RFP が使用できない場合(PZA が使用できる場合)
　　6(HZ + 2 剤)+(H + 1 ～ 2 剤)で排菌陰性化後 18 ヵ月治療
　　【6HEZ + 12HE(重症例では L 追加,初期 6 ヵ月 S 併用)】
⑤ RFP が使用できない場合(PZA も使用できない場合)
　　6HESL + HEL で排菌陰性化後 18 ヵ月治療
　　【12HEL + 12HE(重症例では初期 6 ヵ月 S 併用)】
⑥ INH,RFP 両剤が使用できない場合
　　この両剤が耐性の結核が多剤耐性結核と定義され,治療が極めて困難となる.使用可能な 4 ～ 5 剤を一気に投入する.病変が限局性であれば手術も考慮する.治療失敗すれば取り返しのつかないことになるので,多剤耐性と判明した時点で結核専門病院へ送ったほうがよい.耐性でなく副作用で使用できない場合でも基本的に治療方針は同様である.

文献

1)日本結核病学会治療委員会:「結核医療の基準」改訂 2018 年.結核 **93**:61, 2018
2)Nahid P et al: Official American Thoracic Society/Centers for Disease Control and Prevention/Infectious Diseases Society of America Clinical Practice Guidelines: Treatment of Drug-Susceptible Tuberculosis. Clin Infect Dis **63**:e147, 2016
3)American Thoracic Society/Centers for Disease Control and Prevention/Infection Disease Society of America: Treatment of tuberculosis. Am J Respir Crit Care Med **167**:603, 2003
3)World Health Organization: Treatment of Tuberculosis: Guidelines, 4th ed, WHO/HTM/TB/2009, 420
4)日本結核病学会治療委員会:抗結核薬による薬剤性肝障害アンケート調査結果.結核 **80**:751, 2005

V章. 呼吸器感染症

2 肺非結核性抗酸菌(NTM)症

- ✓ 肺MAC (*Mycobacterium avium* complex)症は中年以降の女性例が多い. 文書(文例1)を用いて病気の性質を十分説明し, 納得のうえ治療を開始することが特に大切である.
- ✓ 化学療法は, 1薬剤から開始し1～2週間毎に副作用をみながら追加していく(MACであれば, クラリスロマイシン, エタンブトール, リファンピシンの順で追加していく)とうまく内服できることが多い.
- ✓ MACの感染源と想定される, 風呂場の清掃と乾燥を心がけ, また土ぼこりを吸引しやすいガーデニングや農作業などをできるだけ避けるように指導する.
- ✓ 外来で経過が悪い場合, 安静と注射剤の追加投与を兼ねて2～4週間入院してもらう.

デキる呼吸器医の極意

- 非結核性抗酸菌(non-tuberculous mycobacterium：NTM)とは, 結核菌以外の培養可能な抗酸菌の総称[1]で, 感染症が報告されている菌種は約30あるが[2], *Mycobacterium* (*M*) *avium*, *M. intracellulare*, *M. kansasii*, *M. abscessus*の4菌種が90%以上を占める.
- 最初の2菌種は鑑別が難しく病状や治療法に差がないため, まとめて*M. avium* complex (MAC)と呼ぶ. 現在わが国の肺NTM症の70～80%を肺MAC症が占める.
- NTMは水周りや土壌に生息する環境寄生菌でヒトからヒトへの感染は否定されている.
- 旧来の肺NTM症は, 陳旧性肺結核に合併した男性例が多かったが, 1990年以後基礎疾患のない中年以降の女性に発症した肺MAC症が急増した[1,3].
- このような例の画像は中葉・舌区を中心とした気管支拡張と小結節の多発で, 結節気管支拡張型と呼ばれる(図1). 一方, 肺尖上野に最初から空洞を形成するタイプは線維空洞型と呼ばれ(図2), 喫煙や粉じん曝露歴のある男性に多い[1,3].
- 現在わが国の肺MAC症の70～80%は結節気管支拡張型である[3,5].

2 肺非結核性抗酸菌（NTM）症

文例 1. 非結核性抗酸菌症患者向け説明文書

A）非結核性抗酸菌(NTM)症とは？

　原因菌は結核菌と同じ抗酸菌の仲間で 40 種類程あり，まとめて NTM と呼ばれています．NTM 症は年々増加し，結核に迫る勢いです．NTM 症の 8 割は MAC（マック）症が，1 割は kansasii（カンサシ）症が占めています．主に肺に慢性の病気を作ります．菌は結核菌の仲間ですが，結核とはまったく別の病気と考えてください．

B）NTM 症の主な症状は？

　肺 NTM 症の症状は，咳・痰・血痰・発熱・食欲不振・体重減少・全身倦怠感などです．これらの症状は結核とよく似ています．

C）感染源は？

　NTM は土・ほこり・水などの自然環境に広く存在しており，だれでも肺の中に吸い込んでいます．結核と異なり，NTM 症の患者さんから菌が他人に感染することはありません．

D）どのような方が NTM 症になるのでしょうか？

　古い結核のあと，じん肺，肺気腫，気管支拡張症など肺の中に傷あとがあるとなりやすいといわれています．しかし最近肺の中に傷あとのない中年以降の女性に発症する肺マック症が増加していますが，その理由は今のところ不明です．肺カンサシ症は男性の喫煙者に多く，また粉じん吸入の職歴を持っている方が多いのも特徴です．

E）結核と比べた場合の特徴は？

　他人に感染させる恐れがないので，隔離入院は必要ありません．結核以上に経過がゆっくりしており，年単位で付き合っていく必要があります．マック症の場合，有効な薬剤はありますが結核と比べて効果が乏しく，完治できず慢性化する症例が多いのが現状です．しかし無治療でも進行しない例や軽快する例が少なからず存在しています．

F）どんな治療をするのでしょうか？

　カンサシ症の場合は結核と同様の薬物治療を 1 年半ほど実施します．軽いマック症の場合，無理しない生活を心がけるだけで薬剤を投与せずに経過観察することもあります．マック症で症状があるか病状が悪化する例では，薬物治療を 2 年間ほど行います．用いる薬剤は結核の治療薬と同じものと一部一般の抗菌薬も用います．薬剤効果が弱いので，空洞などが限局している場合，外科手術を併用する場合もあります．

G）NTM 症になった場合，日常生活での注意点を教えてください

　薬剤効果が強いカンサシ症の場合，決められた期間確実に服薬すれば，特に注意点はありません．薬剤効果が弱いそれ以外の菌種，特にマック症の場合，十分な栄養と安静をとることも大切です．自分の最大限の活動量を 10 とした場合，7 ぐらいの生活を心がけてください．禁煙，規則正しい食事，8 時間以上の睡眠，適度な運動などの健康的な生活も大切です．マック症の悪化は，引っ越し・大掃除・旅行・看病・孫の世話などで無理をしたときに多いので注意してください．NTM 症は軽症でも喀血・血痰が生じやすいのが特徴です．多くは少量で自然軽快しますので，あわてずに主治医の指示に従って対処してください．喀血の量により，経過観察，内服治療，点滴，入院，いずれかの方法をとります．

Ⅴ章　呼吸器感染症

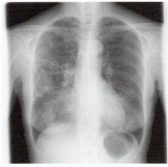
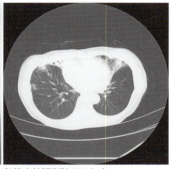

図1　70歳代女性．非喫煙者．結節・気管支拡張型肺MAC症

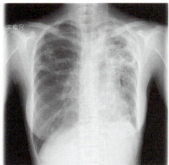
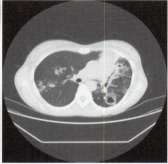

図2　30歳代女性．喫煙者．線維空洞型肺MAC症

a 診断のポイント

- 慢性的な咳，痰を主訴に受診する例，検診の胸部X線で異常を指摘されて診断される例が多い．
- 比較的早期から血痰や喀血が生じやすいため，それを契機に診断される例もある．
- 結核と異なり，臨床検体からのNTMの検出は絶対的な意味を持たないため，診断基準が設定されている(表1)[2]．
- 肺NTM症に合致する画像所見のある例で，喀痰なら2回，気管支鏡検体なら1回，有意なNTMが培養されるというのがその概要である．
- 早期例では，典型的な画像所見がありながら喀痰からNTMが検出さ

2 肺非結核性抗酸菌（NTM）症

表1 肺非結核性抗酸菌症の診断基準

A. 臨床的基準（以下の2項目を満たす）
1. 胸部画像所見（HRCTを含む）で，結節性陰影，小結節性陰影や分岐状陰影の散布，均等性陰影，空洞性陰影，気管支または細気管支拡張所見のいずれか（複数可）を示す．ただし，先行肺疾患による陰影がすでにある場合は，この限りではない．
2. 他の疾患を除外できる．
B. 細菌学的基準（菌種の区別なく，以下のいずれか1項目を満たす）
1. 2回以上の異なった喀痰検体での培養陽性．
2. 1回以上の気管支洗浄液での培養陽性．
3. 経気管支肺生検または肺生検組織の場合は，抗酸菌症に合致する組織学的所見と同時に組織，または気管支洗浄液，または喀痰での1回以上の培養陽性．
4. まれな菌種や環境から高頻度に分離される菌種の場合は，検体種類を問わず2回以上の培養陽性と菌種同定検査を原則とし，専門家の見解を必要とする．
以上のA，Bを満たす．

（文献2より引用）

表2 肺MAC症化学療法の用量と用法

RFP	10 mg/kg（600 mgまで）/日　分1
EB	15 mg/kg（750 mgまで）/日　分1
CAM	600〜800 mg/日（15〜20 mg/kg）　分1または分2（800 mgは分2とする）
SMまたはKMの各々15 mg/kg以下（1,000 mgまで）を週2回または3回筋注	

（文献3より引用）

れず，疑いのまま経過観察になることも少なくない．

●現在，抗MAC抗体（キャピリアMAC）の測定が可能となり，抗体陽性であれば喀痰からのMACの検出は1回でよいとの意見もある[4, 5]．

b 治療の実践

1) 肺MAC症の治療

●肺MAC症の化学療法については，日本結核病学会・日本呼吸器学会合同の見解が2012年に発表されている（表2）[3]．

> 診断基準を満たした段階で，クラリスロマイシン（CAM），エタンブトール（EB），リファンピシン（RFP）の3剤投与を勧めることを原則とする．重症例では初期3〜6ヵ月間週2〜3回ストレプトマイシン（SM）の筋肉注射も併用する．

※肺MAC症は無治療でも数年間特に悪化なく経過する例が少なくないことはわが国からの報告でも実証されている．
※高齢者では，上記内服を開始すると味覚障害で食欲が低下したり，皮疹や

V章　呼吸器感染症

発熱が続くため，化学療法が中止になる例もある.

● 結核と異なり公衆衛生的な問題もないため，診断基準を満たした全例に化学療法を実施するのは現実的ではない. 現在化学療法の開始基準が各方面で検討されているが，まだ結論は出ていない.

● 現時点で当院が作業仮説として提案している，無治療で経過観察してよい基準を表3に提示する. CTでの空洞の存在とBMI 18.5未満のやせの存在は，各種報告に共通する予後不良因子である.

● 化学療法の期間もまだ定まっていない. 米国のガイドライン[1]が推奨している喀痰培養陰性化から1年では短すぎるという，わが国からの報告や意見が多い[4,5].

● わが国からの各種報告や個人的な印象も総合し，当院では次のような治療期間を作業仮説として提案している.

　・CTで空洞がない例は喀痰培養陰性化から1年
　・CTで空洞がある例は喀痰培養陰性化から2年

● 喀痰から菌が検出できず，気管支鏡検体で診断できた例は最初から喀痰培養陰性と仮定して対応する.

● 喀痰培養陽性が続く例は，化学療法を継続せざるをえないことになるが，画像の悪化がなく，症状も乏しい場合，患者と相談のうえ化学療法3～4年でいったん中止も考慮する.

● 化学療法に伴う副作用でしばしばみられるのが，CAMによる味覚障害や胃腸障害，RFPによる肝障害，EBやRFPによる皮疹や発熱，RFPによる白血球や血小板数低下などである.

● EBによる視神経障害も結核と比べ投与期間が格段に長いため，特に注意すべき副作用である. EB内服時は眼科を定期的に受診してもらうとともに，毎朝片目で新聞の字を読む習慣をつけてもらい，視力障害，視野狭窄，色覚異常などがあれば，EBを中止し，眼科を臨時受診するように伝えておく.

表3　無治療で経過観察してよい肺MAC症の条件（当院の見解）

1. 高齢である（75歳以上がひとつの目安）
2. 症状が乏しい
3. CTで空洞がない
4. 痩せ過ぎていない（BMI18.5以上がひとつの目安）

上記条件をすべて満たす場合，患者・家族に説明し同意が得られれば化学療法をただちには行わず，3～4ヵ月ごとに経過観察として，画像や症状の悪化があれば，化学療法を考慮する.

2　肺非結核性抗酸菌（NTM）症

● 患者に副作用を十分説明し，ある程度重篤な副作用が疑われる場合，薬剤内服の中止を文書（文例2）などを用いて具体的に指導しておく．

文例2．外来で非結核性抗酸菌症の治療を受ける患者さんへ

　非結核性抗酸菌症は他人に感染する恐れがありませんので，外来治療が原則です．しかし長期に複数薬剤を服用するため，治療中になんらかの副作用が生じる頻度がどうしても高くなります．大部分は軽度なものですが，中には緊急な対応が必要なものもあります．外来治療中は自分で副作用を早期に発見し適切に対処してください．治療にはクラリスロマイシン・リファンピシン・エタンブトール・イスコチン・グレースビット・クラビットなどの薬剤を用います．薬局で薬をもらう際にそれぞれの名前と注意点の説明を受け，できるだけ自分の服用している薬の名前を覚えてください．

　以下に副作用の要点を記載します．

1) 最も頻度が高い副作用は肝機能障害です．症状は食欲不振，吐き気，嘔吐です．このような症状が出た場合，全薬剤を中止してください．
2) 薬剤による発熱も頻度の高い副作用です．38℃以上の発熱があった場合，全薬剤を中止してください．
3) 皮膚の蕁麻疹や湿疹も時々出現します．軽度の場合，薬剤は続行します．しかし全身の1/3以上に広がったり，水ぶくれや壊死を伴う場合はやはり全薬剤を中止してください．
4) まれに血液に異常が出ることがあります．鼻血や歯茎からの出血，内出血・青痣ができやすい等の症状があれば全薬剤を中止してください．
5) エタンブトール服用中は毎朝片目で新聞の字がはっきりみえること，視野が狭くなっていないこと，また新聞の周囲に変な色が出現していないことを確認してください．めがねをかけている人はめがねをかけて確認してください．先に述べたような異常があった場合，エタンブトールを中止し，眼科を受診してください．
6) リファンピシンを服用すると尿・汗・涙がオレンジ色になります．これは薬の色が出ているだけで，まったく問題ありません．1〜2週間でだんだん薄くなりますので，薬は続けてください．ただし，コンタクトレンズが着色して使用できなくなることがありますので注意してください．

　以上の対処は自己判断で行ってください．薬剤を中止する際，主治医の了解を得る必要はありません．しかし薬剤の再開については必ず主治医に相談してください．くれぐれも自己判断で再開しないでください．薬剤を中止しても症状が改善しない場合，速やかに外来を受診してください．自己判断できない場合は病院に相談してください．

V章　呼吸器感染症

> 外来で化学療法を開始する際には，3剤を同時に開始せず，クラリスロマイシン，エタンブトール，リファンピシンと1〜2週間毎に加えていくほうが，内服がスムーズにいくことが多い.
> 高齢者では，まずクラリスロマイシン2錠から開始し，1〜2週間後に4錠に増加するなどのさらなる配慮も必要である.

※外来の内服治療のみでは病状が進行する例，喀血や血痰がコントロールできない例，全身倦怠感や食欲低下などの症状が強い例は，安静・栄養・注射剤の追加投与も兼ねて2〜4週間入院治療とする.

※SMの副作用は，第8脳神経障害と腎機能障害なので，聴力検査と血液検査を定期的に行っておく.

※CAMの長期間の単剤投与はCAM耐性菌を惹起することが判明しているので決して行ってはならない.

● 再発例や，初回治療でも治療経過が悪い例は，微量希釈法によるCAMの最小発育阻止濃度（MIC）を測定しておく．MIC > 32の場合CAMの効果が期待できないので原則中止とする[1, 3].

● 副作用などで有効薬剤が確保できない例で，病状が進行する場合，保険適用はないが，やむなく次の薬剤を併用することがある[4, 5]．アジスロマイシン（AZM）[CAMが副作用で使用できない場合，交差耐性があるため耐性菌には無効]，シタフロキサシン（STFX）またはモキシフロキサシン（MFLX），アミカシン（AMK）[SMとの併用は不可].

2) 肺カンサシ症の治療（表4）

● 肺カンサシ症は化学療法が有効で，唯一薬で治せる肺NTM症といっても過言ではない[1, 3].

● イソニアジド（INH），RFP，EBを喀痰培養陰性化から1年，もしくは総計1年6ヵ月投与すれば，ほとんどの例で治癒可能である.

● 副作用対策は肺MAC症と同様である．INHの主な副作用は，肝障害，神経障害，皮疹，過敏反応などである．糖尿病，アルコール中毒，栄養障害のある患者では神経障害防止のため，ビタミン B_6 製剤を併用しておく.

表4　肺カンサシ症化学療法の用量と用法

INH	5 mg/kg（300 mgまで）/日　分1
RFP	10 mg/kg（600 mgまで）/日　分1
EB	15 mg/kg（750 mgまで）/日　分1

結核よりも投与期間が長いのでこの投与量でも視力障害の発生に注意を要する

（文献3より引用）

2　肺非結核性抗酸菌（NTM）症

● 再発例や初回でも治療効果が乏しい例では，結核菌と同様の薬剤感受性検査を行い，RFP の結果のみ参照する．

● 肺カンサシ症治療のキードラッグは RFP であり，RFP が耐性や副作用で使用できない場合，専門施設に治療を依頼するほうがよい[3～5]．専門施設では，微量希釈法による各種薬剤の MIC を測定し治療薬剤を選択する．具体的には，CAM, SM の他各種フルオロキノロン剤（保険適用外）を併用することが多い．

● 長期間の治療を完遂できずに再発する例が散見されるので要注意．

3）肺アブセッサス症の治療

● 肺アブセッサス症は年々増加しており，最も予後不良で治療が難しい肺 NTM 症である[1, 4, 5]．

● 内服で有効性が確立しているのは，CAM と AZM（保険適用外）のみである[1]．

● 注射剤では，IPM/CS と AMK が有効とされる（ともに保険適用外）[1, 3, 5]．

> 入院中は，
> クラリスロマイシン　1回2錠　1日2回　朝夕
> イミペネム / シラスタチン　0.5 g × 2 回
> アミカシン　400 mg × 1 回
> を併用すると多くの症例で改善が得られる．

● 外来では，CAM の内服に加えて上記点滴を週 2 ～ 3 回併用するか，有効性は確立していないが，STFX または MFLX に経口ペネム薬であるファロペネム（FRPM）を併用する[4, 5]（すべて保険適用外）．

● CAM や AZM の単剤投与は，耐性菌を生むため行ってはならない．

● 肺 MAC 症に合併した例などで，保険適用外の薬剤を使用しにくい場合，RFP+EB+CAM の治療をやむなく実施することもある．

● 治療期間は排菌陰性化から 1 年間がひとつの目安として米国のガイドライン[1]で示されているが，さらに長期間の治療が必要な例が多い[4, 5]．

文献

1）Griffith DE, et al on behalf of the ATS Mycobacterial Diseases Subcommittee : An Official ATS/IDSA Statement : Diagnosis, Treatment, and Prevention of Nontuberculous Mycobacterial Diseases. Am J Respir Crit Care Med **175** : 367, 2007

V章 呼吸器感染症

2) 日本結核病学会非結核性抗酸菌症対策委員会・日本呼吸器学会感染症・結核学術部会：肺非結核性抗酸菌症診断に関する指針―2008年．結核 **83**：525, 2008

3) 日本結核病学会非結核性抗酸菌症対策委員会・日本呼吸器学会感染症・結核学術部会：肺非結核性抗酸菌症化学療法に関する見解―2012年改定．結核 **87**：83, 2012

4) 倉島篤行，小川賢二（編）：肺MAC症診療Up to Date，南江堂，東京，2013

5) 日本結核病学会（編）：非結核性抗酸菌症診療マニュアル．医学書院，東京，2015

V章. 呼吸器感染症

3 肺真菌症

- 肺アスペルギルス症の治療に際しては薬物治療のみではなく,栄養状態の改善,呼吸リハビリテーションなど総合的な治療を行う.
- 当院では抗真菌薬の治療導入時は,副作用の早期発見,コントロールのため特に高齢者では入院を基本としている.
- 外来で増悪した場合は,入院にて注射剤への変更,他剤の追加,安静などで改善を図る.

●呼吸器領域において遭遇する真菌症は肺アスペルギルス症,肺クリプトコッカス症,ニューモシスチス肺炎(Pneumocystis pneumonia:PCP),肺ムーコル症が重要である.
●ステロイド,免疫抑制薬,抗癌剤治療などによる免疫低下に伴ってみられることもあり,患者背景の把握が大切である.

a 診断のポイント

1) 肺アスペルギルス症

a) 慢性肺アスペルギルス症(chronic pulmonary aspergillosis:CPA)

●CPAは単一の空洞と菌球を持つ単純性肺アスペルギローマ(simple pulmonary aspergilloma:SPA)と,それ以外の慢性進行性肺アス

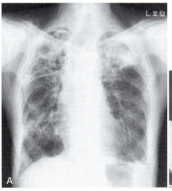
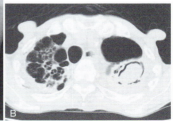

図1 CPA症例の胸部X線写真,CT

ペルギルス症(chronic progressive pulmonary aspergillosis：CPPA)に分類される(図1)
- 陳旧性肺結核，肺気腫，気管支拡張症，蜂巣肺，じん肺，胸部外科手術後など器質的肺病変がある場合に発症する．
- 血痰や喀血がみられることが多いが，SPA では無症状のこともある．CPPA では慢性炎症のため体重減少をきたすことも多い．
- 血清学的検査で陽性となる率は，アスペルギルス沈降抗体で 88.6%，アスペルギルス抗原で 27.3%，β-D グルカンで 23.0% であり[1]臨床症状や画像検査と総合的に診断する必要がある．

b) 侵襲性肺アスペルギルス症(invasive pulmonary aspergillosis：IPA)

- 血液疾患，ステロイドや免疫抑制薬の投与，臓器移植後などの免疫不全がリスク因子となる．
- 発熱，血痰，咳嗽，胸痛，呼吸困難などの症状が急速に進行する．
- 単発あるいは多発の結節影，空洞を伴う浸潤影を認め，halo sign や air-crescent sign も有名である．halo sign を認める場合は抗真菌薬に良好な反応を示すといわれている．

c) アレルギー性気管支肺アスペルギルス症(allergic bronchopulmonary aspergillosis：ABPA)

- アスペルギルス属に反応して誘発されるアレルギー疾患である．
- 画像上は中枢性の気管支拡張，粘液栓，移動する浸潤影が特徴的である(図2)．
- 診断基準としては Rosenberg によるものが有名である(表1)．

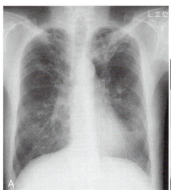
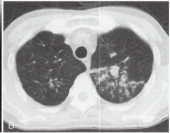

図2　ABPA 症例の胸部 X 線写真，CT

3　肺真菌症

表1　Rosenbergの診断基準

1次基準
1.　喘息
2.　末梢血好酸球増多
3.　アスペルギルス抗原に対する即時型皮膚反応陽性
4.　アスペルギルス抗原に対する沈降抗体陽性
5.　血清IgE高値
6.　肺浸潤影の既往（移動性または固定性）
7.　中枢性気管支拡張

2次基準
1.　繰り返し喀痰よりアスペルギルス検出
2.　褐色粘液栓喀出の既往
3.　アスペルギルス抗原に対する遅発型皮膚反応陽性

確定例：1次基準のすべてを満たす.
疑い例：1次基準のうち6項目を満たす. ただし2次基準のうち複数を満たしていれば
　　　　確定.

● 難治性の喘息患者をみたときにはABPAの可能性も忘れてはならない.

2) 肺クリプトコッカス症

● 免疫抑制状態は感染のリスク因子となるが, 基礎疾患のない健常者でも発症することが特徴的である.

● ハトなどの糞便中や土壌中の*Cryptococcus neoformans*を吸入することで感染する.

● 咳嗽や喀痰の症状がみられるが, 無症状の場合も多い.

● 胸部CTでは胸膜下の単発および多発結節影として認めることが多く, 肺癌との鑑別が必要となる. 空洞や浸潤影を呈する症例もある.

● 髄膜炎合併例もみられるため, 脳脊髄液の検査も実施することが望ましい.

3) ニューモシスチス肺炎（PCP）

● HIV患者に限らず, 免疫抑制薬や生物学的製剤の使用, 悪性疾患などもリスク因子である.

● 中等量以上のステロイドを長期間投与する予定であれば, ST合剤による予防内服を行う.

● 発熱, 咳嗽, 呼吸困難の症状がみられるが, 非HIV患者のほうがHIV患者よりも急速に進行し重症化する. そして死亡率も非HIV患者のほうが高い.

V章 呼吸器感染症

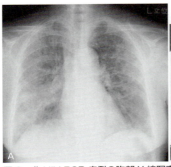
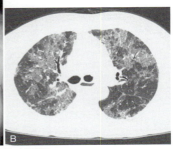

図3 非HIV-PCP症例の胸部X線写真,HRCT

- 血液検査でLDHやβ-Dグルカンの上昇がみられるが,確定診断には喀痰や気管支肺胞洗浄(BAL)検体でニューモシスチスを証明する.
- HRCTでは両側びまん性にモザイクパターンのすりガラス影を認める(図3).HIV-PCPにおいては上葉優位に囊胞形成がみられることも多い.

<u>4) 肺ムーコル症</u>
- 糖尿病,長期の好中球減少,臓器移植後など基礎疾患を持つ患者に発症する.
- 血清β-Dグルカンは上昇しないことに注意.
- 画像所見は片側または両側の浸潤影,結節影,空洞形成など様々である.

b 治療の実践[2]

- まず各真菌に対して有効性を示す真菌薬を知っておくことが大切である.基礎疾患,臨床症状,年齢,患者の経済的な問題など,実際にはいろいろな点を踏まえての薬剤選択となる.また薬物治療と併せて栄養状態の改善など,全身的総合的な治療が必要となる(表2).

<u>1) 肺アスペルギルス症</u>
a) SPA
- 外科的切除が第一選択である.気管支動脈塞栓術で喀血のコントロールを図る場合もあるが,効果は一時的なことが多い.

3　肺真菌症

表2　深在性真菌症に対する各抗真菌薬の適応

薬剤名	ポリエン系		アゾール系			キャンディン系		ピリミジン系
	AMPH-B	L-AMB	VRCZ	ITCZ	FLCZ/F-FLCZ	MCFG	CPFG	5-FC
アスペルギルス症	○	○	○	○	*	○	○	*
クリプトコッカス症	○	○	○	○	○			○
カンジダ症	○	○	○	○	○	○	○	○
接合菌症（ムーコル症）	○	○						
診断確定前の深在性真菌症（発熱性好中球減少症患者）	△	○		○				

*　FLCZ と 5-FC はアスペルギルス症への適応が承認されているが，臨床では使用されない.

（文献3を参考に著者作成）

b）CPPA

〈第1選択薬〉
ボリコナゾール　1回4mg/kg　1日2回(初日のみ1回6mg/kg)
もしくは
ミカファンギン　1回150～300mg　1日1回
〈第2選択薬〉
カスポファンギン　1回50mg　1日1回(初日のみ1回70mg)
イトラコナゾール　1回200mg　1日1回(初日のみ1日2回)
アムホテリシンBリポソーム製剤　1回2.5～5mg/kg　1日1回

● 注射薬での導入療法(2週間程度)に引き続き，維持療法はボリコナゾール(VRCZ)やイトラコナゾール(ITCZ)の内服を行う．ITCZは内用液のほうがカプセル剤に比べて吸収がよい.

● 実臨床では重症例の入院治療においてVRCZとミカファンギン(MCFG)などを併用することもある.

● 特にVRCZを使用する場合は，事前に患者に羞明，霧視，視覚障害といった副作用について説明しておくことが大切である.

● 治療期間について明確に定まったものはなく，臨床症状や画像所見で判断するしかない.

Ⅴ章　呼吸器感染症

c）IPA

〈第1選択薬〉
ボリコナゾール　1回4 mg/kg　1日2回（初日のみ1回6 mg/kg）
もしくは
アムホテリシンBリポソーム製剤　1回2.5～5 mg/kg　1日1回

●副作用や他剤との併用の問題があるときは，その他の抗真菌薬へ変更．

d）ABPA

●ステロイド治療が基本となり，気道攣縮と好酸球性炎症を軽減させる．

プレドニゾロン0.5 mg/kg/日から開始し，改善傾向であれば漸減する

●増悪する場合は再度増量する．吸入ステロイド薬や吸入気管支拡張薬の併用も考慮．
●血清IgE値が病勢を反映するため，薬剤調整の参考に便利である．
●ITCZ 1回200 mg，1日2回の16週間経口投与によってステロイドの減量や投与間隔の拡大，IgE値低下など改善効果がみられたという報告がある[4]．ただし投与量や期間に関して一定の見解はない．

2）肺クリプトコッカス症

〈非HIV患者〉
フルコナゾール　1回200～400 mg　1日1回
もしくは
イトラコナゾール　1回200 mg　1日1回　3～6ヵ月投与
〈重症例や上記無効例〉
フルシトシン　1回25 mg/kg　1日4回か，ボリコナゾール　1回200 mg　1日2回（初日のみ1回300 mg）の内服
もしくは
アムホテリシンBリポソーム製剤　1回2.5～5 mg/kg　1日1回点滴静注

3）ニューモシスチス肺炎

〈非HIV患者の第1選択薬〉
ST合剤　1回3～4 g　1日3回　3週間
〈上記が副作用により投与できない場合〉
ペンタミジン　1回3～4 mg/kg　1日1回か，アトバコン　1回750 mg　1日2回

3　肺真菌症

● ST 合剤は発疹や発熱などの副作用発現の頻度が高く，治療が完遂できない例もしばしばみられる．それと比べるとアトバコンは忍容性に優れる．

4）**肺ムーコル症**

● 病変の切除やデブリドマンに加えてアムホテリシン B リポソーム製剤 1 回 5 mg/kg，1 日 1 回（最大量）を投与する．

● 海外では posaconazole も用いられているが，わが国では未承認である．

文献

1）Kohno S, et al: Intravenous micafungin versus voriconazole for chrohic pulmonary aspergillosis: a multicenter trial in Japan. J Infect **61** : 410, 2010

2）深在性真菌症のガイドライン作成委員会（編）：深在性真菌症の診断・治療ガイドライン 2014，協和企画，東京，2014

3）一般医療従事者のための深在性真菌症に対する抗真菌薬使用ガイドライン作成委員会（編）：一般医療従事者のための深在性真菌症に対する抗真菌薬使用ガイドライン，日本化学療法学会，東京，2009

4）Steven DA, et al: A randomized trial of itraconazole in allergic bronchopulmonary aspergillosis. N Engl J Med **342** : 756, 2000

Ⅴ章. 呼吸器感染症

 市中肺炎, 医療・介護関連肺炎, 院内肺炎

- ✔ 高齢者の市中肺炎(community-acquired pneumonia:CAP)には誤嚥性肺炎が含まれていることがあるのでムセなどの症状があれば入院時に嚥下評価を行う.
- ✔ 高齢者のCAPや医療・介護関連肺炎(nursing and healthcare-associated pneumonia:NHCAP)は,治療後にスムーズに退院が可能かどうか入院中に評価する. ADLが低下して介護を要する状態に陥ることがしばしばあるため, 社会的支援を並行して行う.
- ✔ 総合病院の呼吸器内科に紹介になるケースは, 通常のクリニックと患者集団が異なるため, CAP以外にもまれな感染症(p257,「Ⅴ-5. その他の感染症」参照)を常に意識しておく. 特に肺癌と結核は見逃してはならない.
- ✔ 原因菌が判明すればde-escalationを行う.

デキる呼吸器医の極意

- ●呼吸器の感染症で最も遭遇するのがCAPである.
- ●細菌性気管支炎の診断は困難であり, 基本的に細菌性下気道感染症はCAPと同等の診療を行う. そのため, ここでは肺炎について記載する.
- ●発熱や呼吸器症状などの肺炎を示唆する症状と胸部画像の異常があればCAPと診断されるが, 肺結核を除外することを考えなければならない. 頭のどこかに常に結核の診断の可能性に留意しておく.
- ●CAPと院内肺炎(hospital-acquired pneumonia:HAP)の中間に位置する肺炎の概念として医療ケア関連肺炎(healthcare-associated pneumonia:HCAP)があるが, 日本のHCAPは介護を受けている高齢者肺炎の要素が強いため, NHCAPとして独自の定義が提唱されている. そのため, 日本においてはCAP, NHCAP, HAPの分類が用いられている(表1).

a 診断のポイント

- ●治療開始前に, 喀痰(細菌・抗酸菌いずれも), 血液培養2セットを培養検体として提出する. グラム染色は,初期診断治療に有用である.

4　市中肺炎，医療・介護関連肺炎，院内肺炎

表1　肺炎の分類

タイプ	定　義
CAP	NHCAP，HAP，人工呼吸器関連肺炎(VAP)に当てはまらない肺炎
NHCAP	以下の状況で発生した肺炎 1．精神病床，療養病床，介護施設に入所している 2．90日以内に病院を退院した 3．介護を必要とする高齢者，身障者(パフォーマンスステータス3以上を目安に) 4．通院にて継続的に血管内治療(透析，抗菌薬，化学療法，免疫抑制薬など)を受けている
HCAP	以下の状況で発生した肺炎(1つ以上を満たす) 1．療養病床，介護施設に入所している 2．90日以内に2日以上の入院 3．在宅輸液療法は抗菌薬を含む 4．在宅における創傷治療 5．家族内の多剤耐性菌感染
HAP	入院後48時間以上経過してから発症した肺炎
VAP	気管挿管・人工呼吸器開始後48時間以降に新たに発生した肺炎

(種々の文献を参考に著者作成)

●非定型肺炎はルーチンで全例カバーする必要はなく，強く疑うときにカバーすべきである(表2)．マイコプラズマ肺炎の診断にはCF法ペア血清あるいはLAMP法を用いる(迅速IgM抗体は成人では偽陽性が多い)が，迅速診断は困難である．

●非定型肺炎の中でもレジオネラ肺炎は重篤である．高体温，喀痰が少ない，血清ナトリウム値の低下，血清CRPの著増，大葉性肺炎があればレジオネラ肺炎を疑うべきである．

●CAPでは，可能なら治療前に喀痰，血液培養2セットを培養検体として提出する．レジオネラ肺炎を疑う場合，尿中レジオネラ抗原を提出する．

V章　呼吸器感染症

表2　細菌性肺炎と非定型肺炎の鑑別

鑑別に用いる項目	
1．年齢 60 歳未満 2．基礎疾患がない，あるいは軽微 3．頑固な咳がある 4．胸部聴診上所見が乏しい 5．痰がない，あるいは迅速診断法で原因菌が証明されない 6．末梢血白血球数が 10,000/μL 未満である	

鑑別基準	
6 項目中 4 項目以上合致した場合 　……非定型肺炎疑い 6 項目中 3 項目以下の合致 　……細菌性肺炎疑い	非定型肺炎の感度は 77.9%，特異度は 93.0%
5 項目中 3 項目以上合致した場合 　……非定型肺炎疑い 5 項目中 2 項目以下の合致 　……細菌性肺炎疑い	非定型肺炎の感度は 83.9%，特異度は 87.0%

※非定型肺炎にはレジオネラ肺炎は含まれていない．
[日本呼吸器学会肺炎診療ガイドライン 2017 作成委員会（編）：成人肺炎診療ガイドライン，日本呼吸器学会，東京，p13，表 4，2017 より改変し許諾を得て転載]

- Pneumonia Severity Index（PSI）（表 3），CURB-65（表 4），A-DROP（表 5）などで重症度や予後を評価する．血液検査を行わなくてもよい CRB-65（表 6）も有用である．
- 胸部 CT は，典型的な CAP の患者であればルーチンに撮影する必要はない．NHCAP や HAP は肺結核との鑑別が重要であるため，典型的な細菌性肺炎でなければ胸部 CT 検査を行う．
- NHCAP や HAP の場合，誤嚥のリスクやエピソードがないかを確認する．
- HAP の場合，PSI，CURB-65，A-DROP だけでなく，院内肺炎では I-ROAD 重症度分類（図 1）を評価する．

4 市中肺炎，医療・介護関連肺炎，院内肺炎

表3 Pneumonia Severity Index (PSI)

背景因子	点数
年齢	
男性	年齢
女性	年齢－ 10
Nursing home	＋ 10
合併症	
悪性腫瘍	＋ 30
肝疾患	＋ 20
うっ血性心不全	＋ 10
脳血管障害	＋ 10
腎疾患	＋ 10
身体所見	
意識レベルの低下	＋ 20
呼吸数 30 回 / 分以上	＋ 20
収縮期血圧＜ 90 mmHg	＋ 20
体温 35℃未満あるいは 40℃以上	＋ 15
脈拍 125/ 分以上	＋ 10
検査および X 線所見	
動脈血 pH ＜ 7.35	＋ 30
BUN 30 mg/dL 以上	＋ 20
ナトリウム 130 mEq/L 未満	＋ 20
血糖 250 mg/dL 以上	＋ 10
ヘマトクリット 30%未満	＋ 10
PaO_2 60 mmHg(SpO_2 90%)未満	＋ 10
胸水	＋ 10

PSI の点数に応じたクラス分け，死亡率

クラス	合計点	POST study での死亡率
Ⅰ	※	0.1%
Ⅱ	70 点以下	0.6%
Ⅲ	71 ～ 90	2.8%
Ⅳ	91 ～ 130	8.2%
Ⅴ	131 以上	29.2%

※ 50 歳未満で合併症やバイタルサインの異常がない．

（文献 2 より引用）

V章　呼吸器感染症

表4　CURB-65

C（Confusion）	意識障害・見当識障害
U（Uremia	BUN ＞ 20 mg/dL
R（Respiratory rate	呼吸数 30 回 / 分以上
B（Blood pressure）	収縮期血圧 90 mmHg 未満もしくは拡張期血圧 60 mmHg 未満
65	65 歳以上

スコア	治療場所	30 日死亡率
0 点	外来治療	3%
1 点		
2 点	入院を考慮	3 〜 15%
3 点	入院治療	15 〜 40%
4 点	ICU を考慮	
5 点		

（文献 3 を参考に著者作成）

表5　A-DROP システム

使用する指標	

1. 男性 70 歳以上，女性 75 歳以上
2. BUN 21 mg/dL 以上または脱水あり
3. SpO$_2$ 90%以下（PaO$_2$ 60 Torr 以下）
4. 意識障害
5. 血圧（収縮期）90 mmHg 以下

重症度分類	

軽症：上記 5 つの項目のいずれも満足しないもの
中等症：上記項目の 1 つまたは 2 つを有するもの
重症：上記項目の 3 つを有するもの
超重症：上記項目の 4 つまたは 5 つを有するもの
ただし，ショックがあれば 1 項目のみでも超重症とする

［日本呼吸器学会肺炎診療ガイドライン 2017 作成委員会（編）：成人肺炎診療ガイドライン，日本呼吸器学会，東京，p12，表 3，2017 より改変し許諾を得て転載］

表6 CRB-65(主に診療所などで用いる)

C(Confusion)	意識障害・見当識障害
R(Respiratory rate)	呼吸数 30 回 / 分以上
B(Blood pressure)	収縮期血圧 90 mmHg 未満もしくは拡張期血圧 60 mmHg 未満
65	65 歳以上

スコア	治療場所	30 日死亡率
0 点	外来治療を考慮	1%未満
1 点	入院治療を考慮し病院へ紹介	1〜10%
2 点		
3 点	入院治療	10〜31%
4 点		

(文献 3 を参考に著者作成)

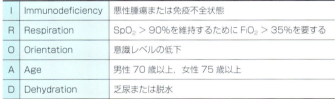

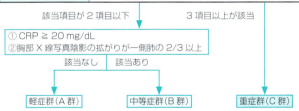

※①長期の抗菌薬投与,②長期入院の既往,③ MRSA 感染やコロナイゼーションの既往,のいずれかに該当すれば抗 MRSA 薬の使用を考慮する.

図1 I-ROAD 重症度分類

[日本呼吸器学会肺炎診療ガイドライン 2017 作成委員会(編):成人肺炎診療ガイドライン,日本呼吸器学会,東京,p41,図5,2017 より改変し許諾を得て転載]

V章　呼吸器感染症

b 治療の実践

1) CAP

● 原則として原因菌が判明すれば de-escalation する.

● 治療期間は 7 日間程度（肺炎球菌は解熱後 3 日間程度まで）である.

a) 細菌性肺炎（*Streptococcus pneumoniae*, *Haemophilus influenzae*, *Moraxella catarrhalis*, *Klebsiella pneumoniae*, *Staphylococcus aureus* など）を考える場合

〈外来で治療するとき〉

> アモキシシリン（サワシリン）（250 mg）　1 回 2 錠　1 日 3 回　～　1 回 4 錠　1 日 2 回
> または
> アモキシシリン（250 mg）　1 回 1 錠　1 日 3 回＋アモキシシリン／クラブラン酸（オーグメンチン）（250 mg）　1 回 1 錠　1 日 3 回など
> ［※初回にセフトリアキソン（ロセフィン）1 g を点滴してもよい，アジスロマイシン（ジスロマック）と併用してもよい］

〈入院治療を行う場合で，肺炎球菌による CAP を強く疑うとき〉

> アンピシリン（ビクシリン）　2 g　1 日 4 回点滴
> または
> ペニシリン G　300 ～ 400 万単位　1 日 6 回点滴など

〈入院治療を行う場合で，エンピリックに治療するとき〉

> アンピシリン／スルバクタム（ユナシン）　3 g　1 日 4 回点滴
> または
> セフトリアキソン（ロセフィン）　1 ～ 2 g　1 日 1 回点滴など

b) 非定型肺炎（*Mycoplasma pneumoniae*, *Chlamydophila pneumoniae*, *Legionella pneumophila* など）を考える場合

〈外来で治療するとき〉

> ドキシサイクリン（ビブラマイシン）（100 mg）　1 回 1 錠　1 日 2 回（初回のみ 2 錠を内服）
> または
> クラリスロマイシン（クラリス）（200 mg）　1 回 2 錠　1 日 2 回
> または

アジスロマイシン（ジスロマック SR）　2 g　空腹時単回投与
または
レボフロキサシン（クラビット）（500 mg）　1 日 1 回 1 錠

※ただしニューキノロンの処方時には結核でないことを検討すべきである.

〈入院で治療するとき〉

ミノサイクリン（ミノマイシン）　100 mg　1 日 2 回点滴
または
アジスロマイシン（ジスロマック）　500 mg　1 日 1 回点滴など

c) 細菌性肺炎と非定型肺炎の両方を考える場合

セフトリアキソン（ロセフィン）　1～2 g　1 日 1 回点滴＋アジスロマイ
シン（ジスロマック）　500 mg　1 日 1 回点滴など

2) NHCAP, HAP

● 原則として原因菌が判明すれば de-escalation する.
● 治療期間は 5～8 日間程度（緑膿菌は 15 日間程度）である.

〈A-DROP 軽症～中等症 /I-ROAD A 群 / 耐性菌リスクが低い場合〉

アンピシリン / スルバクタム（ユナシン）　3 g　1 日 4 回点滴
または
セフトリアキソン（ロセフィン）　1～2 g　1 日 1 回点滴など

〈A-DROP 重症以上 /I-ROAD B 群 / 耐性菌リスクを考慮する場合，緑
膿菌が疑われる場合〉

ピペラシリン / タゾバクタム（ゾシン）　4.5 g　1 日 3～4 回点滴
または
セフェピム（マキシピーム）　1～2 g　1 日 3 回点滴など

〈A-DROP 重症以上 /I-ROAD C 群 / 耐性菌リスクを考慮する場合，緑
膿菌が疑われる場合〉

上記 I-ROAD B 群の治療に加えて
ゲンタマイシン（ゲンタシン）　5 mg/kg　1 日 1 回点滴
または
アミカシン　100～200 mg　1 日 2 回点滴（15 mg/kg　1 日 1 回も
有効）

Ⅴ章　呼吸器感染症

> または
> レボフロキサシン（クラビット）　500 mg　1日1回点滴など

※これらの併用は推奨されるわけではないが，菌の感受性が判明するまでは
　併用してもよい

3)　MRSA肺炎

> バンコマイシン　1回1,000 mg　1日2回点滴
> （院内でTDMを実施して用法・用量を調整する）
> または
> リネゾリド（ザイボックス）　1回600 mg　1日2回点滴

文献

1) 日本呼吸器学会肺炎診療ガイドライン 2017 作成委員会（編）：成人肺炎診療ガイドライン，日本呼吸器学会，東京，2017
2) Fine MJ, et al: The hospital admission decision for patients with community-acquired pneumonia. Results from the pneumonia Patient Outcomes Research Team cohort study. Arch Intern Med **157** : 36, 1997
3) Lim WS, et al: Defining community acquired pneumonia severity on presentation to hospital: an international derivation and validation study. Thorax **48** : 377, 2003

V章. 呼吸器感染症

5 その他の感染症（膿胸, ノカルジア, 寄生虫）

- ✓ 膿胸は，治療に難渋してから外科に掻爬を依頼すると，治療期間が長引くうえ患者のADLも低下するため，重症例は急性期に一度外科とディスカッションを行うべきである．胸腔ドレーンが引っ張られることで疼痛を伴う．躊躇せずに鎮痛薬を使用する．
- ✓ 肺ノカルジア症は，グラム染色こそが診断の決め手となるため，検査室と連携をとって診断にあたる．免疫不全がないかどうか，また肺アスペルギルス症や結核など他の呼吸器感染症の合併がないかについて精査を行うべきである．
- ✓ 寄生虫疾患は比較的まれな疾患であるが，肺内の孤立結節影や多彩な陰影とともに末梢血好酸球やIgEが上昇していれば，抗寄生虫抗体スクリーニング検査を行ってもよい．

【A. 膿胸（細菌性胸膜炎）】

- 膿胸は「膿性胸水」のことである．定義は見た目が膿にみえることとされているが，狭義では細菌の存在する胸腔内感染症のことを指す（表1）．
- 肺炎が胸腔内に波及することで膿胸に至るケースが多い．
- 胸水＋発熱の症例で，抜歯の既往，誤嚥，糖尿病・ステロイド内服中といった免疫不全状態があると膿胸の可能性は高くなる．

a 診断のポイント

- 膿胸は胸部X線写真における胸水貯留のみでは鑑別できないが，胸部CTにおけるspilit pleura signの存在は膿胸を示唆するものである[2]．
- 膿胸は画像だけでは診断できないので，必ず胸腔穿刺を行うべきである．
- 胸腔穿刺において明らかに膿性の胸水が穿刺できた場合，胸腔ドレナージを行うべきである．
- 胸水は，細菌，抗酸菌，細胞診に提出する．結核性胸膜炎や癌性胸膜炎の可能性があると判断した場合，胸水中アデノシンデアミナーゼ

Ｖ章　呼吸器感染症

表1　Light による膿胸の分類

Class		特徴と治療
1	通常胸水	側臥位写真上 10 mm 以下の厚さ．胸腔穿刺の適応なし
2	典型的肺炎随伴性胸水	10 mm 以上の厚さ．糖＞ 40 mg/dL，pH ＞ 7.2，LDH ＜正常血清の 3 倍．グラム染色と培養陰性．抗菌薬投与のみ
3	境界性複雑性肺炎随伴性胸水	pH7.0 〜 7.2 または LDH ＜正常上限の 3 倍，糖＞ 40 mg/dL．グラム染色と培養が陰性．抗菌薬とそれに続く胸腔穿刺
4	通常複雑性肺炎随伴性胸水	pH ＜ 7.0 または糖＜ 40 mg/dL またはグラム染色か培養で陽性．明らかな膿がない胸腔．ドレナージと抗菌薬投与
5	高度複雑性肺炎随伴性胸水	pH ＜ 7.0 または糖＜ 40 mg/dL またはグラム染色か培養で陽性．多房化している．胸腔ドレナージ，抗菌薬投与，フィブリン溶解剤を考慮
6	通常膿胸	明らかな膿が存在し，単房性．胸腔ドレナージ，抗菌薬，被膜剥離術を考慮
7	高度膿胸	明らかな膿が存在し，多房性．胸腔ドレナージ，抗菌薬，フィブリン溶解剤を考慮．しばしば胸腔鏡や被膜剥離術が必要

（文献 1 より引用）

（ADA），胸水中腫瘍マーカーも追加測定する．ただし膿胸の場合 ADA が著増するため，安易に結核性と診断すべきでない．

b　治療の実践

● 膿胸は全例抗菌薬の点滴と胸腔ドレナージを行う．
● 抗菌薬の点滴は 4 週間以上継続することが多い．長期入院が難しいケースや ADL が極めて改善したケースにおける経口薬への切り替えについては，アモキシシリン(サワシリン®) ＋アモキシシリン / クラブラン酸(オーグメンチン®)などを選択することが多い．
● 胸腔〜深部の肺壊死巣には抗菌薬は届きにくいため外科的治療を早期から考慮する．
● 複数の被包化膿胸が胸腔内にある場合，複数の胸腔ドレナージが難しいと判断すれば外科的治療を優先してもよい．

〈市中発症の場合〉

> 胸腔ドレナージののち，アンピシリン / スルバクタム（ユナシン-S）　1回3ｇ　1日4回点滴など

〈複雑な背景因子がある場合あるいは院内発症〉

> 胸腔ドレナージののち，ピペラシリン / タゾバクタム（ゾシン）　1回4.5ｇ　1日4回点滴など

〈強度に被包化された膿胸腔がある場合〉

> 胸腔ドレナージ＋上記抗菌薬点滴に加えて，胸腔ドレーンからウロキナーゼ12万単位＋生食100 mL 注入→2～3時間クランプし開放→その際，温めた生食500 mL で洗浄することも効果的

※組織プラスミノーゲン活性化因子として日本ではウロキナーゼがよく用いられている．

【B．肺ノカルジア症】

- ヒトに病原性を示す放線菌には，嫌気性菌放線菌と好気性放線菌があり，前者に *Actinomyces*，後者に *Nocardia* などがある．
- 肺ノカルジア症はまれな呼吸器感染症であるが，総合病院でも年に数回は検出されることがありうる感染症である．
- ノカルジアはグラム陽性の好気性菌で，土壌・粉じん・水などに生息し，吸入・誤嚥することによって肺ノカルジア症を発症する．
- 一般的にステロイドや免疫抑制薬を用いている患者に日和見感染症として発症することが多いが，呼吸器疾患を有する患者であれば免疫不全がなくとも発症することがある[3,4]．
- 高齢者，肺アスペルギルス症との混合感染，ST 合剤耐性肺ノカルジア症は，死亡リスクを上昇させる[4]．ただし，感受性試験上は ST 合剤耐性にもかかわらず，ST 合剤により治療成功する例もあるため，感受性結果のみを判断根拠に治療を選択しないほうがよいとする意見もある．
- 肺ノカルジア症の起因菌としては *Nocardia asteroides* が最も多い．ただし，元来 *N. asteroides* と呼ばれていたものは，現在 16sRNA 検査により細分類化している．

Ⅴ章　呼吸器感染症

a 診断のポイント

● 肺ノカルジア症は血清学的診断法は確立されておらず，確定診断はノカルジアの分離・同定である．

● ノカルジアの発育には時間がかかるため，早期診断が困難である．そのため，グラム染色による形態観察で診断を行うことが多い（グラム陽性の放射状に連なった桿菌）．

● 画像検査では空洞を呈することが多いとされているが，免疫不全状態にない患者では consolidation や結節影を呈することもあるため，画像のみでの判別は難しい[3, 4]．

● 播種性ノカルジア症に脳膿瘍を合併することがあるため，重症例において頭部画像検索は必須である．

b 治療の実践

● ノカルジア感染症の治療には ST 合剤（バクタ®）を用いる．トリメトプリムとして 1 日当たり 10 ～ 20 mg/kg 使用するのが標準的用法である．

> ST 合剤（バクタ）　8 錠分 2 ～ 12 錠分 2 など

● N. otitidiscaviarum など ST 合剤が効きにくい菌種が存在する．

● 重症例や中枢神経系感染症を合併している場合，イミペネム／シラスタチン（チエナム®）やアミカシンの点滴治療を単独ないしは ST 合剤と併用して投与する．

> イミペネム／シラスタチン（チエナム）　0.5 ～ 1 g　6 ～ 8 時間毎
> 　＋
> アミカシン　400 mg　24 時間毎　あるいは 200 mg　12 時間毎

● 治療期間は初期治療（点滴静注：免疫不全の患者は 6 週間程度）と維持療法（内服：非免疫不全の患者は初期治療と合わせて 6 ヵ月程度，免疫不全や播種性ノカルジア症の患者は初期治療と合わせて 12 ヵ月程度）に分けられる．

● 脳膿瘍の縮小がみられない場合，外科的切除も考慮する．

5　その他の感染症（膿胸，ノカルジア，寄生虫）

【C. 寄生虫】

- 呼吸器診療で遭遇する可能性が高い寄生虫は，肺吸虫症と回虫類による幼虫移行症である．その他，イヌ糸状虫による肺の結節影も時に遭遇する．
- 肺吸虫にはウェステルマン肺吸虫と宮崎肺吸虫の 2 種類がよく知られており，圧倒的に前者が多いが，両者を鑑別する必要性はない．サワガニ・モクズガニ・イノシシ肉などを生食することで発症するとされている．
- イヌおよびネコ回虫幼虫による幼虫移行症のことをトキソカラ症と呼ぶ．回虫類の幼虫移行症は，回虫の虫卵または幼虫を直接飲み込むか，ウシやトリのレバーを摂取することによって発症する．

a　診断のポイント

- 咳嗽，血痰などの呼吸器症状が主体であるが，寄生虫疾患は画像上様々な肺の陰影をとりうる．肺吸虫症では気胸，胸水，浸潤影，結節影をはじめ，多種多様な異常影を形成する．回虫類による幼虫移行症では肝や肺に多発性の結節影を呈することが典型的である．
- 末梢血好酸球数，血清総 IgE 値が長期にわたって上昇することが多い．
- 寄生虫疾患を疑った場合，血清の抗体を採取し（外部委託），イノシシ肉，川カニ，レバーといった奇異な摂食行動がなかったか問診を行う必要がある．喀痰や便中の検査で同定できる例は少なく，多くが抗寄生虫抗体スクリーニング検査によって診断されている．
- 回虫類による幼虫移行症の場合，頭部に病変をつくることがあるため，MRI などで頭蓋内の検索を行う．
- イヌ糸状虫は呼吸器症状は乏しく好酸球増多もさほどみられない．偶発的に肺野の異常陰影を指摘されることのほうが多いだろう．軽度であるため血清抗体価も上昇しにくい．

b　治療の実践

- 基本的に「寄生虫症薬物治療の手引き」[5]を参考にされたい．

〈肺吸虫〉

プラジカンテル（ビルトリシド）　1 回 25 mg/kg　1 日 3 回　3 日間投与

V章　呼吸器感染症

〈回虫類の幼虫移行症〉

ピランテルパモ酸塩（コンバントリン®）　10 mg/kg　単回復用

※アルベンダゾールは肝機能障害をきたしやすいので注意する.
● イヌ糸状虫は診断がついていれば，軽度の場合，経過観察でもよい．
有効な診断法がないので，外科的に切除されることが多い．内服を行
う場合，ジエチルカルバマジン（スパトニン®）などの抗フィラリア薬
が用いられる.

文献

1）Light RW: A new classification of parapneumonic effusions and empyema. Chest **108** : 299, 1995
2）Tsujimoto N, et al: A simple method for differentiating complicated parapneumonic effusion/empyema from parapneumonic effusion using the split pleura sign and the amount of pleural effusion on thoracic CT. PLoS One **10** : e0130141, 2015
3）Peleg AY, et al: Risk factors, clinical characteristics, and outcome of Nocardia infection in organ transplant recipients: a matched case-control study. Clin Infect Dis **44** : 1307, 2007
4）Kurahara Y, et al: Pulmonary nocardiosis: A clinical analysis of 59 cases. Respir Investig **52** : 160, 2014
5）日本医療研究開発機構　新興・再興感染症に対する革新的医薬品等開発推進研究事業「わが国における熱帯病・寄生虫症の最適な診断治療体制の構築」：寄生虫症薬物治療の手引き，2017

VI章

その他の重要な呼吸器疾患

1. サルコイドーシス
2. 薬剤性肺障害
3. リンパ増殖性肺疾患
4. アミロイドーシス
5. 肺高血圧症
6. 肺分画症
7. 誤嚥性肺炎,リポイド肺炎
8. じん肺とその関連疾患
9. 睡眠時無呼吸症候群
10. 慢性の良性呼吸器疾患の治療

VI章. その他の重要な呼吸器疾患

1 サルコイドーシス

- ✓ サルコイドーシスは，多様な画像所見を示すため，びまん性肺疾患では，必ず鑑別疾患に挙げる．
- ✓ 肉芽腫を形成する代表的な疾患として肺結核があり，必ず除外する必要がある．気管支鏡検査［気管支肺胞洗浄（BAL）／経気管支肺生検（TBLB）］では抗酸菌培養を行う．特に，リンパ節生検時に抗酸菌培養を忘れがちになるため，注意する．
- ✓ 心サルコイドーシスにおいてはPET検査が有用である．必ず心サルコイドーシスを評価するための条件で撮影する．

- ● サルコイドーシスは全身の諸臓器に乾酪壊死を伴わない類上皮細胞肉芽腫を認める原因不明の疾患である．
- ● 臨床経過はいずれの臓器病変においても自然軽快，増悪があり，多様である．
- ● 最近，若年発症のサルコイドーシスが減少し，高齢発症例が増えてきている．女性では20～34歳，50～60歳の2峰性に分布し，男性は20～34歳にピークがみられる[1]．
- ● 発見動機は，健康診断が28.0%，自覚症状が56.5%である[1]．無症状が26.2%であり，有症状のうち視覚症状が28.8%，咳嗽が18.3%，息切れが12.4%であり，そのほか皮膚症状，倦怠感，発熱もある[1]．
- ● 胸部画像所見異常が86%にみられ，両側肺門リンパ節腫脹（bilateral hilar lymphadenopathy：BHL）は75.8%，眼所見は54.8%，皮膚所見は35.4%，心臓検査所見異常は23.0%にみられた[1]．
- ● 疾患感受性のある宿主が環境中のなんらかの抗原物質に曝露されることで誘導されるTh1タイプの過敏性免疫反応に起因すると考えられている．
- ● 病因については，これまで多くの研究がなされ，多数の仮説が提唱されているが，いまだに原因不明とされている．海外では結核菌が原因との説もあるが，わが国からは*Propionibacterium acnes*説が発信されている．*P. acnes*細胞胸膜抗原であるリポテイコ酸に対する抗

1　サルコイドーシス

体（PAB抗体），*P. acnes*細胞内抗原であるトリガーファクター蛋白に対する抗体（TIG抗体）がサルコイドーシス病変部で陽性となる．
●肉芽腫が継続して難治化する例もあるが，多くは，肉芽腫が消失し，線維化に進展することから難治化を示す．

a　診断のポイント

●臨床症状や検査所見が多彩なため，全身の系統的な診察および総合的な判断が重要である．
●診断に際しては，組織学的に肉芽腫を証明し，多臓器病変（2臓器以上）であることが重要視されている．原則，わが国の診断基準（2015年）に従い診断する．類上皮細胞肉芽腫が証明されれば組織診断群となり，証明されなければ，呼吸器，眼，心臓の3臓器中の2臓器以上に強く示唆する臨床所見（表1～3）を認め，かつ特徴的な所見（表4）の5項目中2項目以上が陽性である場合，臨床診断群となる．

表1　呼吸器所見

1. 両側肺門リンパ節腫脹（BHL）
2. CT/HRCTで気管支血管周囲間質の肥厚やリンパ路に沿った多発粒状影．リンパ路に沿った分布を反映した多発粒状影とは小葉中心性にも，小葉辺縁性（リンパ路のある胸膜，小葉間隔壁，気管支動脈に接して）にも分布する多発粒状影である．

1. または2. がある場合，呼吸器系病変を強く示唆する臨床所見とする．

表2　眼所見

1. 肉芽腫性前部ぶどう膜炎（豚脂様角膜後面沈着物，虹彩結節）
2. 隅角結節またはテント状周辺虹彩前癒着
3. 塊状硝子体混濁（雪玉状，数珠状）
4. 網膜血管周囲炎（主に静脈）および血管周囲結節
5. 多発するろう様網脈絡膜滲出斑または光凝固斑様の網脈絡膜萎縮病巣
6. 視神経乳頭肉芽腫または脈絡膜肉芽腫

参考となる眼病変：角膜乾燥症，上胸膜炎・強膜炎，涙腺腫脹，眼瞼腫脹，顔面神経麻痺
眼所見の6項目中2項目以上を有する場合，眼病変を強く示唆する臨床所見とする．

Ⅵ章　その他の重要な呼吸器疾患

表3　心臓所見

1．主徴候

- a）高度房室ブロック（完全房室ブロックを含む）または持続性心室頻拍
- b）心室中隔基部の菲薄化または心室壁の形態異常（心室瘤，心室中隔基部以外の菲薄化，心室壁肥厚）
- c）左室収縮不全（左室駆出率50％未満）または局所的心室壁運動異常
- d）Ga-67 citrate シンチグラフィーまたは F-18 FDG PET での心臓への異常集積
- e）ガドリニウム造影 MRI における心筋の遅延造影所見

2．副徴候

- a）心電図で心室性不整脈（非持続性心室頻拍，多源性あるいは頻発する心室期外収縮），脚ブロック，軸偏位，異常Q波のいずれかの所見
- b）心筋血流シンチグラムにおける局所欠損
- c）心内膜心筋生検：単核細胞浸潤および中等度以上の心筋間質の線維化

心臓所見（徴候）は主徴候と副徴候に分けられ，以下の1）または2）のいずれかを満たす場合，心臓病変を強く示唆する臨床所見とする．
1）主徴候5項目中2項目以上が陽性の場合
2）主徴候5項目中1項目が陽性で，副徴候3項目中2項目以上が陽性の場合

表4　特徴的な検査所見

1．両側肺門リンパ節腫脹
2．血清アンジオテンシン変換酵素（ACE）活性高値または血清リゾチーム値高値
3．血清可溶性インターロイキン-2受容体（sIL-2R）高値
4．Ga-67 crirate シンチグラフィーまたは F-18 FDG PET における著明な集積所見
5．気管支肺胞洗浄検査でリンパ球比率上昇，CD4/CD8比が3.5を超える上昇

特徴的な検査所見5項目中2項目以上陽性の場合に陽性とする．

- ●重症度分類[2]を表5に示す．
- ●当院で行うべき検査項目を表6に示す．
- ●サルコイドーシスの胸部X線写真分類を表7に示す．
- ●サルコイドーシスの HRCT 所見を表8，9に示す．

1　サルコイドーシス

表5　重症度分類

	点数
1．罹患臓器数	
1または2臓器病変	1
3臓器以上または心病変合併	2
2．治療の必要性（全身ステロイド，全身免疫抑制薬）	
治療なし	0
必要性はあるが治療なし	1
治療あり	2
3．サルコイドーシスに関連した身体障害の認定	
身体障害なし	0
3級または4級	1
1級または2級	2
合計スコアによる判定	
合計点	重症度
1点	I
2点	II
3または4点	III（助成対象）
5または6点	IV（助成対象）

表6　当院で行うべき検査項目

1．血液検査
　一般血液，肝機能，腎機能，ACE，リゾチーム，可溶性 IL-2R
2．尿検査
　一般，沈渣，必要に応じて Ca 定量
3．生理検査
　精密肺機能検査，心エコー，心電図，必要に応じて Holter 心電図，6分間歩行検査，動脈血液ガス分析
4．画像検査
　HRCT，PET（心サルコイドーシスに合わせた条件），Ga シンチ
5．気管支鏡検査
　BAL（細胞分画，CD4/CD8 比），TBLB は上肺野3個，下肺野3個採取

表7　サルコイドーシスの胸部X線写真分類

Stage 0：正常X線写真
Stage I：肺門リンパ節腫大のみ
Stage II：肺門リンパ節腫大と肺実質病変
Stage III：肺実質病変
Stage IV：肺線維症

（文献3を参考に著者作成）

VI章　その他の重要な呼吸器疾患

表 8　早期または活動期サルコイドーシスの HRCT 所見

- リンパ路に沿った境界明瞭な小結節（気管支血管束の間質，胸膜表面，葉間胸膜，小葉間隔壁や小葉中心性構造）[a, b]
  注意：小結節の小葉中心性のクラスターは tree-in-bud 様である
- 小結節のびまん性またはランダム分布
- 孤立した不連続性の結節影
- 上葉の肺門近傍優位の結節影 [a, b]
- 大結節（＞ 1 cm），腫瘤影，気管支透亮像を伴う consolidation（サテライト結節やギャラクシーサインに関係している）[a, b]
- 限局性または斑状のすりガラス影
- 異常陰影の斑状分布
- リンパ節腫大，通常対称性，石灰化はしばしば不明瞭または卵殻 [a]
- 気道壁の肥厚，粒状化，狭窄
- モザイクまたはエアトラッピング [a]

[a] 最も一般的な所見，[b] 鑑別に最も役立つ所見

（文献 4 を参考に著者作成）

表 9　線維化サルコイドーシスの HRCT 所見

- スムースまたは結節状の気管支血管束に沿った間質の肥厚 [a, b]
- 持続していることもあるが小結節数の減少：しばしば早期よりはより不整にみえる [a, b]
- 上葉の肺門近傍の優位の異常 [a, b]
- 牽引性気管支拡張に関係する集塊状の腫瘤，通常は肺門付近；活動期に比較するとサテライト結節の消失または減少 [a, b]
- 葉間胸膜の不整 [a, b]
- 上葉気管支の後方変位 [a, b]
- 小葉間隔壁の肥厚
- 蜂巣肺，囊胞性変化，しばしば上葉優位にみられる [b]
- リンパ節腫大，通常は対称性，石灰化を伴う [a]
- 気道壁の肥厚，粒状化，狭窄
- モザイクまたはエアトラッピング [a]

[a] 最も一般的な所見，[b] 鑑別に最も役立つ所見

（文献 4 を参考に著者作成）

b　治療の実践

- 多様な病状を呈するので，病状を考慮して治療適応を決める．無治療で経過観察が適当と考えられる場合と治療を要する場合を表 10，表 11 に示す．
- 肺サルコイドーシスの治療は，自覚症状，呼吸機能障害がある場合に，ステロイド治療の適応がある．Stage II，III で下記の場合がステロイド治療の適応である [5]．サルコイドーシスで使用される治療薬を表 12 に示す．

1　サルコイドーシス

表10　無治療で経過観察可能な病態

1. 肺外病変のないstage Ⅰ（BHLのみ）
2. 胸部X線像で肺野の粒状影や綿花状陰影が主体で，症状が咳嗽のみの場合
3. 内視鏡所見，生検陽性のみの胃病変
4. 腫瘤形成のみの筋病変
5. 美容上問題のない皮膚病変

(文献5より引用)

表11　治療適応の病態

1. 急性サルコイドーシス
2. 生命の予後が危ぶまれる場合
3. 眼サルコイドーシス
4. 高度の臓器機能障害のある場合
5. 日常生活の質（QOL）に支障をきたす場合
6. 難治性サルコイドーシス
7. 美容上問題となる皮膚病変

(文献5より引用)

表12　サルコイドーシスの治療薬

- 消炎鎮痛薬（NSAIDs）
- 抗菌薬
  テトラサイクリン系薬（ミノマイシン，ビブラマイシン）
- 副腎皮質ホルモン
- 免疫抑制薬（細胞毒性薬）
  メトトレキサート，アザチオプリン，シクロホスファミド，chlorambucil，シクロスポリン，タクロリムス，ミゾリビン，クロロキン，ヒドロキシクロロキン
- TNF阻害薬*
  インフリキシマブ，エタネルセプト

*TNF阻害薬の治療効果は限定的であり，エビデンスに乏しい.

(文献5を参考に著者作成)

〈ステロイド治療の適応〉

①肺病変による自覚症状（特に息切れと咳）が強い場合.

②明らかな呼吸器障害をきたしている場合.

③画像所見の悪化とともに自覚症状（特に息切れ）が増強している場合や，呼吸機能障害の程度が悪化しつつある場合.

④胸部CTでの太い気管支・血管周囲の肥厚，気管支の変形，拡張や無気肺（特に上葉）の悪化する場合.

⑤自覚症状や呼吸機能障害の程度が軽く，画像所見のみが悪化する場合は，ステロイドの全身投与は慎重に行う.

VI章　その他の重要な呼吸器疾患

・プレドニゾロン　0.5 ～ 1.0 mg/ 日より開始し，4 週間後より漸減，維持量（プレドニゾロン 5 ～ 10 mg/ 日）で継続するか，中止[6]．
・プレドニゾロン減量により再燃する場合は，プレドニゾロン 20 mg/ 日から維持量（5 ～ 10 mg/ 日）より，メトトレキサート 6 mg/ 週を併用する[7]．
・ミノサイクリン 100 mg/ 日またはドキシサイクリン 100 mg/ 日（効果不十分の場合 200 mg/ 日まで増量）[8]．

● ステロイド治療導入された場合には，漸減中か中止後に 40％で再燃すると報告があり，プレドニゾロン 15 ～ 20 mg/ 日からは 1 mg ずつゆっくり減量したほうが安全である[6]．

● サルコイドーシスに対して用いられる免疫抑制薬は安全性と有効性の観点から，メトトレキサートとアザチオプリンが選ばれ，シクロホスファミドは難治例のために残しておくべきものとされている[8]．

文献

1) Morimoto T, et al: Epidemiology of sarcoidosis in Japan. Eur Respir J **31** : 372, 2008
2) 四十坊典晴ほか：わが国におけるサルコイドーシスの診断基準と重症度分類．日サルコイドーシス肉芽腫会誌 **35** : 3, 2015
3) Miller BH, et al: Thoracic sarcoidosis: radiologic-pathologic correlation. Radiographics **15** : 421, 1995
4) Webb WR, et al: Sarcoidosis. High-Resolution CT of The Lung, Wolters Kluwer Health, Philadelphia, p312, 2015
5) 森下宗彦：管理・治療の基本．サルコイドーシス，第 2 版，長井苑子，最新医学社，大阪，p157，2012
6) 長井苑子：サルコイドーシス．びまん性肺疾患の臨床，第 4 版，びまん性肺疾患研究会，金芳堂，京都，p202，2012
7) 山口哲生ほか：テトラサイクリンによるサルコイドーシスの治療．日サルコイドーシス肉芽腫会誌 **28** : 41, 2008
8) 四十坊典晴ほか：治療薬剤 2．代替治療薬．サルコイドーシス，第 2 版，長井苑子，最新医学社，大阪，p172，2012

VI章. その他の重要な呼吸器疾患

2 薬剤性肺障害

- いかなる薬剤も肺障害を起こしうることを念頭に診断する.
- 胸部 CT で多彩な陰影をみたら,薬剤性肺障害を疑う.
- 長期内服している薬剤でも肺障害を起こすことがあり,内服しているすべての薬剤を疑う.
- 薬剤性肺障害が疑われたら,可能な限り投与しているすべての薬剤を中止・変更する.

デキる呼吸器医の極意

- 薬剤性肺障害とは,薬剤を投与中に起きた呼吸器系の障害の中で,薬剤と関連があるものと定義される.
- 医師が処方した薬剤だけでなく,市販薬,生薬,サプリメント,麻薬なども含む.
- 分子標的薬や生物学的製剤など新しい薬物の開発,使用頻度の増加に伴い,薬剤性肺障害は増加,多様化してきている.
- びまん性肺疾患の診療において,常に鑑別に考える必要がある.
- 薬剤投与から肺障害発症までの発症時期は,投与数分後以内に発症するものから,投与から数年を経て発症するまで多様である.通常,投与開始後 2〜3 週間から,2〜3ヵ月で発症するものが多い.
- 急性発症(3ヵ月)は,非心原性肺水腫,過敏性肺炎,急性好酸球性肺炎,びまん性肺胞傷害の臨床像を示すことが多い.
- 慢性発症は,非特異性間質性肺炎,器質化肺炎の臨床像を示すことが多い.
- 発症機序は,細胞障害性薬剤によるⅡ型肺胞上皮細胞,気道上皮細胞あるいは血管内細胞に対する直接毒性および免疫系細胞の活性化の 2 つの機序が考えられている.

a 診断のポイント

- 常に薬剤の関与(健康食品や市販薬を含む)を疑い詳細に問診をとることが重要である.特に,最近使用を開始した薬剤の有無に注意する.
- 薬剤性肺障害の診断基準を表 1 に示す.
- 画像所見は多様であり,病型に対応した画像パターンを呈する.高分

VI章　その他の重要な呼吸器疾患

表1　薬剤性肺障害の診断基準

1. 原因となる薬剤の摂取歴がある	市販薬，健康食品，非合法の麻薬・覚醒薬にも注意
2. 薬剤に起因する臨床病型の報告がある	臨床所見，画像所見，病理パターンの報告
3. 他の原因疾患が否定される	感染症，心原性肺水腫，原疾患増悪などの鑑別
4. 薬剤の中止により病態が改善する	自然軽快もしくは副腎皮質ステロイドにより軽快
5. 再投与により増悪する	一般的に誘発試験は勧められないが，その薬剤が患者にとって必要で誘発試験の安全性が確保される場合

（文献1より引用）

表2　薬剤性肺炎のHRCT所見

疾患	HRCT所見
DAD	すりガラス影，crazy-pavingパターンや均等影を伴うこともある[a]
NSIP	すりガラス影，網状影を伴うこともある[a]
器質化肺炎（BOOP様反応）または好酸球性肺炎反応	気管支辺縁や末梢のconsolidation[a]
アミオダロン	縦隔条件で肺実質や肝臓の高吸収域[a]

[a] 最も一般的な所見

（文献2を参考に著者作成）

　解能CT（HRCT）所見を表2に示す．

● 原因と疑われる薬剤による同様の薬剤性肺障害の報告があると診断の信頼性が高くなる．PNEUMOTOX ON LINE〈http://www.pneumotox.com/〉や医薬品医療機器情報提供ホームページ〈http:/:www.info.pmda.go.jp〉などでも情報を得ることが可能である．悪性腫瘍や関節リウマチに対する薬剤も薬剤性肺障害を診断するにあたり重要である．当院においては肺結核の治療も非常に経験豊富であることから抗結核薬による薬剤性肺障害も時折経験される．

● 血液検査では，線維化マーカーであるKL-6，SP-D，SP-Aの上昇が参考になる．肺障害のマーカーとしてはLDHの上昇も役立つ．

● 病理組織像や気管支肺胞洗浄（BAL）/経気管支肺生検（TBLB）所見に

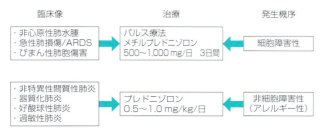

図1 薬剤性肺障害の治療
［日本呼吸器学会薬剤性肺障害の診断・治療の手引き作成委員会（編）：薬剤性肺障害の診断・治療の手引き，メディカルレビュー社，東京，2012より改変し許諾を得て転載］

特異性はないが他疾患除外に役立つ．
- 因果関係を明らかにするためには薬剤負荷試験があるが，不可逆的変化をきたす可能性があるため原則行わない．患者に明らかな利益がある場合には，そのリスクと重要性を十分に説明し同意を得る必要がある．
- 薬剤リンパ球刺激試験（drug lymphocyte stimulation test：DLST）は，ステロイド投与前に行うのが望ましい．

b 治療の実践（図1）

- 被疑薬の中止（中止のみで改善する症例も多くある）

〈中等症〉

> プレドニゾロン　0.5〜1.0 mg/kg/日より投与開始．開始量を2〜4週間投与後，漸減

〈重症例〉

> メチルプレドニゾロンパルス療法（500〜1,000 mg/日，3日間）点滴静注後，後療法としてプレドニゾロン0.5〜1.0 mg/kg/日で継続し，漸減

- ステロイドのみで効果が乏しい場合，再度，他疾患の除外を行い，必要に応じて免疫抑制薬を追加する．

VI章 その他の重要な呼吸器疾患

文献

1) Camus P, et al: Interstitial lung disease induced by drugs and radiation. Respiration **71** : 301, 2004
2) Webb WR, et al: Drug-Induced Lung Diseases and Radiation Pneumonitis. High-Resolution ct of The Lung, Wolters Kluwer Health, Philadelphia, p397, 2015
3) Costabel U, et al: Bronchoalveolar lavage in drug-induced lung disease. Clin Chest Med **25** : 25, 2004

VI章. その他の重要な呼吸器疾患

リンパ増殖性肺疾患

- 多中心性 Castleman 病(multicentric Castleman's disease：MCD)と診断された際にはヒトヘルペス8型(human herpes virus type-8：HHV-8)抗体，HIV 抗体の検査を行う．
- 悪性リンパ腫の除外のために免疫グロブリン(Ig)重鎖遺伝子，T細胞受容体遺伝子の再構成のクロナリティをチェックする．
- 診断に際して当院では外科的肺生検やリンパ節肺生検を行った症例は必ず集学的検討(MDD)を行っているが，診断に難航する場合もあり，間質性肺炎と同じく disease behavior の評価が重要となる．

リンパ増殖性肺疾患とは，肺に主にリンパ球が数ヵ月から数年にわたって増殖または浸潤する疾患である．ここでは非腫瘍性である Castleman 病と IgG4 関連疾患について述べる．

【A. Castleman 病】

- 病理所見としてリンパ濾胞間に硝子化を伴った血管増生を主体とする硝子血管型(hyaline vascular type)，濾胞間の形質細胞の著増を主体とする形質細胞型(plasma cell type)に分けられる．混合型(mixed type)も存在する．
- hyaline vascular type は主に病変がひとつの領域に限局する単中心性であるが，多中心性 Castleman 病(MCD)は主に plasma cell type に分類される全身性疾患である．
- IL-6 の過剰産生によって多発性リンパ節腫大，発熱，全身倦怠感，体重減少などがみられ，検査所見として貧血，血小板増加，多クローン性高γグロブリン血症，CRP 高値，赤沈亢進，低アルブミン血症などを認める症候群である．

a 診断のポイント

- リンパ節の病理診断のみで確定診断を行うことは困難であるため，臨床所見を踏まえて感染症や腫瘍，自己免疫疾患などの除外診断を行っ

VI章 その他の重要な呼吸器疾患

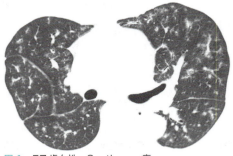

図1 57歳女性，Castleman病

ていくことが重要である[1].
- 画像所見では肺門・縦隔リンパ節腫大，境界不明瞭な小葉中心性の小結節影，小葉間隔壁の肥厚，気管支血管束の肥厚，薄壁嚢胞を認める（図1）[2]．嚢胞形成は初期例では少なく，経過の長い例で観察されることが多い．

b 治療の実践

- 限局型である単発の腫大したリンパ節は外科的に切除する．
- MCDの治療として確立された治療法はなく，プレドニゾロン（プレドニン®）が導入されることが多いものの，わが国では抗IL-6受容体モノクローナル抗体であるトシリズマブ（アクテムラ®）が有効とされている．
- 他，抗CD20モノクローナル抗体であるリツキシマブ（リツキサン®）や化学療法（CHOP療法，CVAD療法など）が使用される．

【B．IgG4関連疾患】

- 臨床的に血清IgG4の異常高値を認め，病理組織学的にリンパ球とIgG4陽性形質細胞の著しい浸潤と線維化を特徴とする．
- 同時性あるいは異時性に全身諸臓器の腫大や結節・肥厚性病変などを認める原因不明の疾患である．

a 診断のポイント

- 病理診断が非常に重要である．

3　リンパ増殖性肺疾患

〈IgG4 関連呼吸器疾患診断基準〉[3]

1. 画像所見上，下記の所見のいずれかを含む胸郭内病変を認める．
   肺門縦隔リンパ節腫大，気管支壁 / 気管支血管束の肥厚，小葉間隔壁の肥厚，結節影，浸潤影，胸膜病変．

2. 血清 IgG4 高値（135 mg/dL 以上）を認める．

3. 病理所見上，呼吸器の組織において以下の①〜④の所見を認める．
   a：3 項目以上，b：2 項目
   ① 気管支血管束周囲，小葉間隔壁，胸膜などの広義間質への著明なリンパ球，形質細胞の浸潤
   ② IgG4/IgG 陽性細胞比＞ 40％，かつ IgG4 陽性細胞＞ 10 cells/HPF
   ③ 閉塞性静脈炎，もしくは閉塞性動脈炎
   ④ 浸潤細胞周囲の特徴的な線維化*

4. 胸郭外臓器にて，IgG4 関連疾患の診断基準を満たす病変[#]がある．
   〈参考所見〉低補体血症

*自己免疫性膵炎診断基準の花筵状線維化に準ずる線維化所見
[#]硬化性涙腺炎・唾液腺炎，自己免疫性膵炎，IgG4 関連硬化性胆管炎，IgG4 関連腎臓病，後腹膜線維症

確定診断（definite）：1 + 2 + 3a，1 + 2 + 3b + 4
組織学的確定診断 ［definite(histological)］：1 + 3 −①〜④すべて
準確診（probable）：1 + 2 + 4，1 + 2 + 3b ＋参考所見
疑診（possible）：1 + 2 + 3b

・鑑別診断として Castleman 病（plasma cell type），膠原病関連肺疾患，granulomatosis with polyangiitis（Wegener 肉芽腫症），eosinophilic granulomatosis with polyangiitis（Churg-Strauss 症候群），サルコイドーシス，呼吸器感染症，Rosai-Dorfman 病，inflammatory myofibroblastic tumor，悪性リンパ腫，肺癌などがある．

●画像所見では肺門・縦隔リンパ節腫大や気管支壁，気管支血管束の肥厚などがみられる（図 2）[4]．

●solid nodular type（mass を含む），round shaped ground-glass opacity（GGO）type，alveolar interstitial type，bronchovascular type の 4 つに分類されている[5]．

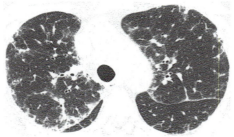

図2 62歳女性，IgG4関連疾患

b 治療の実践

● 多くの症例で第一選択薬であるプレドニゾロンが奏効するとされている．再発時の治療はプレドニゾロンの再増量や免疫抑制薬の併用が試みられる．

文献

1) Fajgenbaum DC, et al: International, evidence-based consensus diagnostic criteria for HHV-8-negative / idiopathic multicentric Castleman disease. Blood **129** : 1646, 2017
2) Johkoh T, et al: Intrathoracic multicentric Castleman disease: CT findings in 12 patients. Radiology **209** : 477, 1998
3) 松井祥子ほか：第54回日本呼吸器学会学術講演会　シンポジウム報告　IgG4関連呼吸器疾患の診断基準．日呼吸会誌 **4** : 129, 2015
4) Inoue D, et al: Immunoglobulin G4–related lung disease: CT Findings with pathologic correlations. Radiology **251** : 260, 2009
5) Matsui S, et al: Immunoglobulin G4-related lung disease: Clinicoradiological and pathological features. Respirology **18** : 480, 2013

VI章．その他の重要な呼吸器疾患

4 アミロイドーシス

- ✓ 女性の AL アミロイドーシスの場合，Sjögren 症候群の存在を積極的に疑うべきである．
- ✓ 当院で同定されるアミロイドーシスのほとんどが結節性肺実質型アミロイドーシス／結節性肺アミロイドーシスであり，気管支鏡で診断がつく場合よりも外科的肺生検で診断がつくケースが多い．切除の有無を問わずそのまま経過観察を選ぶことが多いが，事前に血液内科に一度コンサルテーションしておくべきである．
- ✓ びまん性肺胞隔壁型アミロイドーシスは一見粟粒結核や癌性リンパ管症のようにみえるびまん性の間質影・粒状影をとるため，生検してみないとアミロイドーシスと診断できない．血管侵襲性にアミロイドの沈着があることが多く，気管支鏡時には出血に注意しなければならない．

デキる呼吸器医の極意

a 診断のポイント

- 孤発性ないし多発性の結節影を観察したときに本症を疑うが，頻度が低いため実臨床で積極的に疑うのは困難である．そのため，事前に生検を行わず外科手術に踏み切る選択はとりにくい．
- 気管支鏡の際，想定より出血が多い場合は本症や肺アスペルギルス症など血管侵襲性の病巣を想起する．

b 疾患の概説・病態生理

- アミロイドーシスは，アミロイド線維を主とする異常蛋白が立体構造（コンフォメーション）を変化させて全身の様々な臓器に沈着し，機能障害を起こすコンフォメーション病である．
- 呼吸器系のアミロイドーシスではほとんどが AL 蛋白である．
- 呼吸器系のアミロイドーシスの本態は，気管支や肺の局所に集積した形質細胞からの免疫グロブリン過剰産生と，その排出障害による組織沈着である．
- まれに膠原病（関節リウマチ，Sjögren 症候群，全身性エリテマトー

VI章　その他の重要な呼吸器疾患

表1　呼吸器系のアミロイドーシスの分類

Spencer の分類 [1]

①気管・気管支型（tracheobronchial amyloidosis）
②結節肺実質型（nodular parenchymal amyloidosis）
③びまん性肺隔壁型（diffuse parenchymal [alveolar septal] amyloidosis）

Schwarz の分類 [2]

①口腔咽頭アミロイドーシス
②気管・気管支アミロイドーシス
③結節性肺アミロイドーシス
④びまん性肺胞隔壁型アミロイドーシス
⑤肺門・縦隔リンパ節アミロイドーシス
⑥胸膜アミロイドーシス
⑦肺脈管アミロイドーシス

デスなど），悪性リンパ腫，過敏性肺炎，嚢胞性線維症，結核などに続発してアミロイドーシスが呼吸器に発症することもある．続発性の多くが AA アミロイドーシスだが，Sjögren 症候群については AL アミロイドーシスとの合併が報告されている．

●呼吸器系のアミロイドーシスは，呼吸器系に沈着する様式によって分類されている（表1）[1, 2]．呼吸器系でみることが多いのは，結節性肺実質型アミロイドーシス／結節性肺アミロイドーシスである．

C　診断のポイント（表2）

●全身性アミロイドーシスで特筆すべき症状は貧血，心症状，消化器障害，腎症状（ネフローゼ症候群など），末梢神経障害などだが，呼吸器系の AL アミロイドーシスは単発の腫瘤として発見されることが多い．

●全身性アミロイドーシスを疑う場合，蛋白尿，心電図，心筋肥厚，^{99m}Tc 心筋シンチ，神経伝導速度に異常がないか調べる必要がある．

●AL アミロイドーシスを疑った場合，血清 M 蛋白，尿中 Bence Jones 蛋白，血清遊離軽鎖の測定を行う．AA アミロイドーシスの検査項目として，血清アミロイド A も測定すべきである．

●アミロイドーシスの診断は生検ありきであるため，呼吸器系の場合は経気管支鏡的肺生検や外科的肺生検によって診断をつける．

●組織中のアミロイド蛋白は，コンゴーレッド染色で橙赤色に染まり，偏光顕微鏡下では緑色の複屈折を示す．

280

4 アミロイドーシス

表2　免疫グロブリン性アミロイドーシス（AL型）の診断基準

主要症状および所見

1. 全身衰弱・体重減少・貧血・浮腫・呼吸困難・胸痛・胃腸障害，特に頑固な下痢・紫斑
2. 心電図異常（低電位・不整脈・ブロック・QS型）・低血圧・起立性低血圧・心肥大
3. 蛋白尿・腎機能障害
4. 肝腫大・脾腫・特にリンパ節腫大
5. 巨舌
6. shoulder-pad sign，その他関節腫大
7. 多発性ニューロパチー
8. 手根管症候群
9. 皮膚の強皮症様肥厚，結節
10. 免疫グロブリン異常：血清M蛋白または尿Bence Jones蛋白をみることがある.

診断の基準

1. 可能性を考慮：主要症状および所見のうち1.，2.のひとつ以上が存続する場合は一応本症の可能性を考慮してみる.
2. 疑い：主要症状および所見のうち1.～9.のひとつ以上を認め，かつ10.が陽性の場合は免疫グロブリン性（原発性）アミロイドーシスが疑われる.
3. 確実：上記に加え生検でアミロイドを認める.

（文献3より引用）

- 特異抗体によって免疫組織化学的に沈着アミロイドーシスの病型を決定する. 呼吸器系の場合ALが陽性になることがほとんどなので，その後，多発性骨髄腫の精査に入る（骨髄穿刺を含む）必要がある. 骨髄腫を合併していれば骨髄腫合併ALアミロイドーシス，骨髄腫を合併していなければ原発性ALアミロイドーシスである.

d 治療の実践

- 限局した肺アミロイドーシスで無症状なら経過観察という選択肢を選ぶことがあるが，外科的生検を実施した場合そのまま切除することもある. 結節性肺実質型アミロイドーシス／結節性肺アミロイドーシスの予後は良好であるが，全身性の病変を見落とさないようにしたい.
- 原発性ALアミロイドーシスに対して自家末梢血幹細胞移植を行うこともあるが，治療関連死が多く適応を慎重に検討しなければならない. 自家末梢血幹細胞移植の適応のない症例ではメルファラン／デキサメタゾンあるいは減量デキサメタゾン療法が推奨されている.

VI章　その他の重要な呼吸器疾患

文献

1) Spencer H: Pathology of the Lung, 5th ed, Oxford: Pergamon Press, p733, 1995
2) Schwarz MI: Respiratory tract amyloidosis. Interstitial Lung Disease, BC Dechker Inc, New York, p877, 2003
3) 厚生労働科学研究費補助金難治性疾患克服研究事業・アミロイドーシスに関する調査研究班：アミロイドーシス診療ガイドライン 2010

VI章. その他の重要な呼吸器疾患

 肺高血圧症

- ✓ 呼吸器科医が遭遇する機会が多いのは，慢性閉塞性肺疾患（COPD），間質性肺疾患(interstitial lung disease：ILD)，気腫合併肺線維症(combined pulmonary fibrosis and emphysema：CPFE)に合併した肺高血圧症(pulmonary hypertension：PH)である．

- ✓ 肺高血圧症では肺水腫や出血を反映したCT上小葉中心性opacityを認めることがある．小葉中心性opacityをみたとき，鑑別に挙がる疾患として，びまん性汎細気管支炎(DPB)や過敏性肺臓炎，マイコプラズマ肺炎，肺抗酸菌症，気管支肺炎，肺Langerhans細胞組織球症，じん肺症，細気管支肺胞上皮癌などがある．

- ✓ 呼吸器疾患に合併した肺高血圧症は肺血管床の減少と低酸素性肺血管攣縮(hypoxic pulmonary vasoconstriction：HPV)によるもので平均肺動脈圧(mean pulmonary artery pressure：mPAP)25〜30 mmHg程度の比較的軽症のものが多い．

- ✓ 肺病変の状態に比べて重篤な肺高血圧症が存在する場合，肺動脈性肺高血圧症(pulmonary arterial hypertension：PAH)の存在を念頭に，抗PAH薬の導入を検討することがある．この際，換気血流不均衡や肺うっ血を助長し，呼吸不全の悪化を起こさないかに十分注意する．

- ✓ 呼吸器疾患がある場合，経年的に肺高血圧症の出現，悪化を認めることがある．慢性呼吸器疾患患者の呼吸状態が低下したときには，肺高血圧症の存在に留意する．定期的な心電図，BNP，心エコー図の評価は重要である．

- ● 肺高血圧症とは肺動脈圧が上昇する病態の総称で，右心不全をきたし死に至る予後不良の疾患群である．
- ● 2013年にフランスのニースで行われた第5回肺高血圧ワールドシンポジウムでは，肺高血圧症が原疾患の病態に応じて5つの群に分類されている(表1)[1]．

VI章　その他の重要な呼吸器疾患

表1　肺高血圧症の分類

1. 肺動脈性肺高血圧（PAH） 　1.1　特発性PAH（IPAH） 　1.2　遺伝性PAH（HPAH） 　1.2.1　BMPR2 　1.2.2　ALK-1, ENG, SMAD9, 　　　　　CAV1, KCNK3 　1.2.3　不明 　1.3　薬物・毒物誘発性 　1.4　各疾患に伴うPAH 　1.4.1　結合組織病 　1.4.2　HIV感染症 　1.4.3　門脈肺高血圧症 　1.4.4　先天性心疾患 　1.4.5　住血吸虫症 1′　肺静脈閉塞症／肺毛細血管腫症 1″　新生児遷延性肺高血圧症	2. 左心系に伴う肺高血圧（PH-LHD） 　2.1　左室収縮不全 　2.2　左室拡張不全 　2.3　弁膜症 　2.4　先天性／後天性の流入路／流出路 　　　　閉塞と先天性心筋症
3. 呼吸器疾患および／または低酸素に 　よる肺高血圧（PH-lung） 　3.1　慢性閉塞性呼吸器疾患 　3.2　間質性肺炎 　3.3　拘束性と閉塞性の混合性の障害 　　　　を伴う他の疾患 　3.4　睡眠呼吸障害 　3.5　肺胞低換気障害 　3.6　高所環境への慢性的な曝露 　3.7　肺の発育障害	4. 慢性血栓塞栓性肺高血圧（CTEPH）
	5. 詳細不明の多因子の機序による肺高血 　圧（PH-misc） 　5.1　血液疾患 　　　　慢性溶血性貧血，骨髄増殖性疾患， 　　　　脾摘出 　5.2　全身性疾患 　　　　サルコイドーシス，肺組織球症，リ 　　　　ンパ脈管筋腫症 　5.3　代謝性疾患 　　　　糖原病，ゴーシェ病，甲状腺疾患 　5.4　その他 　　　　腫瘍性塞栓，線維性縦隔炎，慢性腎 　　　　不全，区域性肺高血圧

（文献1を参考に著者作成）

● 各群によって予後が異なり，それぞれの病態に応じたマネジメントが必要である（図1）[2]．

a　診断のポイント

● 右心カテーテルで測定した安静臥位の mPAP が 25 mmHg 以上の場合，肺高血圧症と診断する．

● 肺動脈楔入圧（pulmonary capillary wedged pressure：PCWP）が 15 mmHg 以上の場合，2群と診断する．

● 以上を踏まえ，換気血流シンチグラフィーや胸部 CT など他の検査と組み合わせて1〜5群のいずれの肺高血圧症であるかを鑑別する．

● 1′群．肺静脈閉塞症（pulmonary venoocclusive disease：PVOD）／肺毛細血管腫症（pulmonary capillary hemangiomatosis：PCH）は確定診断に必要な肺生検のリスクが高いため，非侵襲的な検査で診断することが重要である．

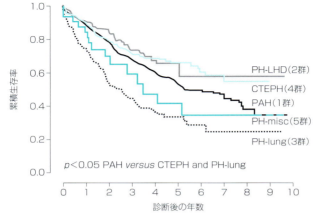

図1 肺高血圧症分類別の生存曲線
(文献2を参考に著者作成)

- 各症例が各グループに必ずしも分類されるわけではない．たとえば，強皮症の肺高血圧症例の場合，1群に分類されるが，心不全や間質性肺炎を合併していて2, 3群にも当てはまるという場合がある．患者個々の病態把握とマネジメントが重要である．
- 肺高血圧症の診断と治療に関しては2015年にEuropean Society of Cardiology (ESC)/European Respiratory Society (ERS)よりガイドラインが出されている[3]．

b 治療の実践

- 2015年のESC/ERSガイドラインによる．
- ガイドラインでは勧告の程度とエビデンスレベルに応じて治療が表示されているが，ここではその概略のみを示す．
- 肺高血圧症が疑われる場合，専門施設での診療が勧められている．

1) 1群．肺動脈性肺高血圧症（PAH）

- **日常生活上の注意**：避妊，インフルエンザや肺炎球菌の予防接種，社会心理的なサポート，激しい身体活動の忌避，監視下の運動療法．
- **一般的な治療**：利尿薬，抗凝固薬，酸素療法，貧血の補正．
- **特異的PAH治療薬（抗PAH薬）**：WHO肺高血圧機能分類（WHO-FC）(表2)に応じた抗PAH薬による単剤療法，併用療法が示されて

VI章　その他の重要な呼吸器疾患

表2　WHO 肺高血圧症機能分類（WHO-FC）

Ⅰ度	身体活動に制限のない肺高血圧症患者 　普通の身体活動では呼吸困難や疲労，胸痛や失神などを生じない
Ⅱ度	身体活動に軽度の制限のある肺高血圧症患者 　安静時には自覚症状がない．普通の身体活動で呼吸困難や疲労，胸痛や失神などが起こる
Ⅲ度	身体活動に著しい制限のある肺高血圧症患者 　安静時に自覚症状がない．普通以下の軽度の身体活動で呼吸困難や疲労，胸痛や失神などが起こる
Ⅳ度	どんな身体活動もすべて苦痛となる肺高血圧症患者 　これらの患者は右心不全の症状を表している．安静時にも呼吸困難および/または疲労がみられる．どんな身体活動でも自覚症状の増悪がある

（文献4を参考に著者作成）

表3　WHO-FC による肺動脈性肺高血圧症の薬物療法

WHO-FC Ⅱ - Ⅲ

単剤療法
・カルシウム拮抗薬
・エンドセリン受容体拮抗薬
　ボセンタン（トラクリア®）
　アンブリセンタン（ヴォリブリス®）
　マシテンタン（オプスミット®）
・PDE-5 阻害薬
　シルデナフィル（レバチオ®）
　タダラフィル（アドシルカ®）
　リオシグアート（アデムパス®）
・IP 受容体作動薬
　セレキシパグ（ウプトラビ®）
併用療法
・初期併用療法
　アンブリセンタン＋タダラフィル
・逐次併用療法
　シルデナフィルにマシテンタン追加
　ボセンタンにリオシグアート追加
　エンドセリン受容体拮抗薬/PDE-5 阻害薬にセレキシパグ追加

WHO-FC Ⅲ

・プロスタサイクリンアナログ
　エポプロステノール（フローラン®）
　イロプロスト（ベンテイビス®）
　トレプロスチニル（トレプロスト®）

WHO-FC Ⅳ

・プロスタサイクリンアナログ
　エポプロステノール（フローラン®）

いる（表3）.

●現状ではどのように抗 PAH 薬を用いるかのエビデンスに乏しい.

2) 1′群. 肺静脈閉塞症（PVOD）/肺毛細血管腫症（PCH）

●迅速に肺移植が可能な施設へのコンサルトが重要である（予後 2 年程度と予後不良であるため）.

●肺移植までのつなぎとして，抗 PAH 薬（エポプロステノール）が用いられることがあるが，肺水腫による呼吸状態悪化のリスクがあり，専門病院でのマネジメントが必要である.

3) 2 群. 左心疾患に伴う肺高血圧症［PH-left heart disease（LHD）］

●弁膜症や虚血性心疾患，心筋症など心疾患の十分な精査を行う.

●原疾患に対する治療を行い，左房圧を低下させる.

●抗 PAH 薬の有効性を示すエビデンスに乏しい.

4) 3 群. 呼吸器関連肺高血圧症［PH-lung disease（lung）］

●呼吸器の原疾患に対する治療と，労作時も含め低酸素血症がある場合は酸素療法を検討する.

●抗 PAH 薬の有効性を示すエビデンスに乏しい.

5) 4 群. 慢性血栓塞栓性肺高血圧症（chronic thromboembolic pulmonary hypertension：CTEPH）

●抗凝固療法を導入する.

●中枢型の場合，肺動脈血栓内膜摘除術（pulmonary endarterectomy：PEA）の適応を考慮する.

●末梢型の場合，肺動脈バルーン形成術（balloon pulmonary angioplasty：BPA）を考慮する（日本では海外に比べ，BPA が積極的に行われている）.

●侵襲的な処置が難しい，または上記でも改善しない場合，リオシグアートの導入を検討する.

6) 5 群. 詳細不明の多因子の肺高血圧症［PH-miscellaneous（misc）］

●注意深く原疾患を診断し，この治療を行うことが重要である.

7) 肺移植について

●薬物療法が無効な肺高血圧症では肺移植を検討する.

●複雑心奇形や左心機能が著しく低下している場合は心肺移植の適応となる.

●片肺移植では移植後に肺水腫を高率に合併するため，両肺移植が肺高血圧症に対する標準的な術式となっている.

文献

1) Simonneau G, et al: Updated clinical classification of pulmonary hypertension. J Am Coll Cardiol **62** : D34, 2013

2) Hurdman J, et al: ASPIRE registry: Assessing the Spectrum of Pulmonary hypertension Identified at a REferral centre. Eur Respir J **39** : 945, 2012

3) Galiè N, et al: 2015 ESC/ERS Guidelines for the diagnosis and treatment of pulmonary hypertension. Eur Respir J **46** : 903, 2015

4) Barst RJ, et al: Diagnosis and differential assessment of pulmonary arterial hypertension. J Am Coll Cardiol **43** : 40S, 2004

VI章．その他の重要な呼吸器疾患

6 肺分画症

- ✔ 下葉（特に S^{10}）に限局した腫瘤や多房性嚢胞では肺分画症の可能性を考える．
- ✔ 異常血管が同定され，CT で気管支の連続性が判定困難である場合，気管支鏡で気管支交通の有無を確認する．
- ✔ 肺高血圧症のスクリーニングとして心エコーを行う．
- ✔ 感染症を繰り返すと手術が困難となる場合があるため，無症状であっても原則手術適応を検討する．

デキる呼吸器医の極意

- ● 肺分画症は，正常な気管 - 気管支系と交通を持たない異常肺組織の存在と，その肺組織が体循環系から血流を有することを特徴とする先天性の肺発生異常である．
- ● 先天性肺形成異常の 0.15 ～ 6.4% とまれな疾患である[1]．
- ● 分画肺が正常肺組織と同じ肺胸膜におおわれている肺葉内分画症，独自の肺胸膜におおわれている肺葉外分画症に分類される（表 1）．
- ● 肺葉外分画症では横隔膜ヘルニアや食道気管支瘻，心疾患など多臓器の合併奇形が多い．
- ● 血管異常のみの場合（従来の Pryce Ⅰ型肺分画症）は，肺底区動脈大動脈起始症として肺分画症から独立した疾患と扱う傾向にある．

表 1 肺葉内分画症と肺葉外分画症

	肺葉内分画症	肺葉外分画症
胸膜	正常肺と同一	独自の胸膜あり
頻度	75%	25%
性差	なし	男＞女
合併奇形	まれ	心奇形・横隔膜ヘルニアなど
症状	感染症による呼吸器症状，血痰	無症状が多い
好発部位	下葉 S^{10}（98%），左（60%）＞右	左横隔膜近傍
供給血管	大動脈	大動脈
還流静脈	肺静脈が多い	奇静脈・半奇静脈など

VI章　その他の重要な呼吸器疾患

ａ　診断のポイント

- 下葉に限局した多発嚢胞や腫瘤状陰影を認めた場合は肺分画症の可能性を考慮する.
- 肺分画症の確定診断には異常動脈の描出と気管支不連続性の確認が不可欠である.
- CT, MRI, 肺換気血流シンチグラフィー, 動脈造影などが有用である.
- 腫瘍マーカー(CEA, CA19-9, SLX など)の上昇を伴う場合がある [2].

1)　症状・身体所見

- 肺葉内分画症は繰り返す下気道感染, 血痰・喀血などが多い.
- 肺葉外分画症は合併奇形がなければ無症状のことが多いが, 胸痛・血胸をきたす場合もある. 呼吸器感染症は肺葉内肺分画症と比べて軽微である.

2)　画像検査(図 1 〜 3)

- 感染合併例では多房性嚢胞を, 非感染例では腫瘤影をきたすことが多い.
- 近年では CT が診断の中心であるが, CT で異常血管が描出されるのは 2/3 の症例といわれ [3], 5 mm 以下の異常血管は CT で描出が困難との報告もある [4] ため注意が必要である.
- 造影 CT や MRA で異常血管が同定されれば血管造影を省略する場合がある.
- 肺底区動脈大動脈起始症との鑑別には気管支鏡検査が有用である.
- 肺高血圧症をきたす場合があり, 心エコーや右心カテーテル検査を行う.
- 気管支食道瘻の有無を確認するため消化管内視鏡, 食道造影などを考慮する.

3)　鑑別診断

- 肺底区動脈大動脈起始症, 肺底区の感染症, 肺嚢胞, 気管支拡張症, 肺腫瘍, 無気肺, 後縦隔腫瘍など.

ｂ　治療の実践

- 繰り返す感染症や肺高血圧症を合併する場合は手術適応となる.
- 無症状であれば必ずしも治療を行う必要はないが, 将来的な感染源や肺高血圧症の原因となる可能性があり, 相対的に手術適応を検討する.

6 肺分画症

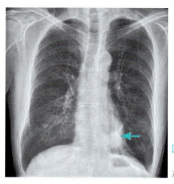

図1 70歳代男性．肺分画症．
　　胸部X線写真
左下肺野に腫瘤陰影を認める．

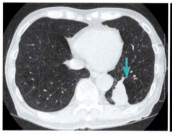 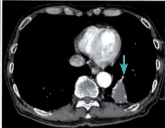

図2 胸部造影CT．肺野条件
左肺下葉に腫瘤陰影を認める．

図3 胸部造影CT．縦郭条件
腫瘤に流入する血管を認める．

- 肺葉内分画症では肺葉切除，肺葉外分画症では分画肺切除が行われることが多い．

文献

1) Savic B, et al: Lung sequestration: report of seven cases and review of 540 published cases. Thorax **34** : 96, 1979
2) 石井　寛ほか：血清CEA，CA19-9，SLXが高値を示した肺葉内肺分画症の1例．日胸疾患会誌 **35** : 1029, 1997
3) Ikezoe J, et al: Bronchopulmonary sequestration CT assessment. Radiology **176** : 375, 1990
4) 城塚透子ほか：3本の異常動脈を認めた肺葉内肺分画症の一例．胸部外科 **51** : 142, 1998

VI章．その他の重要な呼吸器疾患

7 誤嚥性肺炎，リポイド肺炎

- 高齢者に背側優位の陰影をみたら不顕性誤嚥を疑うべきである．
- 不顕性誤嚥のスクリーニング方法として，クエン酸吸入咳テスト^{注)}は既存のスクリーニング検査［反復唾液嚥下テスト(repetitive saliva swallowing test：RSST)，改訂水飲みテスト(modified water swallowing test：MWST)など］に比し感度良好と考えられる[1]．
- 呼吸器疾患に対する嚥下造影では，アレルギーがない限りバリウムを使わずヨード造影剤(ただし保険適用外)を使用するとよい(バリウムを誤嚥すると排泄されずに肺内に長期にとどまるため，アーチファクト出現によりその後の画像評価に支障をきたす可能性がある．そのため安全面からも肺毒性の少ないヨード造影剤を使用)．

注：クエン酸吸入咳テスト：1％クエン酸を1分間吸入し5回以上咳を認めた場合を陰性(正常)と判断する誤嚥スクリーニングテストである[2]．気管支喘息患者に対しては禁忌．

デキる呼吸器医の極意

【A．誤嚥性肺炎】

- 誤嚥とは，口腔内に入ってきた飲食物や口腔〜咽頭内の分泌物や消化液などが誤って声帯を越え，気道・肺内に入る現象である．誤嚥した人が全例肺炎になるわけではない．去痰不全や免疫不全などの併存が肺炎になりやすくする．したがって高齢者は肺炎となりやすい．
- 誤嚥性肺炎の基礎疾患は脳血管障害が最も多いが，慢性閉塞性肺疾患(COPD)や胃癌術後・逆流性食道炎なども報告されている[3, 4]．
- 自他覚症状のない不顕性誤嚥があり[3]，誤嚥に気づかれず慢性化し重症肺炎や膿胸となる例もある．
- 誤嚥性肺炎の患者は，在院日数が長く予後も悪い[5]．

a 診断のポイント

- 発熱や痰，炎症反応を認めないことがある．食後の咳や会話時の湿性音は誤嚥性肺炎診断の契機となる．まずは疑うことが必要である．

7 誤嚥性肺炎，リポイド肺炎

- 肺炎を繰り返し，CT 画像上背側優位の陰影は，誤嚥性肺炎を示唆する[6].
- 言語聴覚士に嚥下機能評価を依頼し，必要時は嚥下造影や嚥下内視鏡を施行する．不顕性誤嚥の症例では，RSST や MWST の感度は低い．
- 喀痰検査では，唾液が混入しやすく複数菌感染を認めることが多くなる[7]．また起炎菌不明でも炎症を認め扁平上皮細胞が多い場合には誤嚥を疑う[8].

b 治療の実践

- 嫌気性菌に感受性のある抗菌薬を選択する．
- 誤嚥しても肺炎になりにくいように口腔ケア指導を行う．
- 嚥下造影検査を実施し，誤嚥しにくい姿勢や食事形態を提案する．
- 逆流性食道炎が疑われる場合には，就寝時に頭を高くするよう指導する．

タゾバクタム・ピペラシリン配合(ゾシン)	1回4.5g 1日3回	点滴静注
クリンダマイシン(ダラシン)	1回600mg 1日2回	点滴静注
メトロニダゾール(アネメトロ)	1回500mg 1日3回	点滴静注

【B．リポイド肺炎】

- まれな疾患であり，肺胞内に存在する脂質の由来によって内因性リポイド肺炎と外因性リポイド肺炎の2つに分類される．内因性は気道閉塞部位より遠位の内因性脂質(コレステロール，サーファクタントなど)の肺胞内への集積が原因となる．まれだが脂肪塞栓症や血栓塞栓症，多発血管性肉芽腫症[9]などが原因となることもある．外因性は，脂質の吸引や誤嚥により生じる肺炎である．
- 一般的にリポイド肺炎という場合，外因性である．ここでは外因性リポイド肺炎について記述する．

a 診断のポイント

- 急性発症の場合には咳や呼吸困難などの症状を呈するが，慢性誤嚥の場合には無症状のことが多く診断につながる特異的な症状はない．
- 画像所見は急性発症の場合(オイルの吸入や誤嚥など)30分〜24時

VI章 その他の重要な呼吸器疾患

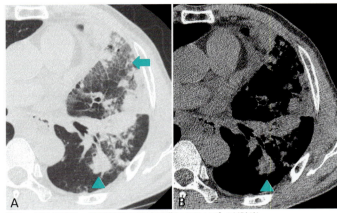

図1 55歳男性. 胃切除後の慢性誤嚥によるリポイド肺炎
A. consolidation と小葉間隔壁肥厚を伴うすりガラス陰影（crazy-paving pattern）（矢印）を認める. また結節影（矢頭）も認める. B. 結節影内に縦隔条件で脂肪減衰を認める（矢頭）.

間以内に出現し，時間経過とともに2週～8ヵ月程度で改善する. 慢性の場合でも原因となる誤嚥がなくなれば，時間経過とともにゆっくりと改善する.

- 画像のパターンは，すりガラス影や consolidation が中下肺野に出現することが多い. 慢性の場合，小葉間隔壁肥厚を伴うすりガラス影（crazy-paving pattern）や2次性の線維化を呈することもある. また脂肪含有結節・腫瘤を形成することもある[10]（図1）.
- 気管支肺胞洗浄液（BALF）では，典型的な場合，黄色の油滴が浮かぶ洗浄液を回収する. ズダン染色で組織球の細胞質内に顆粒状の脂肪滴を認め, 背景にも脂肪滴の染色を認める. また経気管支肺生検（TBLB）では foamy histiocyte の集簇をみる. 典型的な場合では cholesterol cleft や fat drop も認める.

b 治療の実践

- 誤嚥の予防が第一であるが，誤嚥対策をしても改善しない場合には確立した治療法はないもののステロイド投与で効果を得ることがある.
- 全肺洗浄による効果も報告されている[9].

文献

1) 佐々木由美子ほか：嚥下障害スクリーニングとしてクエン酸吸入咳テストの有用性に関する検討. 日呼吸ケアリハ会誌 **25** : 218s, 2015

2) Wakasugi Y, et al: Screening test for silent Aspiration at the bedside. Dysphagia **23** : 364, 2008

3) Susan E, et al: Predictors of aspiration pneumonia: How important is dysphagia? Dysphagia **13** : 69, 1998

4) Marumo K, et al: Postgastroectomy aspiration pneumonia. Chest **107** : 453, 1995

5) Paul E, et al: Aspiration Pneumonia and Dysphagia in the Elderly. Chest **124** : 328, 2003

6) Komiya K, et al: Impact of aspiration pneumonia in patients with community-acquired pneumonia and healthcare-associated pneumonia: a multicenter retrospective cohort study. Respirology **18** : 514, 2013

7) Fukuyama H, et al: Validation of sputum Gram stain for treatment of community-acquired pneumonia and healthcare-associated pneumonia: a prospective observational study. BMC Infect Dis **14** : 534, 2014

8) 三笠桂一ほか：JAID/JSC 感染症治療ガイドライン—呼吸器感染症. 日化療会誌 **62** : 1, 2014

9) Travis WD, et al: Surgical pathology of the lung in Wegener's granulomatosis. Review of 87 open lung biopsies from 67 patients. Am J Surg Pathol **15** : 315, 1991

10) Betancourt SL, et al: Lipoid pneumonia: spectrum of clinical and radiologic manifestations. Am J Roentgenol **194** : 103, 2010

VI章. その他の重要な呼吸器疾患

じん肺とその関連疾患

- ✓ じん肺はびまん性肺疾患の重要な鑑別疾患のひとつである.
- ✓ 正確な診断のために職業歴の問診を必ず行う.

- ● じん肺とは,粉じんを繰り返し吸入することによる肺の線維増殖性変化を主体とした職業性肺疾患である. つまり,日常的な粉じん吸入では,じん肺にはならない.
- ● じん肺の原因となるのは主に無機粉じん,固体が破砕されて生じた粒子(例:岩石粉じん)と蒸発した固体が再凝固した粒子であるフューム(例:溶接フューム)がある.
- ● 珪肺:最も頻度が高い. 二酸化ケイ素を主成分とする岩石粉じんなどの吸入により発症する.
- ● 石綿肺:石綿吸入による肺病変は後述するように多様である.

a 診断のポイント

1) 珪肺の診断

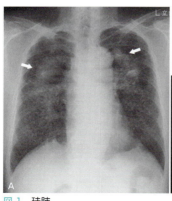
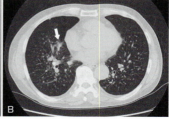

図1 珪肺
全肺野に粒状影がみられ,両側上肺野に最大径が5 cmを超えるじん肺結節(じん肺では「大陰影」という)が認められる. この症例の読影のポイントは,上肺野の大陰影(A, B矢印)に加えて中下肺野に辺縁明瞭,粒子径のそろった小葉中心性陰影が指摘できるかどうかである.

296

8　じん肺とその関連疾患

●診断と鑑別診断：図1に典型例の画像を示す．見慣れないと「肺癌」
と思ってしまう．確かに本症例の鑑別に肺癌も挙げる必要はあるが，
職業歴（本症例はトンネル工事などに18年間従事）と画像から典型的
な珪肺症と診断できる．

●病態：小葉内局在は経気道的に吸入された因子の病変形成への関与を
示唆する．吸入後，末梢気道に沈着した無機粉じんは肉芽腫形成，線
維化によりじん肺結節を形成する．結節は周辺の肺組織を引き込みな
がら癒合して大陰影を形成し，病変周囲は代償性に気腫化して呼吸不
全を引き起こす．

2) 石綿関連肺疾患の診断

●石綿吸入による肺病変には以下の6型がある．

①胸膜プラーク：壁側胸膜（横隔膜，心膜を含む）に形成される線維性肥厚
で，時に石灰化する．図2に同一症例の胸部X線写真とCT像を示す．
胸膜プラーク（矢印）は石綿曝露に特異性が高いので重要なサインである
が，肺機能低下を引き起こすことはなく，治療対象とはならない．また
肺癌や悪性中皮腫の発生母地とならない．胸膜プラークは遭遇する機会
が多いが，石綿肺と誤らないように注意する．

②石綿肺：石綿吸入によるじん肺で職業性肺疾患である．画像所見は珪肺
と異なり，不整形陰影（網状陰影あるいはすりガラス影）を呈し（図
3A），特発性間質性肺炎と鑑別困難な場合もある．特徴的な所見として，
胸膜に近接した dot like pattern, curved linear shadow が指摘でき
る[1]（図3B）．このような病変分布は，末梢気道に沈着した石綿繊維に
対する線維化反応の局在を反映したものと考えられる．

③肺癌：石綿吸入により発症リスクが数倍高まるとされる．石綿曝露を受
けた人が喫煙者であった場合，肺癌がいずれの原因によるのか（すなわ
ち労災と認定するか否か）決定は容易ではない．肺癌発生へのタバコの
関与は石綿と同等かそれ以上とする疫学調査があり，労災認定には職歴，
特徴的画像所見，肺内の石綿の存在の証明が必要である．石綿吸入と喫
煙は発癌リスクを相乗的に高めるといわれている．

④悪性胸膜，腹膜中皮腫：少量の曝露，すなわち環境曝露でも悪性中皮腫
発生の原因となりうる．しかも曝露終了後発症までの期間が3〜40
年と長い．

⑤びまん性胸膜肥厚：拘束性換気障害の原因となる広範囲の胸膜肥厚が起
こることがある．

⑥良性石綿胸水：一過性胸水貯留が石綿曝露者にみられる．悪性疾患，感
染症などの他の原因を除外する必要がある．

VI章 その他の重要な呼吸器疾患

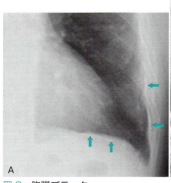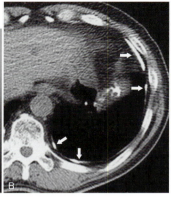

図2 胸膜プラーク

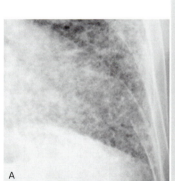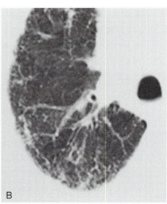

図3 石綿肺

b 治療の実践

1) じん肺と関連疾患の治療

- 粉じん曝露歴のある患者は呼吸器系の発癌が増加する．定期的健診によって悪性疾患の早期発見に努める．様々な呼吸器症状，呼吸不全状態に対する治療を行うが，対症療法が治療の中心になる．

2) じん肺の補償

- じん肺は労働災害として補償の対象となる場合があり，じん肺法など

の法律によってじん肺の原因となる粉じん作業の種類, じん肺の予防・管理が定められている.

● 石綿の場合, 職業性に発生した健康被害は, 他のじん肺同様労働災害補償の対象となる. 環境曝露でも, 悪性中皮腫や肺癌を発症することがあり, これは石綿被害者救済法の対象となる.

コラム 一般医療施設でじん肺に遭遇することはあるか?

● じん肺発生は年々減少しており, 平成27年のじん肺健康診断有所見率は0.8%で, じん肺とその合併症による休業者は全国で251人である. したがって一般病院でじん肺患者に遭遇する機会はまずないが, 肺健康診断結果証明書は医師であれば誰でも書くことができるので, 専門施設以外でもじん肺申請書類作成を依頼されることがないとはいえない.

● 職業歴のとりかた(有用な情報を得るのは意外と難しい)と, じん肺申請書類の書き方は当院の若手医師の必修事項である. 申請に関する情報は厚生労働省のホームページなどから得られる.

文献

1) Arakawa H, et al: Asbestosis and other pulmonary fibrosis in asbestos-exposed workers: high-resolution CT features with pathological correlations. Eur Radiol, September, 2015 (ePub)

VI章. その他の重要な呼吸器疾患

9 睡眠時無呼吸症候群

- 睡眠時無呼吸症候群は循環器疾患の合併の有無をチェックする.
- 慢性呼吸器疾患が存在する場合, 睡眠時無呼吸症候群を見逃しやすい. 患者の自覚症状や併存症のチェックなどのスクリーニングを積極的に行う.

デキる呼吸器医の極意

- 日本の睡眠時無呼吸症候群の有病率は 30〜60 歳の男性の 4%, 女性の 2% であるといわれている.
- 睡眠時無呼吸には無呼吸中に呼吸努力を伴い呼吸時に通常いびきを伴う閉塞性睡眠時無呼吸(obstructive sleep apnea:OSA)と, 呼吸努力を伴わない中枢性睡眠時無呼吸(central sleep apnea:CSA)がある. OSA は全体の 9 割を占める. CSA は慢性心不全患者や脳血管障害を有する患者に多い.
- 肥満性肺胞低換気症候群:①高度の肥満, ②日中の高度な傾眠, ③慢性の高炭酸ガス血症, ④重症の睡眠障害［無呼吸低呼吸指数(AHI)≧30, SpO_2 最低値≦75%, SaO_2 < 90% の時間が 45 分≧または全睡眠時間の 10% 以上, SaO_2 < 80% の時間が 10 分≧などを指標にして判定する］の 4 項目を満たす場合に診断する.

a 診断のポイント(表1)

表1

OSA でみられる自・他覚症状
いびき, あえぎ呼吸, 過度の眠気, 睡眠時間, 睡眠の分断・睡眠持続困難, 頻回の夜間尿, 起床時の頭痛, 記銘力の低下

併存症の確認
肥満症(特に BMI > 30), 治療抵抗性の高血圧, うっ血性心不全, 心房細動, 2 型糖尿病, 脳卒中など

身体所見
肥満, 軟口蓋, 扁桃腫大による咽頭の狭さ, 下顎後退や小下顎など, 上気道狭窄を起こす解剖的所見の存在

(文献 1 より引用)

9 睡眠時無呼吸症候群

- 潜在患者が多く，他疾患との合併が多い．また，重症度と自覚症状には相関性が低いので，自覚的眠気がなくても本症を否定できない．

1) 問診票

- エプワース眠気尺度（図 1）が外来診療でよく用いられる

JESS™ (Japanese version of the Epworth Sleepiness Scale)

ESS 日本語版

もし，以下の状況になったとしたら，どのくらい**うとうとする（数秒～数分眠ってしまう）**と思いますか．**最近の日常生活**を思いうかべてお答えください．

以下の状況になったことが実際になくても，その状況になればどうなるかを想像してお答え下さい．（1 ～ 8 の各項目で，○は 1 つだけ）

すべての項目にお答えしていただくことが大切です．

できる限りすべての項目にお答えください．

	うとうとする可能性はほとんどない	うとうとする可能性は少しある	うとうとする可能性は半々くらい	うとうとする可能性が高い
1) すわって何かを読んでいるとき（新聞、雑誌、本、書類など）　→	0	1	2	3
2) すわってテレビを見ているとき　→	0	1	2	3
3) 会議、映画館、劇場などで静かにすわっているとき　→	0	1	2	3
4) 乗客として1時間続けて自動車に乗っているとき　→	0	1	2	3
5) 午後に横になって、休息をとっているとき　→	0	1	2	3
6) すわって人と話をしているとき　→	0	1	2	3
7) 昼食をとった後（飲酒なし）、静かにすわっているとき　→	0	1	2	3
8) すわって手紙や書類などを書いているとき　→	0	1	2	3

Copyright, Murray W. Johns and Shunichi Fukuhara. 2006.

調査票を商業目的，または政府機関で使用される場合は，ライセンス登録の手続きが必要ですので，下記へお問合せ下さい．
問合せ先：iHope International 株式会社　URL：http://www.sf-36.jp/
E-mail：qol@sf-36.jp

出典：Takegami M, Suzukamo Y, Wakita T, Noguchi H, Chin K, Kadotani H, Inoue Y, Oka Y, Nakamura T, Green J, Johns MW, Fukuhara S. Development of a Japanese version of the Epworth Sleepiness Scale（JESS）based on Item Response Theory. Sleep medicine 2009；10：556-65.

図 1　エプワース眠気尺度

VI章　その他の重要な呼吸器疾患

表2　成人の閉塞性睡眠時無呼吸症候群の診断基準

（AとB）またはCで基準を満たす

A．以下の最低ひとつ

1．患者が眠気，休めない睡眠，疲労感，不眠の症状を訴える
2．患者が呼吸停止，あえぎ，窒息感で目覚める
3．ベッドパートナーや他の観察者が患者の睡眠中に習慣性いびき，呼吸の中断，あるいは両方を報告する
4．患者が高血圧，気分障害，認知機能障害，冠動脈疾患，うっ血性心不全，心房細動，あるいは2型糖尿病と診断されている

B．PSGあるいはOCST（センター外睡眠検査）で以下を認める

・PSG，OCST計測1時間当たり5回以上の主として閉塞性呼吸イベントが認められる

C．PSGあるいはOCSTで以下を認める

・閉塞イベントが優位であり，PSGでは睡眠時間，OCSTでは記録1時間当たり15以上認める

表3　PSGの評価項目

脳波	睡眠状態を判断する
眼球運動	REM睡眠期の鑑別に重要である
オトガイ筋電図	覚醒時とstage 1，REM期を判定するのに重要である
心電図	ホルター心電図と同様のCM5誘導が基本である
呼吸気流	鼻孔および口からのエアフローを計測する
呼吸運動	呼吸気流の変化と組み合わせて無呼吸を閉塞型，中枢型，混合型に分類する
経皮的酸素飽和度	SpO_2を連続的に測定する．低呼吸の判定に必須である

2）確定診断

- 終夜睡眠ポリグラフィー（PSG）が確定診断には必要である．診断基準は2014年米国睡眠医学会（AASM）で改訂された[2]（表2）．
- PSGは，睡眠の深度や睡眠のステージングについて脳波を用いて行い，無呼吸と低呼吸イベントをスコアする（表3）．具体的な方法については成書に譲る．

a）無呼吸の判定

- 口・鼻熱センサーを使用することが多い．センサーの最大信号の振幅がイベント前のベースラインから90％以上の低下があり，90％以上

9　睡眠時無呼吸症候群

表4　重症度分類

軽症	$5 \leq AHI < 15$
中等度	$15 \leq AHI < 30$
重症	$30 \leq AHI$

(文献3より引用)

の振幅の低下が10秒以上持続すれば無呼吸と判定する．SpO_2の低下基準は必要としない．

b）低呼吸の判定

● 鼻圧センサーを使用することが多い．センサーの最大振幅が基準値より30%以上低下，30%以上の振幅低下が10秒以上持続，3%以上のSpO_2の低下か，イベントに関連した覚醒反応を伴う．

3）重症度分類（表4）

● 自覚的眠気は重症度との相関関係が乏しいので自覚症状のみで判断しない．

● AHIの判断の注意点：呼吸努力の増加の有無，flow limitation（低呼吸に至る前段階の状態）の評価などは反映されないということに注意する．あくまでもAHIは代償が効かなくなっている状態である．

4）簡易モニター（OCST）について

● 新しい診断基準では症状，徴候，併存症があれば簡易モニターでOSASは診断可能である．ただし，AHIを過小評価することがあり，OSAの除外診断目的に使用しない．

● 簡易・保険点数が安いなどのメリットはある．

〈保険点数〉

PSG	3,300点（脳波検査判断料：180点）
終夜経皮的動脈酸素飽和度測定（SpO_2のみ）	100点
終夜睡眠ポリグラフィー（SpO_2, 脈拍, 気流, いびき）	720点

b　治療の実践

● 有効性が示されているのは陽圧換気療法（CPAP）である．心血管イベントの軽減および生命予後改善などが示されている．

● 保険適用：PSGでAHI $\geq$ 20，脳波のない簡易検査ではAHI $\geq$ 40

VI章　その他の重要な呼吸器疾患

である.

〈保険点数〉

在宅持続陽圧呼吸療法指導管理料	250 点
経鼻的持続陽圧呼吸療法用治療器加算	1,210 点

● CPAP は低圧だと効果が出ず，高圧だと不快感を訴えることがある.

● 定期的なフォローアップ：CPAP 使用下での圧タイトレーションを行うことが望ましい.

● PSG 検査を繰り返して行うことが難しい場合はオート CPAP[注]を選択するのもよい.

注）オート CPAP：固定した CAP の圧ではなく機械が検知した上気道の状態に合わせて設定した圧アレンジで自動解析を行う.

文献

1）榊原博樹：睡眠時無呼吸症候群の分類と概念．睡眠時無呼吸症候群診療ハンドブック，榊原博樹（編），医学書院，東京，p16，2010

2）International Classification of Sleep Disorders, 3rd ed, American Academy of Sleep Medicine, IL, 2014

3）American Academy of Sleep Medicine Task Force: Sleep-related breathing disorders in adults: recommendations for syndrome definition and measurement techniques in clinical research. The Report of an American Academy of Sleep Medicine Task Force. Sleep **22** : 667, 1999

VI章．その他の重要な呼吸器疾患

 慢性の良性呼吸器疾患の治療

A 肺移植の適応

✔ 若年の慢性呼吸不全患者には，肺移植も治療選択肢のひとつであることを意識する．

デキる呼吸器医の極意

a 肺移植適応と禁忌の考え方 (表1)

- The International Society for Heart and Lung Trans- plantation (ISHLT) の consensus statement[1]は，①「高い確率で死亡する」(2年以内に50％を超える確率で死亡するような状態)と，②「肺移植によって生存の延長が見込める」(移植片がよく機能した状態で5年以上の生存が見込める状態)の2点を挙げている．しかし，慢性閉塞性肺疾患など比較的精度の高い予測が可能な疾患もあれば，特発性間質性肺炎のように予後予測が難しい疾患もあり，一律に扱うことは困難なので，症例毎に検討が必要となる．表2に示す疾患が対象となる．

- 禁忌事項に対する考え方：肺移植適否判定で議論となるのは相対禁忌事項である．肺移植実施症例数は限られているため，相対禁忌事項と移植後の予後の関連についてエビデンスが確立されていない事項が多い．ISHLT consensus[1]も記載事項の多くはエキスパートオピニオンにとどまっている．

- 診療施設のカンファレンスで移植対象の可能性ありと判断した場合，肺移植実施施設(2018年4月現在，東北大学，獨協医科大学，千葉大学，東京大学，京都大学，大阪大学，岡山大学，福岡大学，長崎大学以上の9施設)や，地区の肺移植適応検討会で適否判定を検討する．そこで適応ありと判断した場合，実施施設が中央肺移植適応検討委員会に審査申請書類を提出する．この委員会では複数の委員が症例を評価し，合議で適応判定を得た症例は臓器移植ネットワークに登録される．移植適応検討会の開催状況は実施施設や地区ごとに異なる．

305

VI章　その他の重要な呼吸器疾患

表1　肺移植の禁忌事項

絶対禁忌事項

コントロールされていない悪性疾患(注1)
心，肝，腎，脳などの重要臓器の治療不可能な機能不全
動脈硬化性病変による虚血性心疾患や機能不全など
敗血症，心筋梗塞，肝不全などの急性疾患
補正できない出血傾向
コントロール不可能な高毒性あるいは薬剤耐性の慢性感染症
活動性結核
移植後重症の拘束性変化をきたす胸壁や脊椎の変形
BMI 35 kg/m^2 を超える肥満
移植医療への理解の欠如
治療に対する理解の得られない精神疾患
患者を支える社会・家庭環境の不備
リハビリテーションが不可能な ADL の低下
薬物やアルコール依存状態

相対禁忌事項

高年齢(注2)
BMI 30 以上 35 kg/m^2 未満の肥満
進行性で重症の栄養不良
重症で有症状の骨粗鬆症
肺切除を伴う広範な肺手術歴(注3)
人工呼吸や ECMO 導入中の患者(注4)
慢性感染症(注5)
　非結核性抗酸菌症
　肺アスペルギルス症
　B型，C型肝炎ウイルス感染症
　HIV ウイルス感染症など
その他

注1：5年間の無症候期間があれば適応と考える．しかし悪性疾患の種類と呼吸不全の
　　状況によって5年以内に移植適応の判断が迫られる症例がある一方，5年以降に再
　　発する悪性疾患もあり，明確な一線はひけない．
注2：わが国ではレシピエントの年齢を，脳死片肺移植で60歳未満，同両肺移植で55
　　歳未満，生体肺移植65歳未満，心肺同時移植の場合は45歳未満と制限している．
　　これらの年齢制限に医学的根拠はなく，ISHLT consensus では歴年齢の上限を設定
　　せず，日本より柔軟に対応している．高年齢レシピエントでは併存疾患が増加し，
　　生理機能予備力は低下し，移植手術のリスクが高まることが予想される．年齢制限
　　を議論する場合，登録症例数に対し提供臓器が圧倒的に不足しているわが国の現状
　　にも配慮する必要がある．
注3：適否には胸膜癒着が移植手術に及ぼす影響を検討する必要がある．
注4：他の臓器に移植に支障をきたす問題がなければただちに禁忌とはならない場合も
　　あり，個別の症例について慎重に検討する必要がある．
注5：術後の強力な免疫抑制を想定すると，術前の感染症の評価は重要である$^{2)}$．移植
　　対象患者は原疾患に対しステロイドや免疫抑制薬を使用されていることもある．さ
　　らに肺アスペルギルス症や非結核性抗酸菌症については，適否判定のエビデンスが
　　確立していないので呼吸器内科医，術後管理の経験が豊富な移植外科医により1例
　　毎に検討する必要がある．B型肝炎ウイルス感染症は「免疫抑制・化学療法による
　　発症するB型肝炎対策ガイドライン」に沿って検査し，必要があれば核酸アナログ
　　投与を行えば禁忌とならない．C型肝炎ウイルス感染症も同様の対応を行う．日本
　　では HIV 感染症レシピエントへの移植実績はないが，ISHLT consensus では HIV-
　　RNA が検出されず良好にコントロールされている場合には禁忌とならないとして
　　いる．

10-A　肺移植の適応

表2　移植対象疾患

肺高血圧症

特発性 / 遺伝性肺動脈性肺高血圧症
薬物 / 毒物誘発性肺動脈性肺高血圧症
膠原病に伴う肺動脈性肺高血圧症
門脈圧亢進症に伴う肺動脈性肺高血圧症
先天性短絡性心疾患に伴う肺動脈性肺高血圧症（Eisenmenger 症候群）
その他の疾患に伴う肺動脈性肺高血圧症
肺静脈閉塞症（PVOD）/ 肺毛細血管腫症（PCH）
慢性血栓塞栓性肺高血圧症
多発性肺動静脈瘻
その他の肺高血圧症

特発性間質性肺炎（IIPs）

特発性肺線維症（IPF）
特発性非特異性間質性肺炎（INSIP）
特発性上葉優位型間質性肺炎（IPPFE）
上記以外の IIPs

その他の間質性肺炎

膠原病合併間質性肺炎
薬剤性肺障害
放射線性間質性肺炎
慢性過敏性肺炎
上記以外のその他の間質性肺炎

肺気腫

慢性閉塞性肺疾患（COPD）
α_1-アンチトリプシン欠乏症

造血幹細胞移植後肺障害

閉塞性 GVHD
拘束性 GVHD
混合性 GVHD

肺移植手術後合併症

気管支合併症（吻合部および末梢も含む）（狭窄など）
肺動脈吻合部合併症（狭窄など）
肺静脈吻合部合併症（狭窄など）
肺移植後移植片慢性機能不全（CLAD）
bronchiolitis obliterans syndrome
restrictive allograft syndrome
その他の CLAD

その他の呼吸器疾患

気管支拡張症
閉塞性細気管支炎
じん肺
肺 Langerhans 細胞組織球症
びまん性汎細気管支炎
サルコイドーシス
リンパ脈管筋腫症
嚢胞性線維症

その他，肺・心肺移植関連学会協議会で承認する進行性肺疾患

VI章　その他の重要な呼吸器疾患

文献

1) Weill D, et al: A consensus document for the selection of lung transplant candidates: 2014--an update from the Pulmonary Transplantation Council of the International Society for Heart and Lung Transplantation. J Heart Lung Transplant **34** : 1, 2015
2) Tachibana K, et al: Nontuberculous mycobacterial and *Aspergillus* infections among cadaveric-lung transplant recipients in Japan. Respir Investig [in press]

VI章. その他の重要な呼吸器疾患

Ⓑ 慢性呼吸不全

✔ CO_2 ナルコーシスでは，$PaCO_2$ のベースライン値からの上昇幅が重要である（＋ 5：手の温もり，＋ 10：脈圧の増大・bounding pulse，＋ 15：傾眠・発汗・羽ばたき振戦，＋ 30：昏睡）.

- 呼吸不全の状態が少なくとも 1 ヵ月以上続いた場合に慢性呼吸不全と定義される[1].
- 動脈血ガス値の異常を起こす機序として，①換気障害（肺胞低換気），②換気血流比不均等，③肺拡散障害，④右→左シャントがある．Ⅱ型呼吸不全は主として①が，Ⅰ型呼吸不全が②〜④が原因である.
- 慢性呼吸不全の原因疾患として，慢性閉塞性肺疾患（COPD），間質性肺炎，肺結核後遺症，肺癌，神経・筋疾患，脊柱異常（高度の後側彎症），睡眠時無呼吸症候群などがある.

ⓐ 診断のポイント（表 1）

- 臨床所見としては，呼吸困難，頻呼吸，チアノーゼ，冷汗，振戦，血圧上昇，頻脈，意識障害などである.
- 呼吸状態の観察では，呼吸数，呼吸の大きさ，呼吸パターン，胸郭の動きに注意する必要がある.
- 呼吸困難感を客観的に評価する指標として，『COPD 診断と治療のためのガイドライン』[2]では修正 MRC 質問票（mMRC）の使用が推奨さ

表 1　慢性呼吸不全の診断基準

① 室内気吸入時の PaO_2 が 60 Torr 以下となる呼吸障害，またはそれに相当する呼吸障害を呈する異常状態を呼吸不全と診断する.

② 呼吸不全を動脈血 CO_2 分圧が 45 Torr を超えて異常な高値を呈するものと，然らざるものとに分類する．$PaCO_2$ の程度により下記に分類される.
  (1) Ⅰ型呼吸不全（$PaCO_2$ が 45 Torr 以下のもの）
  (2) Ⅱ型呼吸不全（$PaCO_2$ が 45 Torr を超えるもの）

③ 慢性呼吸不全とは，呼吸不全の状態が少なくとも 1 ヵ月間持続するものをいう.
なお，PaO_2 が 60 Torr 以上あり，呼吸不全とは診断されるには至らないが，ボーダーライン（60 Torr 以上，70 Torr 以下）にあり，呼吸不全に陥る可能性の大なる症例を準呼吸不全として扱う.

（厚生省特定疾患「呼吸不全」調査研究班：昭和 56 年度研究報告書より引用）

VI章　その他の重要な呼吸器疾患

れている[2]（p3「I-1. 呼吸器内科の問診・身体所見のポイント」の表2参照）．Fletcher-Hugh-Jones分類（ヒュー・ジョーンズ分類）も使用されていたが，現在はあまり使用されていない．

b 治療の実践

●慢性呼吸不全の治療は大きく分けて，①低酸素血症に対する補助療法（在宅酸素療法，在宅人工呼吸療法），②原因疾患に対する治療，③呼吸リハビリテーション（p66,「I-12. 呼吸リハビリテーション」参照）がある．ここでは①について述べる．

1) 在宅酸素療法（home oxygen therapy：HOT）

●酸素療法の目的は，低酸素血症を是正し組織の酸素化を維持することである．

●室内気吸入時で PaO_2 が60 Torr 未満，あるいは SpO_2 が90%未満の場合には酸素投与の適応となる．II型呼吸不全の場合にはI型呼吸不全とは異なり，酸素化のみならず換気状態を維持・改善する必要がある．PaO_2 が高すぎると CO_2 ナルコーシスのリスクが高まるが，CO_2 ナルコーシスを恐れて低酸素状態を放置せず，低酸素状態の是正を優先させるべきである．

●通常は鼻カニュラで酸素投与を開始し，SpO_2 を測定しながら酸素流量を調整する．鼻カニュラでは酸素流量が1 L/分増加すると吸入気酸素濃度（FiO_2）は4%ずつ増加するといわれている．

●自宅で使用する酸素供給装置には，酸素濃縮装置と液体酸素の2種類があり，患者のライフスタイルにあったものを選択するようにする[3]．

2) 在宅人工呼吸療法（home mechanical ventilation：HMV）

●HMV は1970年代に主に神経筋疾患の症例を対象に，気管切開下陽圧人工呼吸（TIPPV）として開始された．1990年代より非侵襲的陽圧換気療法（NPPV）が導入され，現在では HMV の中心的役割を担っている．

●高二酸化炭素血症が高度である場合は，HOT だけではなく NPPV 療法の併用を検討する（表2）．

●COPD に伴う慢性 II 型呼吸不全に対する長期 NPPV により，生存率の改善，呼吸筋の休息，呼吸調節系のリセッティングの効果が示唆されている[4]．

10-B 慢性呼吸不全

表2 慢性呼吸不全のNPPV療法適応基準

COPD（慢性期）
①あるいは②に示すような自・他覚症状があり，3. の(a)〜(c)いずれかを満たす場合
① 呼吸困難感，起床時の頭痛・頭重感，過度の眠気などの自覚症状がある.
② 体重増加・頸静脈の怒張・下肢の浮腫などの肺性心の徴候.
③ (a)$PaCO_2 \geqq 55$ mmHg
　　$PaCO_2$の評価は，酸素吸入症例では，処方流量下の酸素吸入時の$PaCO_2$，酸素吸入をしていない症例の場合，室内気下で評価する.
　　(b)$PaCO_2 < 55$ mmHg であるが，夜間の低換気による低酸素血症を認める症例
　　夜間の酸素処方流量下に終夜睡眠ポリソムノグラフィー(PSG)あるいはSpO$_2$モニターを実施し，SpO$_2 < 90$%が5分間以上継続するか，あるいは全体の10%以上を占める症例. また，閉塞性睡眠時無呼吸症候群(OSAS)合併症例で，経鼻持続陽圧呼吸(nasal CPAP)のみでは夜間の無呼吸，自覚症状が改善しない症例.
　　(c)安定期の$PaCO_2 < 55$ mmHg であるが，高二酸化炭素血症を伴う増悪入院を繰り返す症例.

拘束性換気障害
(A)自・他覚症状として，起床時の頭痛，昼間の眠気，疲労感，不眠，昼間のイライラ感，性格変化，夜間頻尿，労作時呼吸困難，体重増加・頸静脈の怒張・下肢の浮腫などの肺性心の徴候のいずれかがある場合，以下の(a)，(b)の両方あるいはどちらか一方を満たせば長期NPPVの適応となる.
　(a)昼間覚醒時低換気($PaCO_2 > 45$ mmHg)
　(b)夜間睡眠時低換気(室内気吸入下の睡眠でSpO$_2 < 90$%が5分間以上継続するか，あるいは全体の10%以上を占める)
(B)上記の自・他覚症状のない場合でも，著しい昼間覚醒時低換気($PaCO_2 > 60$ mmHg)があれば，長期NPPVの適応となる.
(C)高二酸化炭素血症を伴う急性増悪入院を繰り返す場合には長期NPPVの適応となる.

［日本呼吸器学会NPPVガイドライン作成委員会（編）：NPPV（非侵襲的陽圧換気療法）ガイドライン，第2版，南江堂，東京，p116，表1，p122，表1，2015より改変し許諾を得て転載］

● 拘束性胸郭疾患（肺結核後遺症，脊椎後側彎症）による慢性II型呼吸不全に長期NPPVを導入すると，生命予後やQOLが改善すると報告されている.

3) 身体障害者認定

● 身体障害者福祉法の指定医がいる病院を受診して発行された身体障害者診断書・意見書を添えて福祉事務所に申請する.

● 呼吸器機能障害の程度は，①予測肺活量1秒率（指数），②動脈血ガス，③医師の臨床所見によって判定される. 動脈血ガスでは空気呼吸下で動脈血酸素分圧70 Torr以下が対象の目安になる. 表3に呼吸器機能障害等級の目安を示す.

VI
10
慢性の良性呼吸器疾患の治療

VI章　その他の重要な呼吸器疾患

表3　呼吸器機能障害等級

級数	区分	解説
1級	呼吸器の機能の障害により自己の身辺の日常生活活動が極度に制限されるもの	呼吸困難が強いため歩行がほとんどできないもの. 呼吸障害のため指数の測定ができないもの. 指数が20以下のもの, または動脈血酸素分圧が50 Torr以下のもの
3級	呼吸器の機能の障害により家庭内での日常生活活動が著しく制限されるもの	指数が20を超え30以下のもの, もしくは動脈血酸素分圧が50 Torrを超え60 Torr以下のもの. またはこれに準ずるもの
4級	呼吸器の機能の障害により社会での日常生活活動が著しく制限されるもの	指数が30を超え40以下のもの, もしくは動脈血酸素分圧が60 Torrを超え70 Torr以下のもの. またはこれに準ずるもの

[日本呼吸器学会COPDガイドライン第4版作成委員会(編)：COPD(慢性閉塞性肺疾患)診断と治療のためのガイドライン, 第4版, メディカルレビュー社, 東京, p124, 表3, 2013より許諾を得て転載]

文献

1) 日本呼吸器学会肺生理専門委員会, 日本呼吸管理学会酸素療法ガイドライン作成委員会(編)：酸素療法ガイドライン, メディカルレビュー社, 東京, 2009
2) 日本呼吸器学会COPDガイドライン第4版作成委員会(編)：COPD(慢性閉塞性肺疾患)診断と治療のためのガイドライン, 第4版, メディカルレビュー社, 東京, 2013
3) 独立行政法人環境再生保全機構在宅酸素療法と在宅人工呼吸療法. 〈https://www.erca.go.jp/yobou/zensoku/copd/oxygen/09.html〉[参照 2017-10-19]
4) 日本呼吸器学会NPPVガイドライン作成委員会(編)：NPPV(非侵襲的陽圧換気療法)ガイドライン, 第2版, 南江堂, 東京, 2015

VI章. その他の重要な呼吸器疾患

Ⓒ 慢性呼吸器疾患に対する緩和医療

✔ 各施設で議論のうえ，緩和治療の体制を整えることが重要である（例：慢性呼吸器疾患患者の呼吸困難に対してモルヒネを使用する際は複数の医療者で使用の妥当性を検討したうえで，患者・家族に説明を行い，できるだけ書面で同意を得る，など）.

テキる呼吸器医の極意

ⓐ 慢性呼吸器疾患に認められる症状と治療

1) 呼吸困難

● 呼吸困難は客観的病態である呼吸不全（動脈血ガス分析で $PaO_2 < 60\,mmHg$ あるいは $SPO_2 < 90\%$）と必ずしも一致するとは限らない.

● COPD，間質性肺疾患では呼吸困難の頻度は高い.

● まずは呼吸困難の原因となっている病態（肺炎，気胸，COPD 増悪など）の評価を行う.

● 明らかな原因を認めない呼吸困難発作の場合にはパニック発作[1]の可能性も考えておく.

〈治療〉

● まず，原因治療および標準治療薬を行う.

● 呼吸困難に不安や抑うつなどが関連していると考えられる場合には抗不安薬，抗うつ薬，非薬物療法を検討する.

● 慢性呼吸器疾患を含む患者の呼吸困難に対するオピオイドの有用性が報告されており[2]，病状の進行した患者で原病に対する標準治療を行ってもなお呼吸困難が持続する場合には，モルヒネの使用を検討する.

● 一部のモルヒネは「激しい咳嗽発作における鎮咳」で保険適用が認められている.

〈治療例〉

◆ 当院では COPD 患者の呼吸困難に対して，モルヒネ 3 mg 1 日 4 回約 6 時間毎に投与することがある.

VI章　その他の重要な呼吸器疾患

◆当院では，予後数日と考えられる終末期間質性肺疾患患者にはモルヒネ持続皮下注射を行っている．モルヒネと生理食塩水を 1：1 で希釈し，微量シリンジポンプで 0.05 mL/ 時（0.25 mg/ 時）で開始する．レスキューについては 1 時間量の早送りを行う．呼吸困難の改善が得られない場合にはバイタルを確認したうえで，最短 30 分おきにベースを 0.05 ～ 0.1 mL/ 時間（0.25 ～ 0.5 mg/ 時）ずつ増量することもある．

◆予後数日と予想される患者の場合はモルヒネ開始，増量後しばらくは呼吸回数を 30 分おきに評価する．

◆呼吸困難発作がパニック発作の基準を満たす場合には，ベンゾジアゼピン系薬剤の頓服，選択的セロトニン再取り込み阻害薬（SSRI）の投与を検討する．

2) 精神症状

● 慢性呼吸器疾患において，抑うつ，不安の頻度は高い．

● ステロイド性の抑うつにも留意しておく．

〈治療〉

● COPD の抑うつに対する薬物治療に関しては十分なエビデンスがない．臨床的には SSRI やセロトニン・ノルアドレナリン再取り込み阻害薬（SNRI）を用いることが多い．

● ミルタザピンは傾眠のリスクがあり，重度の II 型呼吸不全の患者では CO_2 ナルコーシスを起こす可能性があるため注意が必要である．

● 進行 COPD 患者では SSRI の副作用の嘔気のために内服が継続できないことがある．食欲不振の強い患者ではスルピリド（例：スルピリド　1 日 40 ～ 50 mg）を用いることがある．

● COPD 患者におけるベンゾジアゼピン系薬の使用は救急受診の増加や死亡率の上昇との関連が報告されており，重症の II 型呼吸不全を有している場合には CO_2 ナルコーシスを起こす可能性がある．使用する際にはできるだけ短期間にし，極力減量，中止できるようにする．

3) 疼　痛

● 疼痛を有する COPD 患者は約 66％と報告がある[3]．

〈治療〉

● アセトアミノフェン，非ステロイド抗炎症薬（NSAIDs）などを用いる．

● 進行 COPD 患者では ADL が低下し，筋肉の固縮から疼痛が起こることがある．そのような場合にはリハビリテーション，筋弛緩法，自律訓練法などを併用する．

10-C　慢性呼吸器疾患に対する緩和医療

表1　BODE インデックス

スコア	0	1	2	3
BMI	> 21	≦ 21		
Obstruction % FEV$_{1.0}$(%)	≧ 65	50 ～ 64	36 ～ 49	≦ 35
Dyspnea 修正 MRC スケール	0 ～ 1	2	3	4
Exercise 6 分間歩行試験(m)	≧ 350	250 ～ 349	150 ～ 249	≦ 149

合計スコアによって以下の4群に分ける.
Quartile 1：0 ～ 2 点　　　　52 ヵ月の生存率　約 80%
Quartile 2：3 ～ 4 点　　　　52 ヵ月の生存率　約 70%
Quartile 3：5 ～ 6 点　　　　52 ヵ月の生存率　約 60%
Quartile 4：7 ～ 10 点　　　52 ヵ月の生存率　約 20%

b 慢性呼吸器疾患におけるアドバンスケアプランニング

1) 予後予測

● 慢性呼吸器疾患では感染症，COPD 増悪，間質性肺炎急性増悪など，急激な病状の悪化があること，治療による改善の程度の予測が難しいことから正確な予後予測が困難である．そのため可能であれば病初期からのアドバンスケアプランニングが重要である．

● COPD の年単位の長期予後予測には BODE インデックス[4]（表 1）などがあるが，短期予後を予測するのに有用なスコアはない．

2) 人工呼吸器の使用

● あらかじめ呼吸状態の悪化が予想される場合には，患者・家族と人工呼吸器の使用について話し合っておく．

文献

1) American Psychiatric Association（著）高橋三郎ほか（訳）：DSM-5 精神疾患の診断・統計マニュアル．医学書院．2014
2) Jennings AL, et al: Opioids for the palliation of breathlessness in terminal illness. The Cochrane database of systematic reviews. 2001：CD002066
3) Lee AL, et al: Pain and its clinical associations in individuals with COPD: a systematic review. Chest **147**：1246, 2015
4) Celli BR, et al: The body-mass index, airflow obstruction, dyspnea, and exercise capacity index in chronic obstructive pulmonary disease. N Engl J Med **350**：1005, 2004

VI章. その他の重要な呼吸器疾患

Ⅾ 呼吸器心身症

✔ 気管支喘息患者には心理社会的因子が病状に影響を与えることを説明する.

✔ 喘息日誌を用いて，心身相関への気づきを促すとともに，記録してきたこと，ピークフローのグラフをみながら，症状の自己コントロールができていることを患者に伝えることで，自己効力感の向上につなげる.

✔ 長期の使用で，依存性，副作用をきたすことから，安易なベンゾジアゼピン系薬剤の処方は行わない．使用する場合には短期間にとどめ，非薬物療法の併用を行い，病状が改善すれば速やかに漸減する.

デキる呼吸器医の極意

- 心身症とは「身体疾患の中で，その発症や経過に心理社会的な因子が密接に関与し，器質的ないし機能的障害が認められる病態」[1]と定義されている.

- 代表的な呼吸器心身症には気管支喘息，過換気症候群，心因性咳嗽が挙げられる.

- 心因性咳嗽は「長時間続く乾性咳嗽で，器質的所見が認められず，心理社会的条件によって消長がみられるもの」[2]と定義されている.

a 診断のポイント

- 心理社会的背景（職場・家族内のストレス状況など）を含めて病歴聴取を行う.

- 症状の増悪の際に心理社会的因子が先行，もしくは持続していることが多い.

- 過換気症候群，心因性咳嗽については，他疾患の除外が重要である.

例：家族との関係が悪化したときや過労時に喘息発作が出現する.

b 治療の実践

- 心身医学的治療の5段階に基づいて行う.

316

10-D　呼吸器心身症

1) 第1段階：治療的な人間関係の確立，動機づけ

- まずは身体面の診療から始め，適切な対症療法を行い，身体症状を軽減する［気管支喘息における吸入ステロイド薬（ICS）/ 長時間作用性β_2刺激薬（LABA）など］.
- 病歴聴取の際に疾患の発症と経過を心身両面からみることで，心身医学的治療への動機づけを行う.

> 例：「気管支喘息はストレスで悪化することがありますが，喘息が悪くなる前に疲れがたまっていたり，お気持ちのご負担になるような出来事とかありませんでしたか？」

- これまでの経過の中での患者の苦労をねぎらうことで信頼関係を構築する.

> 例：「これだけ咳が続く中，お仕事を続けてこられて，大変だったでしょうね.」

2) 第2段階：ストレスからの解放，安定の体験

- ストレス状況の調整緩和，入院などによる隔離.

> 例：過労が原因と考えられた場合に，診断書を作成し，会社に仕事量の軽減を依頼する.

- くつろぎの手段（漸進的筋弛緩法，自律訓練法，腹式呼吸法など）を習得させる.
- 診察時に患者の話を傾聴・受容することで，感情表出を促す.
- 必要であれば，睡眠薬，抗不安薬・抗うつ薬などによる薬物治療を行う.
- ストレスからの解放による症状軽減を患者が体験できると，心身相関の理解が進み，治療意欲が高まりやすい.

3) 第3段階：心身相関の理解の促進

- 心理社会的な背景が症状と関連していることへの理解を促す.
- 心理社会的因子の病状への関与に関して患者が否定的である場合は，無理に押し付けず，一般化して話をしたり，症状記録をつけてもらい，患者自身の気づきを促す工夫をする.

> 例：喘息日誌にピークフローとライフイベントを記録してもらう.

4) 第4段階：より適切な適応様式の習得

- 面接の中で，認知の偏り，対人態度やライフスタイルの修正を行う.
- 患者が実践した好ましい変化を賞賛し，強化する.

VI

10

慢性の良性呼吸器疾患の治療

VI章　その他の重要な呼吸器疾患

例：不満の抑圧が症状悪化に関連している患者.
「ご自身の気持ちをためこまずに, きちんと伝えることができたのですね. すばらしいですね.」

5) 第5段階：段階的治療の終結

● 治療に関して医療者が関わる割合を漸減し, 患者自身が病状をセルフコントロールできるようにする.

● 治療間隔の延長, 定期投薬中止.

文献
1) 日本心身医学会教育研修委員会(編)：心身医学の新しい診療指針. 心身医 **31**：537, 1994
2) 中村延江：神経性咳嗽についての調査. 心身医 **20**：436, 1930

呼吸器集中治療

1 総論:重症呼吸不全症例の評価,管理の流れ
2 呼吸管理
3 疾患別管理方法

VII章．呼吸器集中治療

1 総論：重症呼吸不全症例の評価，管理の流れ

- ✔ 重症呼吸不全は手強い．絶対に無理をせず，危ないと思ったら応援を要請する．
- ✔ 超音波装置は強い味方．積極的に利用する．
- ✔ 他職種との連携は大事．合併症を防いでできるだけ早く離床させる．

デキる呼吸器医の極意

- ●呼吸器科領域では基礎に慢性呼吸器疾患を持つ症例やステロイドなどを投与中で易感染状態にある症例も多く，管理に難渋することもまれではない．急速に重症化する症例もあり，安全性を確保しながら手早く診断し治療を開始しなければならない．ここでは呼吸器集中治療室(RCU)入室時の大まかな流れを紹介する．
- ●まずは，人員の確保が重要である．大まかに役割を分担しておくこと．
- ●手早く，意識レベル，気道閉塞所見の有無，呼吸音や呼吸パターンの評価，循環不全の徴候があるかなどをチェックする．同時にモニター機器を装着しバイタルサインをチェックする．
- ●禁忌でなければ，経鼻高流量療法（nasal high flow therapy：NHFT）や非侵襲的陽圧換気療法（NPPV）を開始する．極めて重症の場合は気管挿管の準備に取りかかる．NPPV開始後，明らかな改善所見があるなら1時間後くらいを目安にこのまま継続するかどうかを判断する．呼吸不全の原因疾患や時間帯も含めて総合的に判断する．
- ●気管挿管を要する可能性を念頭に気道の評価を行い，使用する気管チューブやデバイスを準備しておく．マスク換気の難易度も評価する．
- ●超音波で心機能などを大まかに評価する．胸水や気胸の有無などもチェックする．
- ●急速大量輸液が必要になることもあるため，できるだけ径の太い静脈留置針（20 G 以上）で末梢静脈を確保する．穿刺可能な表在静脈がみつかりにくい場合は超音波で探し，難易度が高い場合は超音波ガイド下に穿刺する．
- ●気管挿管を行う場合，プロポフォールなどの鎮静薬とフェンタニルを準備する．意識下挿管を行う場合は咽頭麻酔の準備もする．フェニレ

フリンなどの昇圧薬も必ず準備しておく．
- 局所麻酔下に動脈ラインを留置する．触知しにくい場合や穿刺が難しい場合は超音波ガイド下に穿刺する．
- 問診や病状の説明，各種処置の説明を行い，同意を得る．問診では症状の経過，既往歴，合併症，服用薬剤，アレルギー歴，最終経口摂取時刻などを確認する．慢性呼吸器疾患の進行や悪化によるものである場合，集中治療を行っても救命は難しいことがある．管理方針（気管挿管を行うかどうかなど）は患者，家族に十分説明し協議のうえで決定する．
- 診断には痰の採取や気管支肺胞洗浄（BAL）も有用である．気管挿管後に気管支内視鏡でこれらの検体を採取する．気管支内視鏡は NHFT，NPPV 下で行うことも可能である（図 1）．
- 必要に応じて超音波ガイド下に中心静脈カテーテルを留置する．感染症を疑う場合，血液培養検体を 2 セット以上採取する．
- 気管挿管後に，内視鏡下に経鼻栄養チューブを挿入し，先端を十二指腸以遠に留置する（図 2）．循環動態に大きな問題がなければ，経腸栄養を早期に開始する．
- 一通りの処置が終了したら，超音波で心機能を詳細に評価する．深部下肢静脈に血栓がないかどうかも評価し，必要な予防対策を行う．
- 早めに理学療法士と協議してリハビリテーションの計画を立て，早期離床を目指す．

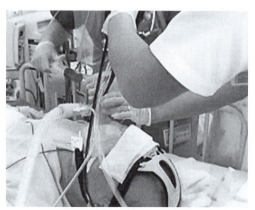

図 1　NPPV 下での気管支内視鏡検査（BAL を施行）

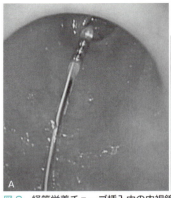
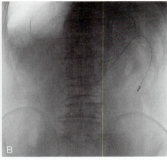

図2 経管栄養チューブ挿入中の内視鏡所見(A)と留置後の腹部X線写真(B)

表1 SBT開始安全基準

①〜⑤をすべてクリアした場合「SBT実施可能」
① 酸素化が十分である.
　$FiO_2 ≦ 0.5$ かつ $PEEP ≦ 8\ cmH_2O$ のもとで $SpO_2 > 90\%$
② 血行動態が安定している.
　急性の心筋虚血,重篤な不整脈がない.心拍数 ≦ 140/分.昇圧薬の使用について少量は許容する($DOA ≦ 5\ \mu g/kg/$分 $DOB ≦ 5\ \mu g/kg/$分,$NAD ≦ 0.05\ \mu g/kg/$分).
③ 十分な吸気努力がある.
　1回換気量 > 5 mL/kg.分時換気量 < 15 L/分.Rapid shallow breathing index(1分間の呼吸回数 /1回換気量 [L]) < 105回/分 /L.
　呼吸性アシドーシスがない(pH > 7.25).
④ 異常呼吸パターンを認めない.
　呼吸補助筋の過度な使用がない.シーソー呼吸(奇異性呼吸)がない.
⑤ 全身状態が安定している.
　発熱がない.重篤な電解質異常を認めない.重篤な貧血を認めない.重篤な体液過剰を認めない.

(文献1より引用)

- フェンタニルによる十分な鎮痛を得たうえで,デクスメデトミジンやプロポフォールなどで浅めに鎮静する.Richmond Agitation Sedation Scaleを用いてスコア−2〜0を目標に鎮静薬の投与量を調節する.
- 人工呼吸管理からの離脱には原疾患のコントロールがよいかどうかを評価しなければならない.必要に応じてCTで陰影の評価を行う.鎮静薬を中止もしくは減量し,意識状態などに問題がないかを確認する.

1　総論：重症呼吸不全症例の評価，管理の流れ

表2　SBT成功基準

呼吸数＜30/分
開始前と比べて明らかな低下がない（たとえば$SpO_2 \geqq 94\%$，$PaO_2 \geqq 70\,mmHg$）．
心拍数＜140/分，新たな不整脈や心筋虚血の徴候を認めない．
過度の血圧上昇を認めない．
以下の呼吸促迫の徴候を認めない（SBT前の状態と比較する）．
1．呼吸補助筋の過剰な使用がない．
2．シーソー呼吸（奇異性呼吸）．
3．冷汗．
4．重度の呼吸困難感，不安感，不穏状態．

（文献1より引用）

表1の基準も満たすなら自発呼吸トライアル（spontaneous breathing trial：SBT）を行う．FiO_2 0.5以下の設定でCPAP $\leqq 5\,cmH_2O$（PS $\leqq 5\,cmH_2O$）またはTピース30分～2時間継続して離脱可能かどうかを評価する（表2）．

● 長期化が予想される場合は気管切開を考慮する．行う時期に関しての基準はないが，原疾患の状況なども踏まえて総合的に判断する．

文献

1) 3学会合同（日本集中治療医学会，日本呼吸療法医学会，日本クリティカルケア看護学会）人工呼吸器離脱ワーキング：人工呼吸器離脱に関する3学会合同プロトコル，2015

VII章. 呼吸器集中治療

2 呼吸管理

A 酸素療法

- ✔ 酸素療法における様々なデバイスの原理や限界を理解し，患者毎に適切なものを選択することが重要である．
- ✔ 自発呼吸の最大吸気流量を上回る酸素（あるいは混合ガス）流量でなければ，吸入酸素濃度を測定できない．したがって，低流量システムでは正確な吸入酸素濃度が不明である．呼吸が促迫している場合には吸気流量がかなり増大する．高流量システムであっても，吸気流量を上回ることができない可能性があることに注意する．
- ✔ 経鼻高流量療法（NHFT）は様々な状況に対して使用できる．その生理学的効果をよく理解し，NHFT 開始後も患者の観察と評価を行うこと．病状が改善しない場合は，速やかに非侵襲的陽圧換気療法（NPPV）や侵襲的陽圧換気療法（IPPV）を検討する．

デキる呼吸器医の極意

- 酸素は生体の正常な機能・生命の維持に不可欠な物質であり，その供給が不十分となり細胞のエネルギー代謝が障害された状態を低酸素症という．低酸素症に対して吸入気の酸素濃度を高めて，適量の酸素を投与する治療法が酸素療法である．
- 低酸素血症は動脈血中の酸素が不足して低酸素症を起こす状態をいうが，動脈血酸素分圧（PaO_2）が正常でもヘモグロビン濃度，心拍出量，組織血流量などの要素によって組織への酸素供給が不十分になることがある[1]．

a 急性呼吸不全への対応

- 急性呼吸不全に対する酸素療法の目的は，低酸素血症を是正することにより組織の酸素化を維持することである．細胞レベルでの適切な酸素化を維持するにはヘモグロビン，心拍出量などの組織への酸素運搬因子も重要である[1]．
- 一般的な酸素化の目標は PaO_2 60 Torr 以上あるいは SpO_2 90％以上である．酸素化ヘモグロビンの解離曲線から PaO_2 を 60 Torr を超え

2-A 酸素療法

て上昇させても酸素含量の増加がわずかである．病状が不安定な患者では安全域を考え，PaO_2 80 Torr を目標とすることもある[1]．

b 酸素療法の実践

1) 低流量システム

●自発呼吸の最大吸気流量より少ない流量で酸素を供給する方式．不足分は周囲の室内気を吸入し，供給された酸素を希釈する．そのため吸入酸素濃度は吸気流量などの影響を受け変化する（正確な吸入酸素濃度は不明）．

a) 鼻カニュラ

利点：安価，簡便，会話・食事が可能．3 L/ 分までなら加湿が不要．
欠点：6 L/ 分を超える酸素流量では吸入酸素濃度の上昇度が低下し，鼻粘膜への刺激も強くなる．口呼吸患者への使用は勧められない[1]．

b) 簡易酸素マスク

利点：鼻カニュラよりも高い酸素濃度を投与できる．
欠点：5 L/ 分以下の酸素流量ではマスク内に貯留した呼気ガスの再吸入による $PaCO_2$ の上昇リスクがある．

2) 高流量システム

●最大吸気流量を上回る流量で酸素，あるいは酸素と空気の混合ガスを供給する方式．周囲の室内気は吸入されず安定した吸入酸素濃度を維持することが期待できる．これを達成するには酸素あるいは混合ガス流量が 30 L/ 分以上必要である．

a) ベンチュリマスク

●酸素を小さい出口から流すことでジェット流を生み出し，その周囲が陰圧になることで外気を取り込んで酸素と混合され，安定した酸素濃度を提供することができる．吸入酸素濃度 24 ～ 50％で 6 種類のダイリューターがあり，それぞれ酸素流量が決められている．

b) ネブライザー付き酸素吸入器

●ベンチュリマスクにネブライザー機能を備えたもので，十分な加湿が必要であり喀痰喀出困難な患者などに適している．
●ネブライザーへの投与酸素流量は最低 5 L/ 分以上，十分な効果を得るためには 10 L/ 分以上が必要．総流量 30 L/ 分を達成できる設定酸素濃度は 60％までである[1]．

VII

2

呼
吸
管
理

VII章　呼吸器集中治療

● 各メーカーよりトータル流量早見表が公表されているので参考にするとよい.

3) リザーバーシステム

a) リザーバー付き鼻カニュラ(オキシマイザー:日本ルフト社)

● 患者の呼気圧により呼気の間, 吸気口からの酸素漏れをブロックし, 酸素がリザーバーに蓄えられる.

● 酸素流量はノーマルタイプが 7 L/ 分まで, 高流量仕様が 16.5 L/ 分まで対応している.

> 利点:酸素節約効果がある. (最大 75%の酸素節約率)
> 欠点:加湿器との併用は内蔵リザーバーへの水滴が付くことでリザーバー機能がなくなるリスクがある. 口呼吸ではリザーバーが膨らまない.

b) リザーバー(600 mL)付き酸素マスク

● 呼気中に流れてくる酸素をいったんリザーバーに蓄えておき, 吸気時に患者は流れてくる酸素に加えて, リザーバーに蓄えられた酸素を吸うことができる.

> 利点:高濃度酸素吸入が可能.
> 欠点:酸素加湿が必要である. 高濃度酸素を投与するにはマスクを顔面にしっかりフィットさせ, リザーバーが膨らむように酸素流量を調節しなければならない. 1 回換気量が非常に大きい場合はリザーバーがすぐに虚脱してしまう可能性がある.

4) 開放型酸素吸入システム(オキシマスク™:Southmedic Inc)

● 酸素吹出口がディフューザー構造となっており, 渦流を作り酸素を鼻と口の両方に拡散させる. CO_2 サンプリングライン付きタイプもある.

> 利点:CO_2 再呼吸の防止, 低流量〜高流量でデバイスを変更しなくてよい. 飲水・口腔ケアが楽, 圧迫感が少ない.

● FIO_2 は簡易酸素マスクとほとんど変わらないとの報告がある [2].

5) 経鼻高流量療法(NHFT)

● 十分な加湿・加温を行って, 60 L/ 分までの高流量で高濃度の酸素を投与できる. また高流量のため鼻咽頭内の呼気ガスを wash out することや呼気時に低レベルの陽圧を作り出すことが期待できる [3].

● 肺容量の増加, 酸素化の改善, 呼吸仕事量の軽減などが期待でき, 従来の酸素療法よりも優れていると考えられる. また鼻カニューレを用

2-A　酸素療法

いるため，飲食・口腔ケアなどが行いやすく，患者の QOL 向上も得
られ，忍容性も NPPV などと比較して良好である．

●NPPV，IPPV が拒否などで使用困難な場合，比較的軽度の高 CO_2 血
症であれば，解剖学的死腔の wash out 効果などを期待して行うこと
も検討してよいと思われる．

C　酸素療法の合併症

1) CO_2 ナルコーシス

●肺胞低換気により高二酸化炭素血症，呼吸性アシドーシスになり意識
障害をきたした状態を CO_2 ナルコーシスという．慢性的な II 型呼吸
不全患者への高濃度酸素投与時に認められる．しかし CO_2 ナルコー
シスを恐れるあまり低酸素血症を放置することは危険であり，SpO_2
90％を目標に吸入酸素濃度を調節する．NPPV などによる換気補助
を検討する[1]．

2) 酸素中毒

●酸素フリーラジカル(活性酸素)による細胞ないし組織傷害が主因と考
えられている．肺傷害や中枢神経系症状などがみられる．

●なるべく早期に長期酸素投与が可能とされる酸素濃度(50％以下)を
目標に減量していくことが必要である[1]．

3) 吸収性無気肺

●吸入酸素濃度が 100％の場合，気道閉塞などで換気されない領域が
あると，その部分の肺胞内の酸素が吸収されて無気肺を生じる場合が
ある．生理学的シャント量が増加して低酸素血症の原因となりうる[1]．

文献

1) 日本呼吸器学会肺生理専門委員会，日本呼吸管理学会酸素療法ガイドラ
イン作成委員会(編)：酸素療法ガイドライン．メディカルレビュー社，
東京，2006
2) 星　拓男：オキシマスク™及び単純顔マスクによる酸素投与時の吸入酸
素分画及び二酸化炭素分圧．日集中医誌 **20** : 643, 2013
3) Nishimura M: High-flow nasal cannula oxygen therapy in adults. J
Intensive Care **3** : 15, 2015

VII

2

呼吸管理

VII章. 呼吸器集中治療

Ⓑ 非侵襲的陽圧換気療法（NPPV）

✔ NPPVの導入前後は患者の呼吸回数, 呼吸様式などをよく観察する. 導入後は同調性もよく観察し, マスクや設定を調整する.

✔ 消化管を用いた栄養管理は重要であるが, NPPV使用中は胃への空気流入により胃内容物の嘔吐リスクがある. 意識状態や腹部膨満の有無にも注意し誤嚥を防ぐこと.

✔ 気道分泌物が多く, 喀出困難な場合はNPPV導入の相対的禁忌である. ただし挿管拒否の場合にはミニトラック（スミスメディカル・ジャパン社）などを留置（輪状甲状膜穿刺）し, 気道分泌物の吸引除去を行いながら, NPPVを導入・継続することも検討する.

✔ マスクサイズやフィッティングが適切かどうかを評価する. マスクの位置ずれや締めすぎに注意し, 過大なリークや鼻根部などの皮膚トラブルを避けるようにする.

デキる呼吸器医の極意

● 気管挿管を行わずに上気道から陽圧を用いて換気を行う方法は非侵襲的陽圧換気療法（noninvasive positive pressure ventilation：NPPV）と呼ばれ, 急性呼吸不全症例に対して広く臨床の現場で使用されている.

〈侵襲的陽圧換気療法（invasive positive pressure ventilation：IPPV）との比較〉

利点：迅速に開始できる. 着脱が容易で間欠的に施行できる. 会話が可能. 鎮静・鎮痛薬が不要あるいは少量で管理可能. 気管挿管に伴う合併症がない（人工呼吸器関連肺炎のリスクが減少）.

欠点：気道確保がされていない（気管吸引が難しい. 高い気道内圧での管理が難しい）. マスクによる皮膚損傷. 患者の協力が必要.

〈急性期NPPV導入の禁忌 [1]〉

絶対的禁忌

・自発呼吸停止

・マスク装着不能

328

2-B　非侵襲的陽圧換気療法（NPPV）

相対的禁忌

・バイタルサインが不安定な状態

・興奮・非協力状態

・気道確保不能

・嚥下障害

・通常の管理では対処できない大量の気道分泌

・多臓器不全

・直近の上気道や上部消化管手術歴

・高度な意識障害（ただしCOPDに伴うII型呼吸不全，CO_2ナルコーシスは使用可能）

・気胸患者（多くはNPPV開始前に胸腔ドレーン挿入が必要となる）

（挿管拒否の場合は上記に該当しても実施することがある）

a NPPVの導入方法

1) 開始基準

● 呼吸困難の増強と呼吸仕事量の増加（呼吸補助筋の緊張など）があり，呼吸数が閉塞性障害で> 24回/分，拘束性障害で> 30回/分，血液ガス所見がII型呼吸不全で$PaCO_2$ > 45 Torr，pH < 7.35，I型呼吸不全でPaO_2/F_IO_2 < 200など[2].

● NPPVのエビデンスレベルが高い疾患なのか，禁忌に相当する状況なのかも踏まえて，早期に開始する（表1）.

2) 導入時の留意点

● 導入時には患者によく話しかけ可能な限り説明を行う．いきなり高い圧設定で装着するよりも低圧のCPAPモードなどで開始したほうが患者の拒否感を軽減するのに有用な印象がある（特にI型急性呼吸不全の場合）（表2）.複数のインターフェイスを準備しておき，個々の患者にフィットするマスクを選択する．急性期はフルフェイス，トータルフェイスマスクを使用する．自発呼吸との同調性を確保するようマスクの調整（リークが多くなりすぎないように調整），換気回数，吸気時間，トリガー感度などを調整する（同調性が悪いと治療失敗の大きな原因となる）.

● 医師自らが患者の様子を観察しながら調整していくことが重要である．装着して30分〜1時間後に動脈血液ガスを採取し，治療効果を評価するが血液ガス所見のみではなく症状，意識状態，呼吸回数，呼

VII章　呼吸器集中治療

表1　急性呼吸不全における NPPV のエビデンス

レベル1	ランダム化比較試験
推奨	COPD 急性憎悪 COPD の抜管およびウィーニング 心原性肺水腫 免疫不全患者
レベル2	コホート研究
推奨	挿管拒否 緩和手段としての終末期使用 COPD，心不全の抜管失敗予防 COPD の市中肺炎 術後呼吸不全の治療と予防 喘息における急性憎悪予防
要注意	重症市中肺炎 抜管失敗予防
レベル3	症例比較研究
推奨	神経筋疾患，亀背側弯症 上気道の部分的閉塞 胸部外傷 喘息の急性呼吸不全
要注意	SARS
レベル4	症例報告
推奨	75 歳以上の高齢者 嚢胞性線維症 肥満低換気
要注意	IPF

［日本呼吸器学会 NPPV ガイドライン作成委員会（編）：NPPV（非侵襲的陽圧換気療法）ガイドライン，第2版，南江堂，東京，p17，表1，2015 より許諾を得て転載］

表2　急性呼吸不全患者における初期設定例

モード	S/T
EPAP	$4 \sim 5 \ cmH_2O$
IPAP	$8 \sim 15 \ cmH_2O$
トリガー	最大感度
バックアップレート	15/分
バックアップ I：E 比	1：3

EPAP：expiratory positive airway pressure
IPAP：inspiratory positive airway pressure
［日本呼吸器学会 NPPV ガイドライン作成委員会（編）：NPPV（非侵襲的陽圧換気療法）ガイドライン，第2版，南江堂，東京，p18，表2，2015 より許諾を得て転載］

2-B　非侵襲的陽圧換気療法（NPPV）

吸様式，循環動態の変化なども忘れずに評価する．

● 食道入口部の静止圧（開放圧）が 20 〜 30 cmH$_2$O のため誤嚥防止の観点から最大気道内圧は 20 cmH$_2$O を超えないことが望ましい[1]．これ以下の圧でも胃への空気流入はありうるので腹部膨満がないかを観察する．

● 導入後約 1 時間の NPPV の反応が良好な症例は成功することが多い[1]．

● 症状や意識状態，血液ガス所見などの改善が得られない場合には IPPV への移行を検討する．

b　NPPV における鎮静薬の使用

● 通常，NPPV は鎮静を必要としないが，わが国での調査では NPPV 中の鎮静が 56％の症例で行われていると報告されている[3]．

● 不穏，せん妄などのため，NPPV の継続が困難なこともある．この場合，鎮静薬を使用することで NPPV の継続に成功する可能性がある．

● まずは患者の訴えを傾聴し，マスクなどによる不快感や自発呼吸との同調性などに対処する．患者への説明，設定変更，環境調整など，鎮静薬投与以外の方法で対処できないかを検討する．

● せん妄・不穏の前駆症状の 90％は不眠である[1]．不眠の原因を評価し対処する．その上で不眠が改善しない，せん妄・不穏が出現するなら鎮静の開始を検討する．

● 鎮静薬による過鎮静や循環動態への影響には十分注意する必要がある．人工呼吸管理中に使用されている鎮静薬としてミダゾラム，プロポフォール，デクスメデトミジンが一般的だが，NPPV 中はデクスメデトミジンを使用することが多い．

c　NPPV を理解する

● NPPV 専用機は吸気回路 1 本で，通常の人工呼吸器のような呼気回路はない．呼気は呼気ポートから排出される．呼気の再呼吸を防ぐ（洗い流す）ために NPPV 専用機では EPAP を 4cmH$_2$O 以下に設定できない．したがって，呼気ポートより吸気・呼気を通じて常にリークする（intentional leak）．

● マスクの隙間などから漏れるリークは unintentional leak と呼ばれ

VII章　呼吸器集中治療

る．これらのリークは機械により補正される．機器が補正可能なトータルリーク量は 60 L/ 分である．これ以下となるようにマスクを調整する．

● NPPV 専用機である Respironics V60(フィリップス・レスピロニクス合同会社)のトリガーは吸気トリガー，呼気トリガーに大きく分かれ，ボリュームトリガー，シェイプトリガー，自発呼気閾値，フローリバーサル，最大 IPAP 時間で吸気，呼気の切り替えを行っている．

文献

1) 日本呼吸器学会 NPPV ガイドライン作成委員会(編)：NPPV(非侵襲的陽圧換気療法)ガイドライン．第 2 版，南江堂，東京，2015
2) Nava S, Hill N: Non-invasive ventilation in acute respiratory failure. Lancet **374**(9685): 250, 2009
3) 日本集中治療医学会規格・安全対策委員会：ICU における鎮痛・鎮静に関するアンケート調査．日集中医誌 **19**: 99, 2012

VII章．呼吸器集中治療

Ⓒ 気道管理

✔ ファイバー挿管は万能ではない．ビデオ喉頭鏡など他のデバイスの使用にも慣れる．

✔ 手早く評価して作戦を立てる．うまくいかなかったときにどうするかも考えて準備する．

✔ 重症呼吸不全症例での気管挿管は重度の低酸素血症をきたす可能性がある．筋弛緩薬は慎重に使用する．

● 内科医が気道管理を要する場面はほとんどが重症，緊急時である．時間的な余裕はなく，評価，準備が不十分であったりすると患者を危険な状態に曝すことになる．しかし，すべての状況において安全で完璧な方法は現在のところ存在しない．したがって，症例毎に戦略を立てるのが現実的である．そのためにはいくつかの方法を習得し使い分けること，次善の策を立てることが重要である．近年，様々なビデオ喉頭鏡が開発されており，かなり有用である．マッキントッシュ型喉頭鏡にこだわる必要はない．

● 用手的気道確保，バッグマスク換気などの基本的な技術は非常に重要である．しかし，バッグマスク換気が困難あるいは不能な状況もありうることは知っておくべきである．

ⓐ 評 価

● 可能な範囲で病状，投薬内容，既往歴，アレルギー歴，最終経口摂取時間などを確認する．X線写真，CTなどの画像があれば気管の径や偏移の有無なども確認する．

● 開口はどの程度可能か，口腔内や舌，歯牙の状態，頸部の可動性を確認する．開口障害があると使用できるデバイスは限られてくるので注意する．

● マスク換気の難易度や調節呼吸が可能かどうかを評価する．顔面や歯牙の状態をみてマスクフィットが困難でないかを確認する．重症呼吸不全では高気道抵抗や低コンプライアンスのためマスク換気が難しいこともある．また，高度の気道狭窄や大量のエアリークがある症例で

VII章 呼吸器集中治療

は調節呼吸が難しくなる可能性がある．

b デバイス

- 様々なデバイスがあり，それぞれに特徴（長所・短所），使用方法が異なる．当然，いきなり現場でうまく使うことはまずできない．
- 呼吸器内科医にとって，気管支ファイバースコープは日頃から使い慣れており，かなり有力な武器である．しかし，万能ではないことを知っておく．

c 気管支ファイバースコープによる気管挿管

- 挿管困難が予想される症例，開口障害の症例や気管内腔に易出血性の腫瘍がみられる症例などに用いている．
- 助手に下顎拳上をしてもらうと視野が得られやすくなる．
- 呼吸不全症例では経鼻高流量療法（NHFT）の使用下で行うのもよい．また，換気補助をしながら行う必要性がある場合は，エンドスコピーマスクとファイバー挿管用エアウェイを用いるとよい（図1）．
- 口腔内や咽頭に分泌物や血液などが大量にあると視野が得られないこともある．しばしば気管チューブが声門で引っかかって進まないなどの問題がある．
- ファイバースコープと気管チューブとの隙間が大きいと声門部で引っかかりやすい．太めのファイバースコープと細めの気管チューブを使用するとよい．また，引っかかった場合は気管チューブを少し引いて

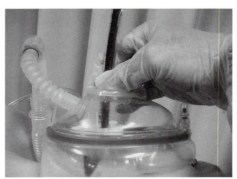

図1 エンドスコピーマスクとファイバー挿管用エアウェイ
（VBM社，スミスメディカル・ジャパン社）

2-C 気道管理

から反時計方向に回転させて進めるとよい．

d ビデオ喉頭鏡による気管挿管

1) McGRATH MAC（図2）
- マッキントッシュ型喉頭鏡と同じような操作で使用できる．画面で声門をみながら気管挿管することも可能である．ブレードの厚みが11.9mmであり開口障害の症例でも使用できる．
- 画面をみて操作する場合（間接視）は，気管チューブを声門へ誘導するのに手間取ることがある．またスタイレットの湾曲を強くしすぎると気管チューブの先端が声門下で引っかかり，チューブが進みにくいこともある．チューブの回転操作で進むこともあるが注意する．

2) エアウェイスコープ（図3）
- 気管チューブを声門へ誘導する機能がある．画面上のターゲットマークを声門に合わせ，気管チューブを進めると声門へ向かう．
- 操作はマッキントッシュ型喉頭鏡と異なり，舌を左によけずに正中か

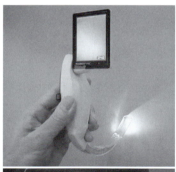
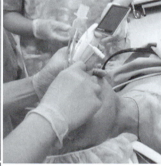
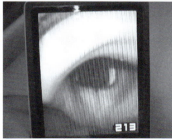

図2 McGRATH MAC（コヴィディエン ジャパン社）

Ⅶ章　呼吸器集中治療

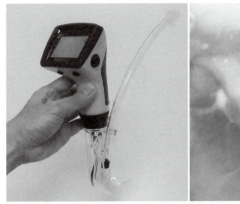
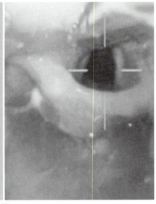

図3　エアウェイスコープ（日本光電工業社）

ら舌を押し込まないようにして口腔内に挿入する．イントロック先端を喉頭蓋の下に進めてすくい上げる．先端が喉頭蓋谷に進んだ場合でも声門は確認できるが，気管チューブの誘導が難しくなる．時に喉頭蓋をすくい上げることが難しい症例もあるので注意する．

- 口腔内に大量の分泌物や血液があると視野が得られなくなるが，セットした気管チューブの中に太めの吸引チューブを入れて咽頭部に進め吸引除去するとよい．

e　Rapid Sequence Intubation（RSI）

- 緊急気管挿管を要するような場合，胃の中に食物残渣などがあり，挿管操作中に逆流や嘔吐をして誤嚥してしまう可能性がある．これを防止するために，短時間で気管挿管を完了させる手法である．作用発現の速い静脈麻酔薬と筋弛緩薬を投与し，誤嚥が起こらないようにバッグマスク換気は行わずに薬剤の効果が出たら速やかに気管挿管する．
- RSIは成功率が高く，合併症も少ないためERやICUで一般によく行われている[1]．
- しかし重症呼吸不全では自発呼吸が消失すると，すぐに酸素飽和度が低下してしまう．もし，気管挿管に手間取ったりすると重度の低酸素血症となり危険な状況になる可能性があるので注意する．

f 意識下挿管

- 患者の意識をある程度残し,自発呼吸を保ったままで気管挿管を行う手法である.
- 誤嚥の危険性が高い症例,マスク換気困難や喉頭展開困難が予想される症例などで行う.
- 自発呼吸を残しておけば挿管操作中の酸素飽和度が維持しやすい.
- 意識下挿管ではビデオ喉頭鏡や気管支ファイバースコープを使用するとよい.筆者らはエアウェイスコープを第一選択としている.
- 気管支内視鏡検査時と同様にリドカインによる咽頭の表面麻酔を行う.さらに喉頭鏡を用いて喉頭周辺にも表面麻酔を行う.同時にフェンタニルも少量ずつ投与し,喉頭鏡挿入時の反応などをみて追加投与をしていく.酸素化維持のためにNPPVやNHFTを使用するとよい(図4).
- 患者自身に大きく開口してもらいエアウェイスコープを挿入する(図5).深呼吸をしてもらい,吸気に合わせて気管チューブを進める.
- 時に声門の開大が不十分な場合や気管チューブが進みにくい場合がある.この場合,気管チューブ内にあらかじめブジーをセットしておき,ブジーを気管内に先行させチューブを進めるとよい.気管チューブを声門へ誘導しにくい場合にも有用である[2].

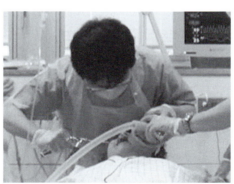

図4 NPPV下での咽頭表面麻酔

VII章　呼吸器集中治療

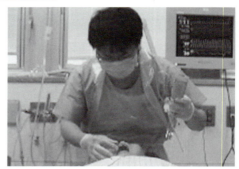

図5　エアウェイスコープによる意識下挿管
患者自身に大きく開口してもらう．

g 気道確保困難

- 日本麻酔科学会気道管理ガイドライン2014では，同一施行者による操作あるいは同一器具を用いた操作を3回以上繰り返すことは避けるべきであるとしている[3]．気管挿管時は人手を確保し，状況が悪化する前に施行者の交代や他の手段の準備ができるようにしておく．
- マスク換気が不十分あるいは不能で，気管挿管に失敗した場合はラリンジアルマスクなどの声門上器具を挿入する[3]．内科医にはあまり馴染みがない器具ではあるが，使用できると危機的な状況を回避できる可能性があり，使用方法に習熟しておくことを推奨する．
- 声門上器具で換気不能の場合は外科的気道確保の準備と心停止に備えて救急薬剤などを準備する．外科的気道確保として，輪状甲状膜からの気道確保を行う．輪状甲状膜が体表面から触知可能であれば輪状甲状膜穿刺キットを使用する[3]．

文献

1) Reynolds SF, et al: Airway management of the critically ill patient: rapid-sequence intubation. Chest **127**: 1397, 2005
2) 青山和義ほか：初歩からのエアウェイスコープ—一歩進んだ使用方法. Lisa **15**: 892, 2008
3) Japanese Society of Anesthesiologists: JSA airway management guideline 2014: to improve the safety of induction of anesthesia. J Anesth **28**: 482, 2014

VII章. 呼吸器集中治療

Ⓓ 気管挿管下の人工呼吸管理

✔ 血液ガス所見だけでなく，患者の呼吸回数や呼吸パターンなども
  よく観察して人工呼吸管理開始の判断や換気設定の調整を行う．
✔ グラフィックモニターを活用する．換気設定の調整には必須．非
  同調やリークの存在，肺メカニクスの変化なども教えてくれる．
✔ 人工呼吸管理で肺をさらに悪くさせない努力をすること．経肺圧
  （気道内圧−胸腔内圧）を意識することは重要である．

デキる呼吸器医の

a 人工呼吸管理の目的

● 人工呼吸管理を行うことにより，①呼吸仕事量の軽減，②ガス交換の
  改善(低酸素血症や高二酸化炭素血症の改善)が期待できる．
● ガス交換の評価は経皮的酸素飽和度や血液ガス所見が大変重要であ
  る．しかし，これらの数値のみを人工呼吸管理開始の判断材料にして
  はいけない．呼吸仕事量の評価も必ず行わなければならない．呼吸仕
  事量は簡単に数値化して評価することはできない．患者をよく診察し，
  訴え，全体の印象，表情，呼吸回数や呼吸パターン，バイタルサイン
  などを観察して評価する．呼吸仕事量の増大が重度であると疲弊し，
  自発呼吸の維持が困難になってくる可能性がある．自発呼吸を補助し
  呼吸仕事量を軽減させる必要がある．

b 人工呼吸管理の適応

● 人工呼吸管理を行うには必ず気管挿管が必要というわけではない．重
  症度が高くなく，気道確保の必要性がなければ気管挿管は不要であり，
  非侵襲的陽圧換気療法(NPPV)で管理できる．したがって，以下の3
  つの場合に気管挿管下の人工呼吸管理が適応となる．
  ①気道確保が必要な症例
  ② NPPV が適切でない症例
  ③ NPPV で期待した効果が得られない(あるいは重症のため期待でき
    ない)症例でより高い圧 [吸気圧や呼気終末陽圧換気(PEEP)] が
    必要な場合

VII章　呼吸器集中治療

C 人工呼吸器の設定

● 換気モードは Assist/Control(A/C), synchronized intermittent mandatory ventilation(SIMV), continuous positive airway pressure(CPAP), pressure support ventilation(PSV)を基本として理解しておく. ここでは Assist/Control モードの設定について触れておく.

● 換気様式には圧規定式換気(PCV)と量規定式換気(VCV)がある. 自発呼吸を補助する場合は, PCV のほうが同調しやすい.

● 換気補助を要した原因(肺メカニクス)に応じて換気設定をする. 大まかに, 間質性肺炎などの低コンプライアンスが中心なのか, 喘息などの高気道抵抗が中心なのか, どちらもあまり問題ないのかを判断する.

● VCV では1回換気量を予測体重当たり 6 ～ 8 mL/kg に設定する. PCV の場合, 吸気圧は1回換気量が予測体重あたり 6 ～ 8 mL/kg となるように設定する.

> **予測体重**
> 男性：50 + 0.91 × ［身長(cm)－ 152.4］
> 女性：45 + 0.91 × ［身長(cm)－ 152.4］

● VCV では吸気流量を設定する(機種によって吸気時間もしくは I：E 比を設定するものがあるので確認しておく). 吸気流量パターンを矩形波か漸減波かで選択できる機種もある. 矩形波は吸気中の流量が一定のパターンで, 漸減波は吸気初めの流量が高く, 徐々に低下させていくパターンである. 漸減波のほうが患者の自発呼吸に合わせやすい. 40 ～ 60 L / 分くらいで開始し, 患者の呼吸パターンやグラフィックモニターの波形などをよく観察して調節する.

● PCV では吸気時間を設定する. 0.8 ～ 1.2 秒くらいで開始し, 吸気流量波形を観察して, 流量がゼロに到達してすぐ呼気になるよう設定する. 流量がゼロのところでプラトーとなる部分がみられる場合, 吸気時間は長いと判断する. COPD など気道抵抗の高い症例は十分な呼気時間が必要なため吸気流量がゼロとなるより短い吸気時間に設定することもある.

● 呼吸回数は 10 ～ 15/ 分前後で開始し, 肺メカニクスや血液ガス所見などを参考に呼吸回数を設定する. Assist/Control の場合, 患者の

自発呼吸数が十分あるなら最低限の分時換気量が確保可能な呼吸回数を設定しておく．
- PEEP は 3 ～ 5 cmH$_2$O 以上とし，肺メカニクスや血液ガス所見などに応じて設定する．PEEP の設定に確立されたものはない．ARDS では高めの PEEP を設定し，肺胞の虚脱を防いでシャントを減らすことによって酸素化を改善させる．また，コンプライアンスが改善し呼吸仕事量の減少も期待できる．COPD では内因性 PEEP による呼吸仕事量増大やミストリガー（自発吸気努力があるのに人工呼吸器がトリガーされない）を防ぐ目的で PEEP を設定する．
- F$_I$O$_2$ は重度の低酸素血症であれば 1.0 で開始し，最低限の酸素化が維持できるよう速やかに下げていく．まずは，F$_I$O$_2$ 0.6 以下を目指す．SpO$_2$ 90％以上を目安にするが，SpO$_2$ 100％なら速やかに F$_I$O$_2$ を下げる．
- 圧トリガーなら − 1 ～ − 2 cmH$_2$O，フロートリガーなら 2 ～ 3 L/分を目安に設定する．ミストリガーやオートトリガー（自発吸気努力がないのに人工呼吸器がトリガーされてしまう）がないかを観察し，適切な感度を設定する．ただし，ミストリガーは内因性 PEEP が原因のこともある．オートトリガーは回路のリーク，回路内の水分貯留，心拍動が原因のこともある．

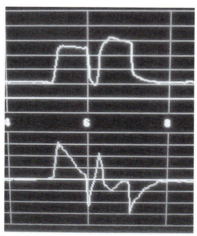

図 1　PCV（A/C）でみられた 2 回トリガー（上段が気道内圧波形，下段が流量波形）

VII章 呼吸器集中治療

- 過剰な圧設定や換気設定は人工呼吸器関連肺傷害を引き起こす. 肺胞内圧を反映するといわれるプラトー圧を 30 cmH_2O 以下となるように設定する. プラトー圧は VCV の場合, 吸気ポーズを設定して測定する. PCV では吸気流量がゼロとなるように吸気時間を設定しているなら設定吸気圧 +PEEP がプラトー圧に相当する. 近年は肺胞を伸展させる力の指標である経肺圧(＝気道内圧 − 胸膜圧)を考慮した換気設定が注目されている(p359, 「VII-3-A. ARDS」参照.).

- 人工呼吸器との同調性は予後に関わる可能性がある [1]. 患者の呼吸パターンやグラフィックモニターをよく観察して同調性を評価する. 2回トリガー(1 回の吸気努力に対して 2 回連続でトリガーされる)もしばしばみられる非同調である(図 1). 結果的に 1 回換気量が増大し肺保護換気とならない可能性がある [2]. 吸気時間設定が短い場合は延長させる.

- 速やかに原疾患に対する適切な治療を行い, できるだけ早期の離脱を目指す.

- 病状が改善傾向であれば SpO_2 の上昇, 換気量の増加(VCV であれば高気道内圧の改善), 呼吸パターンの改善などがみられる. 酸素化能が改善してくるなら F_IO_2 を下げて, 高い F_IO_2 での管理を避けるようにし, PEEP も低下させていく.

- 換気能が改善し PaCO_2 の低下がみられるなら吸気圧設定を下げ, 高い道内圧での管理を避けるようにする. グラフィック波形も参考にして評価し, 吸気時間や呼吸回数などの調整も行う.

- 十分に鎮痛を行ったうえで, 必要がなければ鎮静薬を漸減あるいは中止し自発的に覚醒するか評価する[自発覚醒トライアル(Spontaneous Awakening Trial：SAT)]. 条件を満たせば, 自発呼吸トライアル(総論を参照)を行う.

- 自発呼吸トライアルに成功したなら, 抜管を検討する. 抜管後上気道狭窄(喉頭浮腫など)や再挿管のリスクを評価し, 必要な対応や準備を行ったうえで抜管する.

- 抜管後はすべての症例に再挿管のリスクがあると考えておくこと, 上気道閉塞に備えて準備しておくことが重要であり, バイタルサイン, 呼吸パターンなどを注意して観察する [3].

2-D　気管挿管下の人工呼吸管理

文献

1) Blanch L, et al: Asynchronies during mechanical ventilation are associated with mortality. Intensive Care Med **41** : 633, 2015

2) Pohlman MC, et al: Excessive tidal volume from breath stacking during lung-protective. Crit Care Med **36** : 3019, 2008

3) 3学会合同（日本集中治療医学会，日本呼吸療法医学会，日本クリティカルケア看護学会）人工呼吸器離脱ワーキング：人工呼吸器離脱に関する3学会合同プロトコル，2015

Ⅶ章．呼吸器集中治療

E 分離肺換気

- ✔ 片側挿管は必ずしも容易ではないことを知っておく．
- ✔ 気管支ブロッカーは比較的容易に使用できる．位置ずれなどの注意点はあるが，使用できると気道出血などの管理に有用である．
- ✔ 換気だけでなく，肺血流の分布も意識して管理する．

デキる呼吸器医の極意

- 左右それぞれの肺を個別に異なる条件で換気する方法を分離肺換気という．これにはダブルルーメン気管チューブが必要である．呼吸器外科手術のように一側肺換気を目的とする場合は気管支ブロッカーでも管理可能である．

- 術中管理以外でも呼吸不全症例の管理において，分離肺換気が有効な場合もある．肺病変の分布の左右差が大きく，通常の両側換気では呼気終末陽圧換気（PEEP）を上げると換気血流比の不均等悪化のため，低酸素血症が増悪してしまうことがある．この場合，患側には高めのPEEP を，健側には低めの PEEP をそれぞれ設定することによって換気血流比の不均等を改善させることが期待できる．これにはダブルルーメン気管チューブを用いて，左右それぞれに人工呼吸器を接続して管理する必要がある（図1）．また，患側からの健側への血液や分泌物流入の防止が必要な場合や，気胸でエアリークが著しく換気が困難

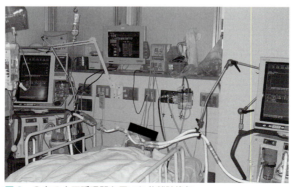

図1　2台の人工呼吸器を用いた分離肺換気

2-E 分離肺換気

な場合にも分離肺換気が有効である．

a 通常の気管チューブでの一側肺換気

- 一番単純な一側肺換気の方法は通常の気管チューブを片側挿管する方法である．大量喀血時に健側肺への血液流入防止目的で片側挿管が検討される．
- 左側への片側挿管は難しいこともある．気管支ファイバースコープをガイドに気管チューブを進めても気管分岐部に衝突して左主気管支に入りにくいことがある．気管チューブを反時計方向に回転させたり，喉頭部を外側から右側へ軽く押してチューブ先端を左側に向くように操作するとうまくいくこともある．右側への片側挿管は容易であるが，右肺上葉をカフで閉塞させる可能性があるので注意する．

b ダブルルーメン気管チューブ

- 右用と左用があるが，通常は左用を用いる（図2）．主気管支は右よりも左のほうが長く，チューブの位置ずれによる換気への影響が比較的小さいためである．
- ダブルルーメン気管チューブのサイズ決定や挿管方法は専門的知識と技術が必要であり，麻酔科医に相談したほうがよい．また，位置ずれが起こった場合に速やかな対応が必要である．そのため，気管支ファイバースコープがすぐに使用できるようにしておかなくてはならない（図3）．
- 確実な主気管支レベルでのブロックが期待できる．喀血での使用では

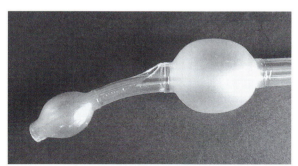

図2 左用ダブルルーメン気管チューブの先端（ポーテックス・ブルーライン気管支内チューブ：スミスメディカル・ジャパン社）

Ⅶ章　呼吸器集中治療

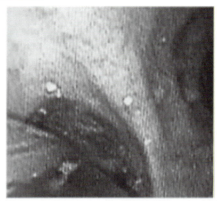

図3　左用ダブルルーメン気管チューブにおける気管ルーメン（右側）からの視野
左主気管支に気管支チューブ（左側）が挿入され，カフが確認できる．

出血が止まってきているかどうかも評価しやすい．しかし，左右それぞれのチューブ内腔が細いため，血液や分泌物の吸引除去が十分できず，換気に支障が生じることもあるので注意する．

C 気管支ブロッカー

- 通常の気管チューブの内腔を通じて，バルーン（カフ）付きカテーテルを気管支に進め，バルーンを膨らませることによって気管支をブロックする（図4）．主気管支レベルでブロックすると一側肺換気が可能となる（図5）．
- バルーン手前部分のシャフトにわずかな角度がついているものもあ

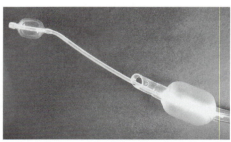

図4　通常の気管チューブ内を通して使用する気管支ブロッカー
　　　（クーデック気管支ブロッカーチューブ：大研医器社）

2-E 分離肺換気

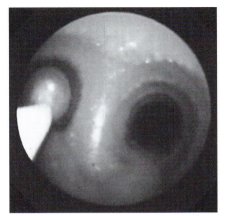

図5 気管支ブロッカーによる左主気管支のブロック

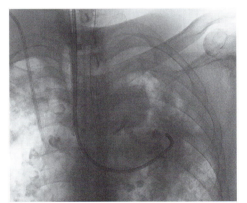

図6 気道出血で左上葉に気管支ブロッカーを留置した症例
左主気管支のブロックでは酸素化が維持できなかった．

り，回転操作で左右に誘導しやすくなっている．気管支ファイバースコープでみながら気管支ブロッカーを目的の気管支に進める．右主気管支でのブロックは位置ずれが問題になりやすいので注意する．気管支ファイバースコープがすぐに使用できるようにして位置ずれに対応できるようにする．

- 呼吸器内科医でも比較的容易に扱える．当院では片側性の大量喀血時には第一選択として使用している．酸素化が不良な場合は，健側を下

VII章　呼吸器集中治療

側にした側臥位とする．肺血流が健側へシフトすることによって酸素化の改善が期待できる．しかし，肺機能が不良な症例では一側肺換気に耐えられない場合もある．出血源が局所的で末梢気管支からであれば，葉気管支レベルで選択的にブロックすることも検討する（図6）．

● 人工呼吸管理中の気胸にも使用することが可能である．選択的な気管支ブロックでエアリークが消失する場合はEndobronchial Watanabe Spigot（EWS）を用いた気管支充填術などを検討する．

Ⅶ章．呼吸器集中治療

Ⓕ 人工呼吸管理中の循環管理

✔ 血圧低下に対して安易に昇圧薬のみで対応しない．原因を評価して対応を検討する．特に血管内容量の低下時は輸液が必要なことを忘れずに．

✔ こまめに超音波で心機能や血管内容量を評価する．右心負荷にも注意する．

デキる呼吸器医の極意

● 陽圧人工呼吸管理では胸腔内圧が増加し，静脈還流の低下や肺血管抵抗の増加を引き起こす．これにより心拍出量低下や血圧低下を引き起こす可能性がある．

● 心拍出量は末梢組織への酸素運搬における重要な要素のひとつである．酸素化，換気だけでなく常に循環動態を意識して管理する必要がある．

● 気管挿管し人工呼吸管理を開始すると低血圧になることが多い．敗血症，血管内容量の低下，右心負荷が顕著な場合などは特に注意が必要である．鎮静薬，鎮痛薬の種類，投与量も慎重に判断する必要がある．

● 重度の慢性閉塞性肺疾患による呼吸不全の場合，内因性 PEEP により胸腔内圧が上昇し静脈還流が低下する．過剰な1回換気量を避け，十分な呼気時間を確保できているかを流量波形で確認する．

● 基礎に慢性閉塞性肺疾患や間質性肺炎などがある場合，肺高血圧症を合併していることがある．低酸素血症や高二酸化炭素血症をきたすと肺高血圧症も増悪する可能性がある．適切な呼吸管理で低酸素血症や高二酸化炭素血症を是正する必要がある．

● 肺高血圧症による右心不全の診断には心エコーが有用である（図 1）．典型的なものは心エコーの専門家でなくても疑うことができる．

● 肺高血圧症による右心不全では，右室の容量増加により心室中隔が左室側に圧排され左室の容量が減少し，心拍出量が低下する．過剰な輸液を避け，利尿薬の使用も考慮する．

● 重度の肺高血圧症による右心不全では肺動脈カテーテルによる評価も考慮する．しかし，重度の肺高血圧症では肺動脈カテーテルの挿入が難しいこともある．不整脈や肺動脈破裂などの合併症も懸念されるた

VII章　呼吸器集中治療

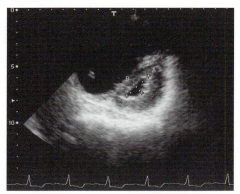

図1　肺高血圧症の心エコー像(傍胸骨左縁短軸像)
右室の拡大，心室中隔の扁平化がみられる．

め注意する．
- 肺高血圧症では心房細動などの上室性不整脈が時にみられる．肺高血圧症では11.7%に上室性不整脈がみられ，持続する心房細動は死亡リスクと関連するとの報告がある[1]．抗不整脈薬や電気的除細動も考慮する．
- 急性呼吸窮迫症候群(ARDS)に肺高血圧症を伴うことがある．プラトー圧を30 cmH$_2$Oに制限したmoderate～severe ARDSでの検討では，22%で肺性心がみられ28日目の死亡率が肺性心のみられない群よりも有意に高いと報告されている[2]．また，プラトー圧が高いと肺性心の発生率が高い[3]．過剰な呼気終末陽圧換気(PEEP)設定は右心負荷を増悪させる可能性があり注意する．
- ショックのない循環動態が安定しているARDSにおいて，輸液制限や利尿薬投与を行いドライサイドに管理した群(保守的水分管理群)が十分な輸液管理をした群(積極的水分管理群)よりも酸素化の改善と人工呼吸使用日数の短縮がみられると報告されている[4]．敗血症などで循環動態が不安定な場合は十分な輸液が必要であるが，循環動態が安定したら水分バランスをドライサイドに保つ．
- 当院ではフロートラックセンサー，プリセップCVオキシメトリーカテーテル(エドワーズライフサイエンス社)を使用して心拍出量，1回拍出量変動，上大静脈血酸素飽和度などをモニタリングし循環動態評価の参考としている(図2)．

2-F 人工呼吸管理中の循環管理

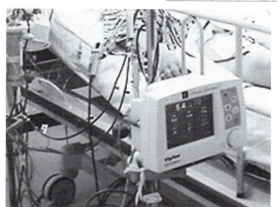

図2 ビジレオモニター(エドワーズライフサイエンス社)
フロートラックセンサー,プリセップCVオキシメトリーカテーテルを接続し血行動態を評価している.

文献

1) Tongers J, et al: Incidence and clinical relevance of supraventricular tachyarrhythmias in pulmonary hypaertension. Am Heart J **153** : 127, 2007
2) Boissier F, et al: Prevalence and prognosis of cor pulmonale during protective ventilation for acute respiratory distress syndrome. Intensive Care Med **39** : 1725, 2013
3) Jardin F, et al: Is there a safe plateau pressure in ARDS? The right heart only knows. Intensive Care Med **33** : 444, 2007
4) The National Heart, Lung, and Blood Institute Acute Respiratory Distress Syndrome (ARDS) Clinical Trials Network, Wiedmann HP, et al: Comparison of Two Fluid-Management Strategies in Acute Lung Injury. N Engl J Med **354** : 2564, 2006

VII章. 呼吸器集中治療

Ⓖ 人工呼吸管理中の鎮痛・鎮静とせん妄の管理

✔ 連続的な評価により十分な鎮痛を優先し，鎮静は最小限にする．
✔ 評価スケール，目標とする鎮痛，鎮静深度をチームで共有する．
✔ 安楽に過ごせるための環境調整を行う．

デキる呼吸器医の極意

● 2013年米国集中治療医学会により改訂された「成人ICU患者の疼痛，不穏およびせん妄の管理に関する臨床ガイドライン」（以下，PADガイドライン）[1]に準じ，「日本版・集中治療室における成人重症患者に対する痛み・不穏・せん妄管理のための臨床ガイドライン」（以下，J-PADガイドライン）が作成された[2]．

ⓐ 鎮　痛

● 人工呼吸管理中の患者は気管チューブによる上気道への刺激，人工呼吸器との不同調のみでなく，気管吸引や体位変換など通常のケアにおいても日常的に痛みを感じている[2]．

● 痛みは異化亢進，組織低酸素症による創傷治癒遅延，創傷感染症のリスク増加，運動性低下による静脈血栓症のリスク増加など生態や精神に様々な悪影響を及ぼす[2]．

● したがって，適切で定期的な疼痛の評価とこれに応じた鎮痛を行うことが優先される．コミュニケーション（self-report）可能な患者での痛み評価のツールは numeric rating scale（NRS）・visual analogue scale（VAS）が，痛みを自己申告できない場合は behavioral pain scale（BPS），Critical-Care Pain Observation Tool（CPOT）が推奨される[2]．日本語版CPOTについても信頼性・妥当性・反応性が検証されている[3]．

● 患者に関わる多職種のスタッフが疼痛の評価と管理ができるよう，施設ごとに疼痛評価および管理に関するプロトコールを用いることが提案される．

2-G 人工呼吸管理中の鎮痛・鎮静とせん妄の管理

〈J-PAD ガイドライン〉
・鎮痛薬としてモルヒネ，フェンタニルなどの静注オピオイドを第一選択と
することが推奨されている．

● オピオイドは鎮痛を得るのに必要な投与量の個人差が大きく，持続投
与のみでは鎮痛を得られる血中濃度に達するまで長時間必要である．
このため持続投与開始時にボーラス投与（モルヒネ 0.1 ～ 0.15 mg/
kg，またはフェンタニル 1 ～ 2 μg/kg）を行い（ローディング），そ
の後は患者の痛みを評価しながら必要に応じてレスキュー投与を行う
（タイトレーション）．

● 呼吸抑制，便秘，嘔気などに注意し，突然中断，中止すると離脱症状
が生じることもあるため徐々に減量し，中止する．

b 鎮 静

● 鎮静には，患者の快適性，安全性の確保，酸素消費量の減少，換気の
改善と圧外傷の減少などの利点がある．しかし，過度の鎮静は人工呼
吸管理期間や ICU 入室期間を延長させ，ICU 退室後の心的外傷後ス
トレス障害発生と関連し，患者の長期アウトカムに悪影響を及ぼす．

● 適切な鎮静管理は不穏の原因（不安，痛み，せん妄，低酸素血症，低
血糖，低血圧など）に対する治療を前提とし，プロトコールを用いて，
目標鎮静深度や方法をスタッフ間で共有することが重要である．

● 鎮静深度や質は Richmond Agitation-Sedation Scale（RASS）（表 1）
や Sedation-Agitation Scale（SAS）といったスケールを用いてモニ
タリングを行う．目標鎮静深度は RASS −2 ～ 0 もしくは SAS 3 ～
4 とする．

〈J-PAD ガイドライン〉
・ミダゾラムなどのベンゾジアゼピン系鎮静薬よりもプロポフォール，デク
スメデトミジンなどの非ベンゾジアゼピン系鎮静薬の使用が提案される．

● デクスメデトミジンには鎮静作用に加え鎮痛作用もあるため，オピオ
イド使用量の減量を期待できる．

c せん妄

● ICU におけるせん妄は，重症病態に関連した他の重要臓器障害と同
様に急性発症する脳の機能障害で，ICU 患者の予後を増悪させる．

VII章　呼吸器集中治療

表1　Richmond Agitation-Sedation Scale(RASS)

ステップ1：
　30秒間，患者を観察する．これ（視診のみ）によりスコア0〜＋4を判定する．
ステップ2：
　1）大声で名前を呼ぶか，開眼するようにいう．
　2）10秒以上アイ・コンタクトができなければ繰り返す．以上2項目（呼びかけ刺激）によりスコア−1〜−3を判定する．
　3）動きが見られなければ，肩を揺するか，胸骨を摩擦する．これ（身体刺激）によりスコア−4，−5を判定する．

スコア	用語	説明
＋4	好戦的な	明らかに好戦的な，暴力的な，スタッフに対する差し迫った危険
＋3	非常に興奮した	チューブ類またはカテーテル類を自己抜去；攻撃的な
＋2	興奮した	頻繁な非意図的な運動，人工呼吸器ファイティング
＋1	落ち着きのない	不安で絶えずそわそわしている，しかし動きは攻撃的でも活発でもない
＋0	意識清明な 落ち着いている	
−1	傾眠状態	完全に清明ではないが，呼びかけに10秒以上の開眼及びアイ・コンタクトで応答する
−2	軽い鎮静状態	呼びかけに10秒未満のアイ・コンタクトで応答
−3	中等度鎮静	状態呼びかけに動きまたは開眼で応答するがアイ・コンタクトなし
−4	深い鎮静状態	呼びかけに無反応，しかし，身体刺激で動きまたは開眼
−5	昏睡	呼びかけにも身体刺激にも無反応

(Sessler CN, et al: Am J Respir Crit Care Med **166**：1338, 2002 より引用)

　せん妄モニタリングツールとしてConfusion Assessment Method for the Intensive Care Unit(CAM-ICU)やIntensive Care Delirium Screening Checklist(ICDSC)を用いることがガイドラインでは推奨されているが，薬理学的にせん妄の予防，治療に有効であることが確認されているものはない．

● せん妄の発症や期間を減少させるため早期からのリハビリテーション介入が推奨される．

● ICUでの睡眠障害はせん妄症と関連があるとされているため，ICU内の照明や音を調節するなど，夜間の睡眠環境を整える多角的な取り組みが推奨されている．

文献

1) Barr J, et al: American College of Critical Care Medicine. Clinical practice guidelines for the management of pain, agitation, and delirium in adult patients in the intensive care unit. Crit Care Med **41** : 263, 2013
2) 日本集中治療医学会 J-PAD ガイドライン作成委員会：日本版・集中治療室における成人重症患者に対する痛み・不穏・せん妄管理のための臨床ガイドライン．日集中医会誌 **21** : 539, 2014
3) 山田章子：日本語版 Critical-Care Pain Observation Tool（CPOT-J）の信頼性・妥当性・反応性の検証．日集中医会誌 **23** : 133, 2016
4) 日本呼吸療法医学会，人工呼吸中の鎮静ガイドライン作成委員会ほか：人工呼吸中の鎮静のためのガイドライン．人工呼吸 **24** : 146, 2007

VII章. 呼吸器集中治療

H 人工呼吸管理中の栄養法

> ✔ 適切な投与エネルギー量の設定は容易でないが，栄養歴，病態の重症度や急性期か慢性期か，腸管機能などから総合的に判断し，overfeeding などの有害事象に注意しながら調整する．
>
> ✔ 目標血糖値は 180 mg/dL 以下とする．持続的な栄養投与を行っている場合，インスリンは持続的静脈投与を行う．間欠的投与よりも低血糖や血糖値の変動が少なくなり[1]，死亡率は低下するとされている[2]．
>
> ✔ 現時点では栄養療法に関して未解決な問題も多く，限界があることを知っておく．

デキる呼吸器医の極意

● 栄養療法のガイドラインは複数あり，海外のものに加えてわが国では日本静脈経腸栄養学会，日本呼吸療法医学会，日本集中治療医学会などから発表されている．それぞれ見解が異なるところもあり解決すべき問題点も多い．

a 基本方針

● 消化器が使用できるなら経腸栄養を行うことが原則である．重症病態（外傷，熱傷，重症感染症，多臓器不全）でも可能な限り経腸栄養を選択する．

● 適切な呼吸管理が実施され循環状態が安定している場合，入室時もしくは侵襲後 24 ～ 48 時間以内の早期に経腸栄養を少量から開始する[2, 3]．

b 投与カロリー

● 目標エネルギー必要量の算出法は，間接熱量計による測定，推算式（Harris-Benedict の式など）による計算が報告されているが，簡易式（25 ～ 30 kcal/kg/ 日）を用いてもよい[1]．Harris-Benedict の式を用いた必要エネルギー量の算出はよく知られた方法であるが，問題点も多いことが指摘されている[4]．

● 侵襲下における内因性エネルギー供給を考慮する．侵襲によりストレ

スホルモン，サイトカインが産生された結果，主に筋蛋白異化により放出されるアミノ酸を基質とした糖新生および脂肪組織からの脂肪酸放出により内因性のエネルギーが供給される．これは飢餓と異なり，外因性にエネルギー供給を行っても阻止できない．したがって外因性エネルギー供給＋内因性エネルギー供給が安静時エネルギー消費量を上回ってしまう可能性があり，overfeeding から glucose toxicity, nutritional stress による有害事象が生じる可能性がある[5]．

- 『急性呼吸不全による人工呼吸患者の栄養管理ガイドライン 2011 年版』では「侵襲下の窒素バランスを考慮し，経腸栄養開始後の蛋白質投与量を 1.2 ～ 2.0 g/kg/day に調整することを考慮すべきである．」としている[2]．『日本版重症患者の栄養療法ガイドライン』では至適蛋白投与量は不明とし，「エネルギー投与量が目標に達している場合は 1.2 ～ 2.0 g/kg/day の蛋白喪失を考慮したうえで設定することを弱く推奨する．」としている．ただし，標準栄養剤の目標エネルギー量を 25 ～ 30 kcal/kg/ 日とすると，蛋白投与量は 1.0 g/kg/ 日程度となり，単一栄養剤だけで 1.2 g/kg/ 日以上を投与することは困難であることなどを踏まえ，1 ～ 1.2 g/kg/ 日以上の投与を提案している[1]．

C 管 理

- 飢餓状態，栄養摂取不良が疑われる場合は refeeding syndrome に注意する．リン，カリウム，マグネシウム，ビタミン B_1 をチェックする．異常があれば電解質を定期的にチェックし，必要であれば補充を行う．

- 人工呼吸管理患者の約半分で，胃内容物残存量の増加，便秘，下痢，腹部膨満，嘔吐，逆流などの腸管蠕動不全(gastrointestinal dysmotility)が生じる．これは完全に病態が解明されたわけではないが，全身性炎症反応症候群(SIRS)，敗血症(sepsis)，多臓器不全などの病態や，オピオイド，カテコラミン，クロニジンやデクスメデトミジンなどの α 作用薬などが一因となると考えられている[6]．

- 経腸栄養実施中には，常に誤嚥の危険度を評価し，胃内停滞により逆流のリスクが疑われる症例では，リスクを減じる手段を考慮すべきである．その手段として，ベッドの頭部(上半身)を 30 ～ 45°挙上する，消化管蠕動促進薬使用の考慮，誤嚥の高リスク症例や胃内投与不耐症(intolerance)では，持続注入への切り替えを考慮する，チューブ先

VII章　呼吸器集中治療

端を幽門後へ進めて留置することを考慮する，などが挙げられている[2].

〈経胃内栄養か小腸内（幽門後）栄養か〉

重症患者を対象とした「栄養チューブの先端を幽門後に留置するか，胃内に留置するか」に関するシステマティックレビューでは，幽門後留置でより肺炎の合併率が低かったものの人工呼吸管理期間や死亡率に差はなかった．施行可能な環境であれば幽門後に先端を留置した経腸栄養がベターかもしれないが，各施設の方針に基づき，症例毎に検討すべきであるとしている[7].

文献

1) 日本集中治療医学会重症患者の栄養管理ガイドライン作成委員会：日本版重症患者の栄養療法ガイドライン．日集中医誌 **23**：185, 2016

2) 急性呼吸不全による人工呼吸患者の栄養管理ガイドライン 2011 年版．人工呼吸 **29**：75, 2012

3) 日本静脈経腸栄養学会（編）：成人の病態別栄養管理　重症病態．静脈経腸栄養ガイドラン，照林社，東京，p235，2013

4) 井上善文：必要エネルギー量の算定―ストレス係数・活動係数は考慮すべきか？　静脈経腸栄養 **25**：573, 2010

5) 寺島秀夫：侵襲急性期におけるエネルギー投与のパラダイムシフト－内因性エネルギー供給を考慮した理論的エネルギー投与法の提言．日集中医誌 **20**：359, 2013

6) Herbert MK, et al: Standardized concept for the treatment of gastrointestinal dysmotility in critically ill patients-Current status and future options. Clin Nutr **27**：25, 2008

7) Alkhawaja S, et al: Post-pyloric versus gastric tube feeding for preventing pneumonia and improving nutritional outcomes in critically ill adults. Cochrane Library, 2015

VII章. 呼吸器集中治療

3 疾患別管理方法
A 急性呼吸窮迫症候群（ARDS）

- びまん性肺疾患の鑑別疾患の中にはステロイドで治療すべき疾患も含まれる．鑑別のうえで必要があればステロイドを投与する．原因がはっきりしない場合，粟粒結核の鑑別も忘れずに．
- これ以上肺を悪くさせない努力をする．確実といえる方法はないが，現時点で行える肺保護換気を実践する．

デキる呼吸器医の極意

- 急性呼吸窮迫症候群（ARDS）は先行する基礎疾患・外傷をもち，急性に発症した低酸素血症で，胸部X線写真上では両側性の肺浸潤影を認め，かつその原因が心不全，腎不全，血管内水分過剰のみでは説明できない病態の総称である[1]．その本態は好中球主体の非特異的炎症による透過性亢進型肺水腫である．
- 病理像の主体はびまん性肺胞傷害（DAD）である．時間経過により滲出期，増殖期，線維化期に分類される．
- 先行する基礎疾患として，肺の直接損傷によるものと間接損傷によるものとに大別される（表1）．

表1 主なARDSの原因疾患

直接損傷	間接損傷
頻度の多いもの 　肺炎 　胃内容物の吸引（誤嚥）	頻度の多いもの 　敗血症 　外傷，高度の熱傷（特にショックと大量輸血を伴う場合）
頻度の少ないもの 　脂肪塞栓 　吸入傷害（有毒ガスなど） 　再灌流肺水腫（肺移植後など） 　溺水 　放射線肺障害 　肺挫傷	頻度の少ないもの 　心肺バイパス術 　薬物中毒（パラコート中毒など） 　急性膵炎 　自己免疫疾患 　輸血関連急性肺損傷

3学会合同（日本呼吸器学会，日本呼吸療法医学会，日本集中治療医学会）ARDS診療ガイドライン2016作成委員会（編）：ARDS診療ガイドライン2016, p33, 表3-1, 2016より許諾を得て転載]

VII章　呼吸器集中治療

表2　ARDS の診断基準と重症度分類

重症度分類	mild 軽症	moderate 中等症	severe 重症
PaO_2/FiO_2 （酸素化能，mmHg）	$200 < PaO_2/FiO_2 ≦ 300$ (PEEP, CPAP ≧ 5 cmH₂O)	$100 < PaO_2/FiO_2 ≦ 200$ (PEEP ≧ 5 cmH₂O)	$PaO_2/FiO_2 < 100$ (PEEP ≧ 5 cmH₂O)
発症時期	侵襲や呼吸器症状（急性 / 増悪）から 1 週間以内		
胸部画像	胸水，肺虚脱（肺葉 / 肺全体），結節ではすべてを説明できない両側性陰影		
肺水腫の原因 （心不全，溢水の除外）	心不全，輸液過剰ではすべてを説明できない呼吸不全： 危険因子がない場合，静水圧性肺水腫除外のため心エコーなどによる客観的評価が必要		

（文献 2 より引用）

● 透過性亢進により肺胞腔内に水腫液が貯留すると表面張力の低下により肺胞は虚脱し，ガス交換が障害される．これによりシャント血流が増加し，低酸素血症を呈する．

● 換気可能な肺胞が減少し，肺コンプライアンスが著しく低下する．

a 診断のポイント

● Berlin 定義（表 2）に沿って診断，重症度を評価する．

● 5 cmH₂O 以上の PEEP を設定した陽圧換気下で酸素化能（PaO_2/FiO_2）を評価する．

● ポータブル X 線での陰影評価は時に容易ではなく，判断が難しいこともある．移動の危険性が大きくなければ積極的に胸部 CT 撮影を検討する．

b 治療の実践

● 先行する基礎疾患の治療を最大限に行うこと，合併症を最小限にすることを目標とした適切な人工呼吸管理と全身管理を行うことが重要である．

● これまで ARDS に対して数々の薬物療法の有効性が検討されたが，現時点では生存率の改善に寄与できる確立した薬物療法はない[1]．

● 以前よりステロイドの ARDS に対する効果が検討されてきたが，現時点では死亡率低下についての有用性は確立していない．しかし，急性期に少量のステロイドを一定期間使用し漸減する投与方法[3]で人工

3-A 急性呼吸窮迫症候群（ARDS）

換気日数の減少を期待できることが示されている．『ARDS 診療ガイドライン 2016』では「成人 ARDS 患者において，ステロイド（メチルプレドニゾロン 1 〜 2 mg/kg/day 相当）の使用を提案する（弱い推奨）」としている．ただし，発症から 2 週間以上経過してからステロイドを開始すると死亡率が増加するとの報告[4]がある．ステロイドの投与開始時期にも注意する必要がある．

- 人工呼吸療法は，人工呼吸器関連肺損傷（ventilator-associated lung injury：VALI）を防止する換気設定（肺保護換気戦略）が勧められる．すなわち肺胞の過伸展と虚脱再開通（tidal recruitment）を防止する換気戦略である．

- 肺胞の過伸展を防ぐために 1 回換気量とプラトー圧を制限することが勧められる（低容量換気）．1 回換気量は 6 〜 8 mL/kg（予測体重），プラトー圧は 30 cmH$_2$O 以下となるように設定する．これにより高二酸化炭素血症が生じても，pH がある程度保たれているならこれを許容する（permissive hypercapnia）．

- 肺胞の虚脱再開通を防ぐためには，虚脱した肺胞をリクルートさせこれを維持する必要がある．これには PEEP を設定する必要がある．しかし，病変分布が不均一な ARDS の肺に対し，適切な PEEP を設定することは容易でない．いくつかの方法が報告されているものの確立されたものはない．ARDS 診療ガイドライン 2016 では「PEEP 値はプラトー圧が 30 cmH$_2$O 以下となる範囲内および循環動態に影響のない範囲で設定することを提案する．また中等度以上の ARDS には高めの PEEP を用いることを提案する（弱い推奨）」としている．

- 現時点では，自発呼吸を温存した人工呼吸管理が利点も多く，広く受け入れられている．しかし，患者自身の自発吸気努力が大きく，圧制御換気においてプラトー圧が制限できていても 1 回換気量の制限が難しいこともある．鎮静薬や麻薬の投与でも自発呼吸努力のコントロールは難しいことも経験する．近年，肺胞を伸展させる力の指標として経肺圧が注目されている（経肺圧＝気道内圧－胸腔内圧）．強い自発吸気努力はこの経肺圧を増加させ肺傷害を悪化させる可能性がある．2010 年 Papazian らは，重症 ARDS 患者に対して早期に筋弛緩薬（シスアトラクリウム）を 48 時間投与して人工換気を行うと 90 日後生存率（重症度調整後）が改善するという結果を示した[5]．筋弛緩薬を投与することによって経肺圧の増加を抑えることができ，予後を改

VII章　呼吸器集中治療

善させる可能性がある．『ARDS 診療ガイドライン 2016』では「成人 ARDS 患者において人工呼吸を実施する際，限定的に筋弛緩薬の使用を提案する（弱い推奨）」とし，「日常的に使用することは避ける．中等症以上の ARDS 患者で，発症早期に投与期間を 48 時間以内に限定して使用すべきである」としている．

● 近年，食道バルーンカテーテルを留置することによって経肺圧をモニタリングできる人工呼吸器が臨床で使用できるようになった．経肺圧に応じた PEEP，吸気圧の設定は有用であるかもしれない[6]．

● 重症 ARDS では「lung rest」とし，VALI を避けることを目的に体外式膜型人工肺（extracorporeal membrane oxygenation：ECMO）での管理を検討することもある．

文献

1) 3 学会合同（一般社団法人日本呼吸器学会，一般社団法人日本呼吸療法医学会，一般社団法人日本集中治療医学会）ARDS 診療ガイドライン 2016 作成委員会（編）：ARDS 診療ガイドライン 2016，総合医学社，東京，2016

2) Ranieri VM, et al: ARDS Definition Task Force: Acute respiratory distress syndrome: the Berlin Definition. JAMA 307 : 2526, 2012

3) Meduri GU, et al: Methylprednisolone infusion in early severe ARDS: result of a randomized controlled trial. Chest 131 : 954, 2007

4) Steinberg KP, et al: Efficacy and safety of corticosteroids for persistent acute respiratory distress syndrome. N Engl J Med 354 : 1671, 2006

5) Papazian L, et al: Neuromuscular blockers in early acute respiratory distress syndrome, N Engl J Med 363 : 1107, 2010

6) Daniel Talmor, et al: Mechanical ventilation guided by esophagial pressure in acute lung injury. N Engl J Med 359 : 2095, 2008

VII章. 呼吸器集中治療

Ⓑ 間質性肺疾患

✔ 重度の低酸素血症で手強い症例もあるので注意する. 特に気管挿管は用意周到に行う.

✔ 鑑別診断が重要! 安全性に気を付けて気管支肺胞洗浄(BAL)やCT撮影も活用する.

✔ ステロイドの副作用対策も忘れずに行う.

テキる呼吸器医の極意

ⓐ 診断の手順

● 両肺野びまん性に陰影が広がる疾患群をびまん性肺疾患という.

● 陰影が両肺野の広範囲に広がると重度の呼吸不全に陥ることがある. 適切な呼吸管理に加えて, 迅速に的確な治療を行う必要がある. しかし, 時に病状は急速に悪化し呼吸不全が重篤なため鑑別診断のために行える検査や時間が限られてくる.

● 鑑別すべき疾患には特発性間質性肺炎, 膠原病性, 医原性(薬剤性), 感染症, 腫瘍性, 職業・環境性そして心原性肺水腫など多くのものが含まれる. これらの鑑別には詳細な問診, 身体所見が大変重要である. また, CTによる陰影の評価も重要であり, CT室への搬送リスクが高くなければ積極的にCTを行う. 血液検査や尿検査も治療開始前に行う. 血液検査では抗核抗体などの膠原病関連の検査, β-Dグルカンなどの感染症関連の検査, BNPなどを測定する. 感染症との鑑別に喀痰検査, 血液培養, インフルエンザ抗原検査なども行う. また, 心臓超音波検査は心原性肺水腫の鑑別, 肺高血圧の評価に有用である.

ⓑ 呼吸管理

● 重度の低酸素血症がみられる場合, 経鼻高流量療法(NHFT)やNPPV(CPAP)を試みる. 症状, 経過, 酸素化などから気管挿管下の人工呼吸管理にすべきかを判断する. 機能的残気量の低下が予想されるため, 気管挿管時は重度の低酸素血症に注意する. 気管挿管後にBALを検討するが重篤な呼吸不全の場合, さらに酸素化が悪化することもあるので注意する.

VII章　呼吸器集中治療

● 人工呼吸器の設定は急性呼吸窮迫症候群（ARDS）に準じる．死腔増加のため高二酸化炭素血症がみられることもある．$PaCO_2$ が許容できる範囲で換気回数を増加させて分時換気量を確保する．肺胞出血では止血効果を期待して高い呼気終末陽圧換気（PEEP）を用いることも検討する．慢性間質性肺疾患における呼吸不全では高い PEEP が予後を悪化させるとの報告もあるので注意する[1]．

C　治　療

● 治療は各種原因疾患に応じて行うが，ステロイドや免疫抑制薬が使用されることも多い．

● ここでは特発性肺線維症（IPF）の急性増悪とびまん性肺胞出血について触れておく．

1) IPF の急性増悪

〈診断基準[2]〉

IPF の経過中に，1ヵ月以内の経過で
① 呼吸困難の増強
② HRCT 所見で蜂巣肺所見＋新たに生じたすりガラス影・浸潤影
③ 動脈血酸素分圧の低下（同一条件下で PaO_2 10 mmHg 以上）
のすべてがみられる場合を「急性増悪」とする．明らかな肺感染症，気胸，悪性腫瘍，肺塞栓や心不全を除外する．

● 現時点で有効性が確立された薬物療法はないが，ステロイドを使用することが多い．

ステロイドパルス療法（メチルプレドニゾロン 1 日 1,000 mg を 3 日間点滴静注）を病状の安定化が得られるまで 1 週間毎に繰り返す（1 ～ 4 コース）

※ステロイドパルス療法後，プレドニゾロン 0.5 ～ 1 mg/kg/ 日を維持療法として投与されることが多い[2]．

● ステロイドに加えて，免疫抑制薬（シクロスポリン，アザチオプリン，シクロホスファミド，タクロリムスのいずれか）を併用してもよい[3]．

● リコンビナントトロンボモジュリン，好中球エラスターゼ阻害薬，PMX-DHP（polymyxin B-immobilized fiber column direct hemoperfusion）療法などが試みられている[3]．

● IPF の急性増悪の予後は一般に不良である．気管挿管下の人工呼吸管理を行うかどうかは患者，家族ともよく相談し慎重に判断する．気管

3-B　間質性肺疾患

挿管を行わない場合は，NHFT や NPPV で管理しながらステロイド
投与などを行う．病状が改善せず，呼吸困難が強い場合は緩和治療を
検討する．

2）びまん性肺胞出血

●両肺びまん性陰影に喀血や血痰，貧血を伴う場合に疑う．時に喀血や
血痰がみられない場合もあるので注意する．BAL では回収した洗浄
液が血性で，回数を重ねるごとに濃くなる．また，洗浄液中にヘモジ
デリン貪食マクロファージがみられる．

●びまん性肺胞出血の原因は血管炎，薬剤，心不全，感染症などを含め
て多岐にわたる．びまん性肺胞傷害によるものもある．抗凝固薬など
の薬剤服用歴を含めた問診や身体所見は重要である．血液検査や尿検
査で各種膠原病や感染症，腎炎の有無などを評価する．心臓超音波検
査などを行い心機能も評価する．

●治療は原因疾患に応じて行う．しかし，急速に重症呼吸不全に陥り，
原因疾患が未確定のままステロイドパルス療法を行わざるをえないこ
ともある．

●ANCA 関連血管炎によるびまん性肺胞出血ではステロイドに加えて
静注シクロホスファミドパルスを併用する．症例によっては血漿交換
を検討する（保険適用外）[4]．

文献

1) Fernández-Pérez ER, et al: Ventilator settings and outcome of respiratory failure in chronic interstitial lung disease. Chest **133** : 1113, 2008
2)「びまん性肺疾患に関する調査研究」班特発性肺線維症の治療ガイドライン作成委員会：急性増悪時の治療．特発性肺線維症の治療ガイドライン 2017，南江堂，東京，p23，2017
3) 日本呼吸器学会びまん性肺疾患診断・治療ガイドライン作成委員会：慢性の線維化をきたす間質性肺炎．急性増悪：特発性間質性肺炎—診断と治療の手引き，第 3 版，南江堂，東京，p69，2016
4) 厚生労働科学研究費補助金難治性疾患等政策研究事業難治性血管炎に関する調査研究班　有村義宏ら：ANCA 関連血管炎の基礎と臨床—治療．ANCA 関連血管炎の診療ガイドライン 2017，診断と治療社，東京，p112，2017

VII章. 呼吸器集中治療

Ⓒ 重症呼吸器感染症

> ✔ 患者の免疫状態を把握する.
>
> ✔ CT 検査は鑑別に有用であり, 危険性が大きくなければ積極的に行う.
>
> ✔ 化学療法後などに発熱性好中球減少が遷延する場合はアスペルギルス, カンジダなどの真菌感染の存在も想定する.
>
> ✔ 呼吸, 循環だけでなく意識レベルの変化にも注意して, 敗血症の存在を早期に察知する.
>
> デキる呼吸器医の極意

● 重症呼吸器感染症の治療を行ううえで重要なことは迅速な呼吸・循環の評価と介入, 起因菌の想定と同定, 適切な治療薬投与である. 必要に応じて適切な呼吸療法, 輸液などを行いながら問診, 身体所見, 患者背景(市中/院内, 基礎疾患, 免疫状態, 嚥下機能, 渡航歴など)などから起因菌を想定する.

● 喀痰検査, 血液培養, 血液検査, 尿検査(尿中抗原), インフルエンザ抗原検査などの検体をただちに提出する. 抗菌薬投与後に得られた検体のグラム染色は診断精度が落ちるため, 可能な限り抗菌薬開始前の検体を採取するよう努めるべきである.

● 尿中抗原やグラム染色より起因菌が推定できる場合は, その病原体に効果のある薬剤の投与を開始する. 判断できない場合は, 総合的に想定される起因菌のカバーを含めた経験的治療を開始する.

● 治療経過が不良な場合には真菌, ウイルス, 結核など投与中の抗菌薬が無効である可能性やドレナージが必要な膿胸の合併, 薬剤性肺炎の可能性などを考慮し鑑別していく.

ａ 呼吸管理

● 免疫不全症例では禁忌でなければ非侵襲的陽圧換気療法(NPPV)を人工呼吸管理の第一選択とすることが推奨されている[1]. ただし痰が多く喀出困難な場合や病状が悪化した場合には侵襲的陽圧換気療法(IPPV)への移行を検討する.

● 人工呼吸器関連肺炎を避ける努力が重要である.

3-C 重症呼吸器感染症

- 重症呼吸器感染症における人工呼吸管理は急性呼吸窮迫症候群（ARDS）に準じたものとなることが多い．
- 病変が片側性で膿性分泌物が健側肺へ流れ込む危険性が高い場合には分離肺換気も考慮される．
- 気道分泌物が多い場合，換気に影響を及ぼす可能性がある．聴診所見，換気量，グラフィックモニターなどを参考に気管吸引を行う．
- 閉鎖式吸引カテーテルで十分に除去できない場合は気管支ファイバーで吸引するとよい．しかしARDS病態がある場合には吸引と陽圧換気の解除で，肺胞虚脱による酸素化の悪化をきたす可能性があることに注意する．

b 重症肺炎

- 重症市中肺炎の起因菌で最も頻度が高いのは肺炎球菌である．重症肺炎ではレジオネラ肺炎も想定することが重要である．
- 重症肺炎での経験的治療は非定型病原体もカバーする．菌血症を伴う重症肺炎患者 2,209 名を対象とした解析で，非定型肺炎をカバーした治療としてマクロライド投与群，キノロン投与群，テトラサイクリン投与群の予後を比較したところ，マクロライド投与群だけが予後を有意に改善している報告がある[2]．
- 『成人肺炎診療ガイドライン2017』では，市中肺炎の重症例に対してはステロイド治療を実施することが「弱く推奨する」となっており，状況に応じて使用を検討する[3]．

c レジオネラ肺炎

- レジオネラ菌は土壌や環境水に含まれており，これらを吸入することで発症する．通常の呼吸器症状に加えて，傾眠，昏睡，幻覚，四肢の振戦などの中枢神経系の症状や下痢などの消化器症状が出現する．
- 細胞内寄生菌であるため，βラクタム系薬やアミノグリコシドは無効であり，ニューキノロン系薬，マクロライド系薬などを治療薬として用いる．
- レジオネラ肺炎の重症合併症として高柳らは①人工呼吸器管理を要する呼吸不全，②腎不全，③播種性血管内凝固症候群，④重症敗血症・敗血症性ショック・多臓器不全症候群，⑤経過中に合併した間質性肺炎・肺線維症を挙げている．

VII

3

疾患別管理方法

VII章 呼吸器集中治療

● レジオネラ肺炎では ARDS の基準を満たしても，迅速診断・早期治療により救命可能な例が多く存在することを認識する[4].

d ニューモシスチス肺炎

● ニューモシスチス肺炎は AIDS 患者やステロイド，免疫抑制薬投与患者などで重要な疾患である.

● 診断は喀痰，気管支肺胞洗浄，肺組織などの呼吸器検体染色標本の鏡検や PCR 法により行う．また β-D グルカン，KL-6，LDH なども診断に有用である．ただし PCR 法は定着しているだけであっても陽性を示すことがある点は注意が必要である.

● 非 HIV 症例は HIV 症例に比べて発症が急速かつ重症で予後が悪いことが知られている．また菌量が少なく検出が困難なこともある[5].

● 治療は ST 合剤が第一選択である．ペンタミジンの点滴静注は第二選択薬として推奨されるが副作用発現率が高く使用しづらい点がある．またアトバコンは有効性において ST 合剤に劣るものの副作用の発現率は低く忍容性に優れる[6]．重症度や副作用の発現に応じて上記治療を選択していく.

● 気胸を合併することがあるので注意が必要である.

e 侵襲性肺アスペルギルス症

● 好中球減少，ステロイドや免疫抑制薬の投与，抗菌薬の長期投与，低栄養，ADL 低下，COPD，間質性肺炎，糖尿病，臓器移植，肝不全，生物学的製剤投与などが危険因子である.

● 臨床症状，画像所見から疑った場合にはアスペルギルス GM 抗原および β-D グルカンの測定を行う.

● 確定診断は喀痰培養，気管支鏡検体での培養となる[7]．致命的になりやすいので早急に鑑別診断を行うとともに治療を開始する.

● 治療の第一選択はボリコナゾールとなるが，肝機能障害など副作用により中止せざるをえない場合にはイトラコナゾール，ミカファンギンなどを選択する[7].

● 重症例では抗真菌薬の併用も有効とする報告がある[8].

f インフルエンザ肺炎

● インフルエンザウイルス感染症に合併した肺炎ではウイルス自体によ

3-C　重症呼吸器感染症

る肺炎（原発性インフルエンザウイルス肺炎）か細菌感染の関与した肺炎（混合感染）なのかを見極めることが重要である.

● インフルエンザが軽快した後に 2 次性細菌性肺炎を生じることもある.

● インフルエンザウイルス感染症に合併する細菌性肺炎の起因菌は, 肺炎球菌やブドウ球菌などが多い[9].

● 新型インフルエンザウイルスでは重度の呼吸不全を呈することがあり注意を要する.

文献

1）日本呼吸器学会 NPPV ガイドライン作成委員会：NPPV（非侵襲的陽圧換気療法）ガイドライン第 2 版. 南江堂, 東京, 2015

2）Metersky ML, et al: Antibioticis for bacteremic pneumonia: improved outcomes with macrolides but not fluoroquinolones. Chest **131** : 466, 2007

3）日本呼吸器学会（編）：成人肺炎診療ガイドライン 2017. メディカルレビュー社. 東京, p90, 2017

4）高柳　昇ほか：レジオネラ肺炎 65 例における重症合併症とその治療成績. 日呼吸会誌 **47** : 558, 2009

5）Limper AH, et al:. Pneumocystis carinii pneumonia: differences in lung parasite number and inflammation in patients with and without AIDS. Am Rev Respir Dis **140** : 1204, 1989

6）Hughes W, et al: Comparison of atovaquone（566C80）with trimethoprim-sulfamethoxazole to treat Pneumocystis carinii pneumonia in patients with AIDS. N Engl J Med **328** : 1521, 1993

7）深在性真菌症のガイドライン作成委員会（編）：深在性真菌症の診断・治療ガイドライン 2014. 共和企画, 東京, 2014

8）Marr KA, et al: Combination antifungal therapy for invasive aspergillosis: a randomized trial. Annals of internal medicine. **162** : 81, 2015

9）鈴木勇三ほか：インフルエンザに混合感染した細菌性肺炎の検討. 日呼吸会誌 **45** : 667, 2007

Ⅶ章　呼吸器集中治療

Ⓓ 慢性閉塞性肺疾患（COPD）の増悪

> ✔ 薬物療法の基本は「ABC アプローチ」である.
>
> ✔ 人工呼吸管理中は患者の自発呼吸もよく観察してミストリガーがないかどうかを評価する.
>
> ✔ 流量波形などを参考にして，呼気時間が十分確保できているかどうかを評価する.
>
> ✔ PEEP の設定は大変重要である．症状の変化や呼吸パターンなどを観察してうまく設定する.
>
> ✔ 右心不全（肺性心）を合併していることもあるので，循環動態にも注意する.
>
> デキる呼吸器医の極意

- COPD の増悪とは，息切れの増加，咳や喀痰の増加，胸部不快感・違和感の出現あるいは増強などを認め，安定期の治療の変更あるいは追加が必要となる状態である.
- 増悪の原因として多いのは呼吸器感染症と大気汚染であるが約30%の症例では増悪の原因が特定できない[1].
- 増悪は呼吸機能や患者の QOL を低下させる．また高二酸化炭素血症を伴う患者や換気補助療法を必要とする患者では死亡リスクが増加する.
- 増悪の約半数は患者あるいは医師が認識していないとされる（unreported exacerbation）.
- 末梢気道の炎症，気管支攣縮，気道分泌物増加などにより気道内腔が狭窄や閉塞を起こし，気道抵抗が上昇する．細気管支の外壁に付着した肺胞は気道の内腔を拡げるように働くが，気腫性病変によりこの領域の肺胞が破壊されると末梢気道が虚脱する（loss of alveolar attachments）[1]．このような末梢気道は呼気時の肺組織の収縮や胸腔内の陽圧によって容易に狭窄や閉塞を起こす．また，ここに速い流速の呼気が通過すると，ベルヌーイ効果により末梢気道の壁を吸い寄せて狭窄状態を作る．これらの機序で生じる末梢気道の狭窄や閉塞を dynamic compression という[2].
- 呼気時の気道抵抗増加，肺弾性収縮力減少によりエアトラッピング，

370

3-D 慢性閉塞性肺疾患（COPD）の増悪

内因性 PEEP が生じ肺は過膨張（残気量増加，最大吸気量減少）する．そのため呼吸仕事量が増大する．

a 入院適応 [1]

1．入院の適応
- 低酸素血症の悪化，急性の呼吸性アシドーシス
- 呼吸困難の増加，膿性痰，痰量の増加などの症状の著明な悪化
- 安定期の気流閉塞の重症度（II 期以下で憎悪により $PaCO_2 < 60$ Torr，あるいは III 期以上）
- 初期治療に反応しない場合
- 重篤な併存症（左・右心不全，肺塞栓症，肺炎，気胸，胸水，治療を要する不整脈など）の存在
- 頻回の増悪
- 高齢者
- 不十分な在宅サポート

2．集中治療室への入院の適応
- 初期治療に対して不応性の重症の呼吸困難や不安定な精神状態など
- 非常に重症で生命を脅かすような場合
- 酸素投与や非侵襲的陽圧換気療法（NPPV）により低酸素血症が改善しない場合や呼吸性アシドーシス・侵襲的陽圧換気療法（IPPV）が必要な場合
- 血行動態が不安定で血管収縮薬などが必要な場合

- 重症度の評価：症状（呼吸困難，咳・痰の増加，痰の膿性化など），チアノーゼ，呼吸補助筋の使用や奇異性呼吸，意識レベルの低下などから総合的に重症度を評価する．

b 薬物療法（ABC アプローチ）

1) A（antibiotics）：抗菌薬

- 増悪の原因に気道感染があり，喀痰の膿性化，人工呼吸器使用例などでは抗菌薬投与が推奨されている．
- 憎悪時にはインフルエンザ菌，肺炎球菌，モラクセラ・カタラーリスによる気道感染の頻度が高い．
- 喀痰のグラム染色結果や培養結果を参考にして抗菌薬を選択するが，安定期の病期が III 期以上の症例，頻回な増悪や人工呼吸器使用例ではグラム陰性桿菌や緑膿菌による感染の可能性も高くなる [1]．

VII章　呼吸器集中治療

2) B(bronchodilators)：気管支拡張薬

●第一選択薬→短時間作用性 β_2 刺激薬(SABA).

> プロカテロール(メプチンエアー)，サルブタモール(サルタノールインヘラー)など　1回2吸入　合計8吸入まで　30分～60分間隔
> ＊頻脈など，心循環系に注意

●他，症例に応じてネブライザーの使用，抗コリン薬・テオフィリン薬などの併用も行うことがある.

3) C(corticosteroids)：ステロイド

●増悪時におけるステロイドの短期的な全身投与は気道炎症，浮腫，全身性炎症を減少させ，1秒量，低酸素血症をより早く改善させる.

●最適な投与量，投与期間は十分には確立されていない.

●ステロイド投与期間は少なくとも14日以内での投与が望ましいと考えられる.

> プレドニゾロン　1日30～40mg　10～14日間投与

c 酸素療法

●COPD増悪時には内因性PEEPの増加，死腔換気の増加，換気血流比不均等の悪化，呼吸仕事量の増大などにより高二酸化炭素血症，低酸素血症となる.

●PaO_2 60 Torr 以上もしくは SpO_2 90％以上を目標として酸素投与を行う.慢性高二酸化炭素血症がある場合，酸素投与を行うことが低酸素性血管攣縮を抑制し，さらに換気血流不均等の悪化および換気ドライブの抑制が生じ，二酸化炭素貯留が促進される[5].酸素の過剰投与により PaO_2 が高くなりすぎると CO_2 ナルコーシスのリスクが高くなるので SpO_2 90％を目標とする(p324,「VII-2-A. 酸素療法」参照).

d 人工呼吸管理

●十分な薬物療法や酸素療法などを行っても呼吸状態が改善しない場合や重症例には換気補助を検討する.

●内因性PEEPの増加は肺胞への空気流入を得るために強い吸気努力が必要となり，呼吸仕事量が増大する.また，人工呼吸器管理中の場合は内因性PEEPの増加によりミストリガーが生じやすい.適切な

3-D 慢性閉塞性肺疾患（COPD）の増悪

換気補助，PEEP設定を行い，呼吸仕事量を軽減させる．

● 呼気時間を十分にとり，内因性PEEPを軽減する．

● PEEPはdynamic compressionに拮抗して気道径を拡大し呼気を円滑にする[2]．

● 内因性PEEPより低い外因性PEEPをかけても呼気終末肺気量位は変化しない．critical pressure以上の外因性PEEPをかけると過膨張になる（Waterfall理論）[6]．critical pressureは内因性PEEPの約85％程度である[7]．

1）**NPPV**（p328，「VII-2-B．NPPV」も参照）

● COPD増悪時の人工呼吸管理はNPPVを第一選択とする．NPPVは呼吸性アシドーシスの改善，呼吸数・呼吸仕事量・呼吸困難感の減少，人工呼吸器関連肺炎などの合併症低下，入院期間減少，挿管を回避し生存率を改善することが示されている[8]．

〈NPPVの適応基準〉（2項目以上満たす場合に適応）

1．呼吸補助筋の使用，奇異性呼吸を伴う呼吸困難

2．pH < 7.35かつ$PaCO_2$ > 45 Torrを満たす呼吸性アシドーシス

3．呼吸回数 > 25回/分

〈NPPVの初期設定〉

IPAPの設定

導入は8～10 cmH_2Oで開始し，患者の快適さ（呼吸困難や呼吸補助筋の使用の程度），

次いで$PaCO_2$，1回換気量，呼吸数を参考に設定を変更する．

・$PaCO_2$は，まず5～10 Torr程度低下させることを目標にする．

・$PaCO_2$の最終的な目標は，増悪前の安定期の値とする．

・1回換気量は6～10 mL/Kgを目標とする．

EPAPの設定

基本的には4 cmH_2Oのままでよい．

・酸素化が不十分な場合，PEEP効果を期待して上げる．

・トリガーがうまくかからない場合，試しに4→6→8 cmH_2Oと変化させ，トリガーが改善すればその値に変更する．

2）**IPPV**

● NPPV適応外もしくはNPPV不成功例で検討する．しかし，重度のCOPDではIPPVでの管理が長期化し，離脱が困難となることもある．IPPVを適応するかどうかは，安定期の状態，増悪原因などを踏まえ

VII

3

疾患別管理方法

373

VII章　呼吸器集中治療

て，患者本人や家族と相談し決定する．

● COPD 増悪では，IPPV からの離脱支援として NPPV が有用である[8]．

文献

1) 日本呼吸器学会 COPD ガイドライン第 4 版作成委員会（編）：COPD（慢性閉塞性肺疾患）診断と治療のためのガイドライン，第 4 版，メディカルレビュー社，東京，2013

2) 呼吸器ケア 2014 夏季増刊：呼吸器ケアの「なぜ」がわかる黄金解説，メディカ出版，大阪，2014

3) Niewoehner DE, et al: Effect of systemic glucocorticoids on exacerbations of chronic obstructive pulmonary disease. N Engl J Med **340** : 1941, 1999

4) Leuppi JD, et al: Short-term vs conventional glucocorticoid therapy in acute exacerbations of chronic obstructive pulmonary disease: the REDUCE randomized clinical trial. JAMA **309** : 2223, 2013

5) 大西　尚：急性呼吸不全　COPD 急性増悪．Intensivist **5** : 743, 2013

6) Tobin MJ, Lodato RF: PEEP, auto-PEEP, and waterfalls. Chest **96** : 449, 1989

7) Ranieri VM, et al: Physiologic effects of positive end-expiratory pressure in patients with chronic obstructive pulmonary disease during acute ventilatory failure and controlled mechanical ventilation. Am Rev Respir Dis **147** : 5, 1993

8) 日本呼吸器学会 NPPV ガイドライン作成委員会：NPPV（非侵襲的陽圧換気療法）ガイドライン，第 2 版，南江堂，東京，2015

VII章．呼吸器集中治療

E 肺胞蛋白症に対する全肺洗浄の管理
①全肺洗浄の方法

✔ 全肺洗浄（whole lung lavage：WLL）に習熟していない場合，背臥位での洗浄が推奨される．術中の低酸素血症は洗浄肺を下にした洗浄に比較して軽度で，洗浄液の換気肺への流入のリスクは洗浄肺を上にした洗浄に比較して少ない．

デキる呼吸器医の極意

a WLL の概要，適応

● 全身麻酔下に片側肺を洗浄する方法．肺胞蛋白症（PAP）治療のゴールドスタンダードである[1, 2]．

● 肺内に貯留した蛋白様物質とともに，抗 GM-CSF 抗体も排出される．

● 主に重症度 3（p172，「III-8．肺胞蛋白症」参照）以上の自己免疫性 PAP の治療として施行されるが，生活パターンを加味して早期に行う場合もある[3～5]．

● PAP は自然軽快例もあるため，状況が許せば，WLL 前に数ヵ月の経過観察を行う．

● WLL 前には呼吸器感染症の合併症を可及的に除外する[4]．

● 多くの症例で 1 ヵ月後には病状の改善が認められる[2～4]．

● 血液疾患（主に骨髄異形成症候群）による続発性 PAP においては，WLL は必ずしも根本的な病態の改善につながらず，血液疾患の治療と同時に慎重に適応を検討する．

● WLL 前に気管支肺胞洗浄（BAL）を行い，感染症の除外を行う．BAL の白濁程度が弱く，細胞診所見で PAP に特徴的な細顆粒状無構造物質が少ない場合には，線維化が主体の病状の悪化で，WLL の効果が少ない可能性があり，WLL の適応の再検討を行う．

b WLL の方法

● 詳細は一和多らの方法[2～4]，肺胞蛋白症のガイドライン[5]を参照．

1) 体 位

● わが国では，従来，洗浄肺を下にした側臥位で洗浄されていた．

● 現在は洗浄肺を上にした洗浄が行われ，洗浄肺を下にした洗浄に比較

VII

3

疾患別管理方法

VII章　呼吸器集中治療

して換気血流不均衡が改善し，低酸素血症が軽減される．

●洗浄肺を上にした洗浄では洗浄液が換気肺に流入する危険性は増し，注意が必要である．

2) 洗浄液

●生理食塩水での洗浄を行う．

●N-アセチルシステイン添加，重炭酸による pH 調整を行った調整洗浄液を併用する場合もあったが[4]，調整洗浄液使用中に血圧低下や洗浄液回収不良を呈する例を認めることから，現在では生理食塩水のみを使用する．

3) 脱気（degassing）

●洗浄前に 100% 酸素で 15 分換気を行い，洗浄肺の換気を中止すると酸素が吸収されて洗浄肺が無気肺となり，洗浄液の注入が容易となる[3,4]．

●他の合併症がなければ，脱気を行った際の PaO_2，SpO_2 は洗浄中の最低値と推定され，洗浄中の低酸素血症が許容範囲であるかどうかを予測できる．

●脱気後に著明な低酸素血症を示す症例では ECMO（extracorporeal membrane oxygenation）の使用を検討するが，背臥位または洗浄肺を上にした洗浄の場合，多くの例で ECMO 未使用での洗浄が可能であった[4]．

4) 洗浄液注入

●気管の位置から，30 cm の高さから自然落下にて緩徐に注入する．

●洗浄液の初回注入量は，WLL 前の肺気量分画を用いて計算した用量[2,4]を参考に，やや少なめの量とする．

| 右肺洗浄時：機能的残気量の 55% + 1 回換気量 |
| 左肺洗浄時：機能的残気量の 45% + 1 回換気量 |

●2 回目以降の注入量は自然落下による注入が停止する少し前までの量を用いるが，700 ～ 1,000 mL 程度のことが多い．

5) 洗浄終了

●洗浄の廃液の混濁が，PAP 以外の症例の BAL 液と同程度となるまで洗浄する．15 ～ 20 L 程度が目安となる[4]．

6) 反対側の洗浄

●1 ～ 2 週間後に行う施設が多い．

3-E① 全肺洗浄の方法

文献

1) Seymour JF, et al: Pulmonary alveolar proteinosis: progress in the first 44 years. Am J Respir Crit Care Med **166** : 215, 2002

2) Beccaria M, et al: Long-term durable benefit after whole lung lavage in pulmonary alveolar proteinosis. Eur Respir J **23** : 526, 2004

3) 一和多俊男ほか：肺胞蛋白症に対する片側全肺洗浄の経験と洗浄手順を選択するためのアルゴリズムについて．日呼吸会誌 **47** : 185, 2009

4) 杉本親寿ほか：全肺洗浄を施行した自己免疫性肺胞蛋白症 8 例の手技，効果，安全性の多面的評価．日呼吸会誌 **49** : 569, 2011

5) 一和多俊男・肺胞蛋白症に対する治療：肺洗浄—気管支鏡区域肺洗浄と全身麻酔下片側全肺洗浄法．平成 22 〜 23 年度厚生労働科学研究費補助金難治性疾患克服研究事業　肺胞蛋白症の難治化要因の解明，診断，管理の標準化と指針の確立研究班編．肺胞蛋白症の診断，治療，管理の指針（平成 24 年 3 月 28 日）

VII章　呼吸器集中治療

E 肺胞蛋白症に対する全肺洗浄の管理
②全肺洗浄の麻酔管理と術後管理

✔ 安全に行うためには麻酔科医との連携が不可欠である.

✔ 洗浄終了後の洗浄液の吸引除去は肺機能の早期回復に重要である. いったん吸引されなくなっても洗浄側を用手的にバッグで加圧すると再び洗浄液が流出してくる. この操作を繰り返しながら丹念に洗浄液を吸引除去する.

✔ 術後の人工呼吸管理は鎮痛, 鎮静が重要である. 患者の満足度にかなり影響する. 全肺洗浄は通常2回(左右それぞれ1回)行うため1回目の感想を患者自身から聞き出し, 2回目はさらに質の高い管理を目指して計画を立てる.

✔ 抜管後に嗄声, 嚥下障害が問題となることもある. 必要に応じて言語聴覚士(ST)に介入を依頼し, 嚥下機能の評価や指導などを行う.

デキる呼吸器医の極意

a 術前評価

● 肺機能や低酸素血症の程度を確認しておく.

● 胸部X線, CT, 気管支内視鏡検査の所見などを参考にして陰影の分布や気道の径, 分岐を確認しておく.

● 心機能の評価や貧血の有無なども確認しておく.

b 麻酔管理

● 全身麻酔での管理が必要である. 静脈麻酔薬は低酸素性肺血管収縮を抑制しないとされており酸素化に有利と考えられ, 静脈麻酔薬主体で管理する施設が多い[1]. しかし, 吸入麻酔薬でも管理は可能である. 当院では吸入麻酔薬を使用しているが大きな問題はない.

● 少量のレミフェンタニルとロクロニウムも併用する.

● モニターは心電図, パルスオキシメーター, 筋弛緩モニター, 体温測定, 観血的動脈圧測定を基本としている. 中心静脈カテーテルの留置は必須でない.

● ダブルルーメン気管チューブ(左用)を愛護的に気管挿管する. 気管支

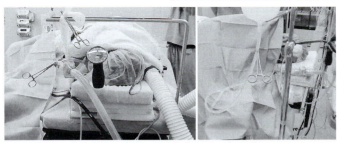

図1 側臥位へ体位変換し，洗浄回路を気管チューブに接続

ファイバースコープで適正な位置となるように気管チューブの位置を調整する．気管支カフに空気をゆっくり注入し，カフの膨張を確認する．気管チューブの位置がずれないようにしっかり固定する．洗浄中に気管チューブがずれると洗浄液が換気側の肺に流入し大変危険である．当院ではトーマスチューブホルダー（レールダル メディカルジャパン社）を用いて気管チューブを固定している．F_IO_2 1.0 で管理する．

- 片肺換気時の PaO_2 を事前に予測することは必ずしも容易ではない．洗浄を開始する前に片肺換気時の血液ガスを測定し評価する．
- 当院では洗浄側を上側にした側臥位で行っている．側臥位へ体位変換後，気管チューブのずれがないかを再度確認する．洗浄回路を気管チューブに接続する（図1）．
- 低体温防止のため早めに加温ブランケットを使用する．
- 洗浄中は常に洗浄液が換気側に流入していないか注意を払う．換気量の低下，気道内圧の上昇，注入回路内の気泡出現，換気側気管チューブ内へ洗浄液の流出などがないかを確認する．人工呼吸器のグラフィック波形の観察や換気側の聴診も頻繁に行う．洗浄液が換気側に流入した場合はいったん洗浄を中止し排液する．気管支ファイバースコープで流入した洗浄液を吸引除去し，気管チューブのずれなどがないかを確認する．SpO_2 の低下が著しい場合はいったん両肺換気とする．
- 洗浄中の血圧，脈拍は通常安定している．酸素飽和度は洗浄液注入により上昇し，排液により低下する（図2）．洗浄液の注入により肺血管抵抗が増大し，肺血流が換気側へシフトするため酸素飽和度が上昇すると考えられる．排液時はその逆で洗浄側の肺血流が回復し，シャン

VII章　呼吸器集中治療

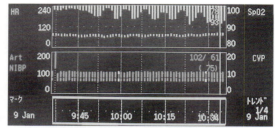

図2　洗浄中の酸素飽和度(上), 脈拍(中), 血圧(下)の推移
洗浄液の排液時に酸素飽和度が低下している. 血圧, 脈拍は安定している.

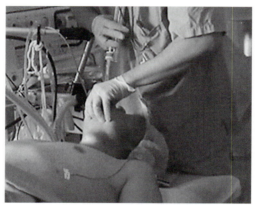

図3　ライト付きスタイレットによる気管挿管
スタイレットをセットした気管チューブが声門を越えると透過光が頸部より確認できる.

トの増大が起こるため酸素飽和度が低下する[2]. 呼気終末陽圧換気(PEEP)は換気側への肺血流のシフトを抑制し, 酸素飽和度の低下を引き起こす可能性があることに注意する.
● 洗浄が終了したら, 適宜体位変換しながら洗浄液を吸引除去する. この間にレミフェンタニルをフェンタニルに切り替えていく.
● 洗浄液が十分吸引除去できたらダブルルーメン気管チューブを通常の気管チューブに交換する. 洗浄液が十分に除去できていないと声門から大量に泡沫状の洗浄液が流出してくる可能性があり注意を要する. チューブエクスチェンジャーやライト付きスタイレットの使用も考慮してよい(図3).

3-E② 全肺洗浄の麻酔管理と術後管理

●気管チューブの入れ替え後，さらに洗浄液の吸引除去を行う．ほぼ吸引されなくなったら胸部 X 線撮影を行う．吸入麻酔薬の投与を終了し，プロポフォールの投与を開始する．バイタルサインなどに問題がなければ呼吸器集中治療室へ移送する．

C 全肺洗浄後の呼吸管理

呼吸器集中治療室で人工呼吸管理を継続する．当院では pressure control による Assist/Control（A/C）で管理している．リクルートメント手技後に PEEP を設定している．F_IO_2，PEEP を漸減し，通常翌朝には抜管可能である．抜管後にフェンタニルによる悪心，嘔吐が問題となることもある．必要に応じて制吐薬の投与も考慮する．

文献

1）内田寛治：全肺洗浄における麻酔法の確立に関する研究．厚生労働科学研究費補助金（難治性疾患克服研究事業）分担研究報告書．「難治性希少肺疾患（肺胞蛋白症，先天性間質性肺疾患，オスラー病）」に関する調査研究．平成 25 年度　総括・分担研究報告書
2）河西　稔ほか：肺胞洗浄時における呼吸・循環動態の変動　経皮，血管内酸素電極，及び Swan Ganz カテーテルを用いて．日臨麻酔会誌　**3**：329, 1983

索引

6 分間歩行距離　35
6 分間歩行試験　35, 66, 67

欧文

A

A-aDO$_2$　13
ABC アプローチ　371
ACE（angiotensin converting enzyme）　10
ACO（asthma and COPD overlap）　201
adenocarcinoma　74
A-DROP　252
ALK 融合遺伝子転座　90
ANCA 関連血管炎　181
ARDS（acute respiratory distress syndrome）　350, 359
AERD（aspirin-exacerbated respiratory disease）　191

B

BAL（bronchoalveolar lavage）　40, 142, 173, 320
BALF（bronchoalveolar lavage fluid）　179, 294
beaded septum sign　25
β-D- グルカン　11
Birt-Hogg-Dubé 症候群　169, 185
BODE インデックス　315
B 型肝炎　85

C

CAP（community-acquired pneumonia）　248, 367
Castleman 病　275
CBDCA　90
CDDP　90
CEA（carcinoembryonic antigen）　12

Chlamydophila pneumoniae　254
CO$_2$ ナルコーシス　309, 327
coarse crackles　6
consolidation　25
COPD（chronic obstructive pulmonary disease）　184, 370
CPAP（continuous positive airway pressure）　303
CPT-11　84, 85
crazy-paving pattern　25
CRB-65　253
Cryptococcus neoformans　243
CT bronchography　24
CTEPH（chronic thromboembolic pulmonary hypertension）　64, 287
CT halo sign　25
CT ガイド下生検　44, 71
CT 検査　75
CURB-65　252
CYFRA（cytokeratin 19 fragment）　12

D

DAD（diffuse alveolar damage）　359
dark bronchus sign　25
DIP（desquamative interstitial pneumonia）　213
DLco　28
DPD/IPD（distal phalangeal finger depth/interphalangeal finger depth）　7
dynamic compression　370

E

EBUS-GS（endobronchial ultrasonography with a guide sheath）　41
EBUS-TBNA（endobronchial ultrasound-guided transbronchial needle aspiration）　71, 102

EGFR（epidermal growth factor receptor）　96
　　──遺伝子変異　91
　　──阻害薬　117

F

FDG-PET　26
fine crackles　6
Fletcher-Hugh-Jones 分類　2

G

^{67}Ga シンチ　26
G-CSF　113
Geckler 分類　16
GOLD 2017　186

H

Haemophilus influenzae　254
HAP（hospital-aquired pneumonia）　248
HBc 抗体　85
HBs 抗原　85
HBs 抗体　85
HBV-DNA　85
HCAP（healthcare-associated pneumonia）　248
HMV（home mechanical ventilation）　310
HOT（home oxygen therapy）　310
HRCT（high resolution CT）　19, 22

I

ICS（inhaled corticosteroid）　187, 197, 203
ICS/LABA 配合剤　197
ICU（intensive care unit）　354
IgG4　10
　　──関連疾患　276
IIPs（idiopathic interstitial pneumonias）　142, 307
IL-2 受容体　10
intentional leak　331
IPF（idiopathic pulmonary fibrosis）　2, 136, 364
IPPV（invasive positive pressure ventilation）　373
I-ROAD 重症度分類　253

K

KL-6　9
　　──異常高値　172
Klebsiella pneumoniae　254

L

LABA（long-acting β_2-agonist）　203
LAMA（long-acting muscarinic antagonist）　203
Legionella pneumophila　254
Light の基準　50
LIP（lymphoid interstitial pneumonia）　214
LTBI（latent tuberculosis infection）　222

M

MAC（*Mycobacterium avium* complex）症　232
MASCC score　115
MDD（multidisciplinary discussion）　136, 142
Moraxella catarrhalis　254
mosaic pattern　25
mPAP（mean pulmonary arterial pressure）　59
MRI 検査　75
MRSA 肺炎　255
mTOR 阻害薬　163
Mycobacterium tuberculosis　222
Mycoplasma pneumoniae　254

N

nab- パクリタキセル　97
NHCAP（nursing and healthcare-associated pneumonia）　248
NHFT（nasal high flow therapy）　320, 324, 326

Nocardia asteroides 259

NPPV (noninvasive positive pressure ventilation) 328, 366, 373

NSAIDs 過敏喘息 191

NSCC (non-small cell carcinoma) 74

NSE (neuronspecific enolase) 12, 83

NTM (non-tuberculous mycobacterium) 232

O

OK-432 54

oncologic emergency 119

P

PAH (pulmonary arterial hypertension) 285

PAP (pulmonary alveolar proteinosis) 68, 172, 375, 378

PCH (pulmonary capillary hemangiomatosis) 284

PCT (palliative care team) 125

PEF (peak expiratory flow) 193

PET 26

PET-CT 75

pneumonia severity index 251

proGRP (progastrin-releasing peptide) 12, 83

PSG (polysomnography) 33, 301

PVOD (pulmonary venooclusive disease) 284

Q

QT 延長 31

R

RASS (Richmond Agitation-Sedation Scale) 353

RB-ILD (respiratory bronchiolitis-associated interstitial lung disease) 211

refeeding syndrome 357

reversed halo sign 25

rhonchi 6

RI 検査 26

ROS1 遺伝子転座 92

S

S-1 92

SABA (short-acting β_2-agonist) 187, 195, 372

Samter 症候群 191

sarcoid galaxy sign 25

SBT (spontaneous breathing trial) 323

SCC (squamouscell carcinoma) 12

Schamroth sign 7

SHARE 80

SHARE-CST 研修 82

signet-ring sign 25

sinobronchial syndrome 217

Sjögren 症候群 149, 153

SLX (sialyl Lewis X) 12

small cell carcinoma 74

SP-A 10

SP-D 10

squamous cell carcinoma 74

SRE (skeletal related events) 122

ST 合剤 246, 260, 368

Staphylococcus aureus 254

Streptococcus pneumoniae 254

Swyer-James 症候群 208

T

TBB (transbronchial biopsy) 41

TBLB (transbronchial lung biopsy) 41, 142, 294

TNM 分類 76

tree-in-bud appearance 25

U

unintentional leak 331

W

wheezes 6

Widal 症候群　191

和文

あ

悪性胸膜中皮腫　57, 101
アザチオプリン　147, 181, 364
アジスロマイシン　219, 254, 255
アシドーシス　15
アスピリン喘息　191, 196
アスベスト　100
アスペルギルス症　241, 244, 245
アスペルギルス抗原　11
アセトアミノフェン　314
圧迫骨折　75
アドエア　204
アトバコン　246, 368
アトピー咳嗽　194
アドレナリン　40, 196
アニオンギャップ　15
アネメトロ　293
アファチニブ　90, 118
アブセッサス症　239
アプレピタント　116
アミカシン　239, 255, 260
アミロイドーシス　279
アムホテリシン B リポソーム製剤
　245, 246
アムルビシン　85
アモキシシリン　254
アモキシシリン / クラブラン酸　254
アルカローシス　15
アルプラゾラム　115
アレクチニブ　91
アレルギー性気管支肺アスペルギルス
　症　242
アレルギー歴　39
アンギオテンシン転換酵素（ACE）
　10
アンピシリン　254
アンピシリン / スルバクタム　254,
　255, 259

い

息切れ　2
意識下挿管　337
胃食道逆流性食道炎　194
イソソルビド　122
イソニアジド　226, 238
一側肺換気　345
イトラコナゾール　245, 246, 368
イヌ糸状虫　261
いびき音　6
イホスファミド　107
イミペネム / シラスタチン　239, 260
医療・介護関連肺炎（NHCAP）　248
医療ケア関連肺炎（HCAP）　248
咽頭表面麻酔　337
院内肺炎（HAP）　248
インフォームドコンセント　79
インフルエンザウイルス感染症　368
インフルエンザ肺炎　368

う

ウェステルマン肺吸虫　261
右心カテーテル検査　59, 65
ウロキナーゼ　259
運動誘発喘息　191

え

エアウェイスコープ　336
エアブロンコグラム　22
栄養療法　356
エスゾピクロン　129
エタンブトール　226, 235, 238
エチオナミド　226
エトポシド　84, 85, 88, 107
エプワース眠気尺度　301
エリスロマイシン　219
エルロチニブ　90, 97
遠隔転移　75
塩酸セルトラリン　129
エンビオマイシン　226

お

嘔吐　115

オウム病クラミジア抗体　11
オート CPAP　303
オキシコドン　126
オキシコドン・アトロピン配合　40
悪心　115
オピオイド　353
　　　──導入クリニカルパス　127
オルベスコ　199

か
カーリー A 線　22
カーリー B 線　22
外因性リポイド肺炎　293
咳嗽　4
ガイドシース併用気管支腔内超音波断
　　層法（EBUS-GS）　41
外泊試験　155
開放型酸素吸入システム　326
界面活性剤　5
化学療法　95
喀痰　4
　　　──検査　16, 39
　　　──細胞診　16
　　　──中好酸球　18
カスポファンギン　245
画像検査　19, 167
仮想的内視鏡検査　24
家族性気胸　169
合併症　42, 58, 65
カナマイシン　226
過敏性肺炎　155
可溶性 IL-2 受容体　10
カルバゾクロムスルホン酸ナトリウム
　　40
カルボプラチン　84, 89, 91, 93, 95, 98,
　　103, 107
簡易酸素マスク　325
がん医療　79
換気能　14
カンサシ症　238
カンジダ症　245
間質性肺炎　9, 66, 67, 144, 150, 152,
　　349

間質性肺疾患　363
患者発生届け　224
肝障害　228, 229
癌性胸膜炎　49, 57, 119
癌性心膜炎　120
癌性髄膜症　122
感染症　42
がん疼痛　126
緩和医療　313
緩和ケア　79

き
既往歴　39
気管支炎　205
気管支拡張症　67
気管支拡張薬　372
気管支鏡　37, 42, 70
　　　──検査　40
気管支結核　224
気管支サーモプラスティ　199
気管支喘息　185, 191, 201, 316
気管支内視鏡　320
気管支肺胞洗浄（BAL）　40, 142, 173,
　　320
　　　──液（BALF）　179, 294
気管支ファイバースコープ　334, 337,
　　378
気管支ブロッカー　346
気管挿管　320, 334, 339, 363, 378
気管チューブ　335
気胸　42, 45, 51, 65, 67, 169
気腫性肺嚢胞　208
寄生虫　261
喫煙　2, 131, 169, 184
気道可逆性検査　193
気道確保困難　338
気道管理　333
気道粘液修復薬　5
気道粘液溶解薬　5
気道粘膜潤滑薬　5
気道分泌促進薬　5
吸気 CT　22
吸収性無気肺　327

急性間質性肺炎 145
急性好酸球性肺炎 175
急性呼吸窮迫症候群（ARDS） 350, 359
急性呼吸不全 324, 330
吸入ステロイド薬（ICS） 187, 197, 203
胸腔穿刺 47
胸腔ドレナージ 51
胸水 51
　　──貯留 47, 56
胸腺癌 105
胸腺腫 105
強度変調放射線療法 103
強皮症 149, 152
胸部 CT 19, 22
胸部 MRI 26
胸部 X 線 19
胸膜外徴候 22
胸膜疾患 101
胸膜腫瘍 45
胸膜生検 47, 56, 101
胸膜切除 103
胸膜中皮腫 49, 100
胸膜肺全摘術 103
胸膜プラーク 297
胸膜癒着術 51, 53
極細径気管支 71
局所進行非小細胞肺癌 95
局所麻酔下胸腔鏡 56
去痰薬 2, 5
禁煙 131, 213
　　──外来 132

く

クエチアピン 130
クエン酸吸入咳テスト 292
グラニセトロン 115, 117
クラミドフィラ・ニューモニエ抗体 11
グラム陰性桿菌 17
グラム陽性球菌 17
クラリスロマイシン 219, 235, 239, 254
グリコピロニウム・インダカテロール 188
グリセリン 122
クリゾチニブ 90
クリニカルパス 60, 61, 62, 127, 188
クリプトコッカス抗原 11
クリプトコッカス症 243, 245, 246
クリンダマイシン 293

け

経気管支生検（TBB） 41
経気管支肺生検（TBLB） 41, 142, 294
経腸栄養 357
珪肺 296
経鼻高流量療法（NHFT） 320, 324, 326
外科的生検 71
血液ガス 39
血液検査 39, 167
結核性胸膜炎 49, 57, 223
血管確保 108
血胸 51
血小板減少 113
血清マーカー 9, 173
結節性硬化症 160
ゲフィチニブ 90, 96, 97
ゲムシタビン 93
下痢 117
牽引性気管支拡張像 25
減感作療法 229
健康管理手帳 100
ゲンタマイシン 255

こ

抗 granulocyte-macrophage colony-stimulating factor（GM-CSF）自己抗体 172
抗 IgE 抗体 197
抗癌剤 112, 115
抗菌薬 371
抗結核薬 226

膠原病　9
　　──肺　139, 149
好酸球性肺炎　175
抗酸菌検査　17
好中球減少　112
抗トリコスポロン抗体　10
高尿酸血症　229
公費負担医療　224
高分解能CT　19, 22, 137, 142, 165, 172, 206, 214
高流量システム　325
高齢者　95
誤嚥　292
　　──性肺炎　292
コープ針　48
呼気CT　22
呼吸音　2
呼吸管理　324, 381
呼吸器関連肺高血圧症　287
呼吸器機能障害等級　311
呼吸器集中治療室　320
呼吸器心身症　316
呼吸機能検査　27, 39, 173, 206
呼吸困難　128, 313
呼吸細気管支炎　144, 211
　　──関連間質性肺疾患　211
呼吸リハビリテーション　66
骨関連事象　122
骨シンチ　26, 78
骨髄抑制　228
骨転移　75
コデインリン酸塩　4
コミュニケーション　79, 81
コルチコステロイド　122

さ

細菌性胸膜炎　257
細菌性肺炎　249, 254
サイクロセリン　226
細径気管支鏡　71
最大呼気流量（PEF）　193
在宅酸素療法（HOT）　310
在宅人工呼吸療法（HMV）　310

催吐性リスク剤　116
サイトメガロウイルス pp65 抗原　11
細胞診　18
サルコイドーシス　264
サルブタモール　195
酸塩基平衡　14
酸化マグネシウム　126
酸素中毒　327
酸素療法　310, 324, 372

し

シクロスポリン　147, 364
シクロホスファミド　107, 181, 364
自己血癒着術　53
自己抗体　10
自己免疫性肺胞蛋白症　172
支持・緩和療法チーム　125
視神経障害　228
シスプラチン　84, 88, 93, 97, 103, 107
市中肺炎（CAP）　248, 367
質問票　2
自発呼吸トライアル（SBT）　323
シムビコート　204
　　──タービュヘイラー　199
縦隔気腫　67
縦隔腫瘍　45
縦隔線　21
集学的検討（MDD）　136, 142
重症呼吸器感染症　366
重症呼吸不全　320
重症肺炎　367
修正 MRC 質問票　2
終夜睡眠ポリグラフィー（PSG）　33, 301
出血　42
腫瘍マーカー　9, 12, 83
循環管理　349
小細胞癌　74, 83, 96
上皮成長因子受容体　96
小葉中心性粒状影　25
職業歴　299
シルエットサイン　22
シロリムス　160

心因性咳嗽 316
心エコー 59
シングレア 199
人工呼吸管理 339, 349, 352, 356, 372
人工呼吸器 340
進行非小細胞肺癌 96
侵襲性肺アスペルギルス症 242, 244, 368
侵襲的陽圧換気療法（IPPV） 328
腎障害 228
心身症 316
身体障害者認定 311
心タンポナーデ 120
心電図 31, 39
浸透圧利尿薬 122
じん肺 296

す
水泡音 6
睡眠時無呼吸症候群 300
睡眠障害 354
ステロイド 372
　——パルス療法 159, 364
ストレス 316
ストレプトマイシン 226, 235
スパイロメトリー 27
スピリーバ 204
　——レスピマット 199
スボレキサント 130
すりガラス影 25
スルピリド 129

せ
生検針 48
制吐剤 116
生理機能検査 27
咳喘息 192
石綿 100
　——胸水 57
　——肺 297
赤血球減少 114
セフェピム 114, 255
セフトリアキソン 254, 255

腺癌 74
潜在性結核感染（LTBI） 222
全身性アミロイドーシス 281
喘息とCOPDのオーバーラップ（ACO） 201
先天性肺動脈欠損 208
先天性肺葉性肺気腫 208
全脳照射 121
全肺洗浄 173, 375, 378
喘鳴 192
せん妄 129, 352, 353

そ
爪囲炎 117
造影CT検査 22
造血幹細胞移植後肺障害 307
相互作用 230
ゾルピデム 129
ゾレア 199

た
体プレチスモグラフ検査 30
タクロリムス 364
タゾバクタム／ピペラシリン 114, 293
多中心性Castleman病 275
多発性筋炎 149, 151
多発性肺嚢胞疾患 169
ダブルルーメン気管チューブ 345, 378
ダラシン 293
タルク 54
短時間作用性β_2刺激薬（SABA） 187, 195, 372
タンドスピロン 129
タンニン酸アルブミン 118

ち
チオトロピウム 188
中心静脈（CV）ポート 108
中枢性無呼吸 34
中枢性睡眠時無呼吸 300
中皮腫 100
チューブドレナージ 52

超音波気管支鏡ガイド下針生検
　（EBUS-TBNA）　102
腸管蠕動不全　357
長時間作用性抗コリン薬（LAMA）
　186, 197
長時間作用性β₂刺激薬（LABA）
　187, 197
長時間作用性β₂刺激薬／吸入ステロ
　イド薬配合剤　187
長時間作用性β₂刺激薬／抗コリン薬
　配合剤　187
聴診　2
聴神経障害　228
チロシンキナーゼ阻害薬　96
鎮静　352, 353
鎮痛　352

て
低酸素血症　324, 363
低流量システム　325
テオフィリン徐放製剤　197
デキサメタゾン　116, 122, 196
デキストロメトルファン　4
笛声音　6
デクスメデトミジン　353
デュロキセチン　129
デラマニド　226
転移性骨腫瘍　122

と
疼痛　314, 352
　――評価　128
動脈血液ガス分析　13
ドキシサイクリン　163, 254, 270
トキソカラ症　261
ドキソルビシン　107
特発性 pleuroparenchymal fibroelastosis
　146
特発性間質性肺炎（IIPs）　142, 307
特発性器質化肺炎　145
特発性肺線維症（IPF）　2, 136, 364
特発性非特異性間質性肺炎　144
特発性リンパ球性間質性肺炎　145

トシリズマブ　276
ドセタキセル　89, 91, 93, 97, 98
トラゾドン　129, 130
トラネキサム酸　40
トリコスポロン抗体　10
ドレーン挿入　52
トロンビン　40

な
内因性リポイド肺炎　293
内服歴　39

に
肉芽腫　265
ニコチン依存症　131
ニボルマブ　93
ニューモシスチス肺炎　243, 246, 368
ニンテダニブ　140

ね
ネブライザー付き酸素吸入器　325
捻髪音　6

の
膿胸　257
脳転移　75, 121
ノギテカン　85

は
肺 Langerhans 細胞組織球症　185,
　165, 213
肺 MAC（*Mycobacterium avium*
　complex）症　232
肺アスペルギルス症　241, 244, 245
肺アブセッサス症　239
肺移植　285, 287, 305
肺拡散能検査　28
肺癌　95, 297
　――予防　131
肺換気血流シンチ　26
肺癌細胞診判定基準　18
肺カンサシ症　238
肺癌診断　70

391

（肺癌の）組織分類　71
肺気腫　307
肺吸虫　261
肺クリプトコッカス症　243, 245, 246
肺結核　16, 222
肺高血圧症　59, 152, 283, 307, 349
肺静脈閉塞症（PVOD）　285
肺真菌症　241
肺動脈血栓塞栓症　208
肺動脈性肺高血圧症（PAH）　285
肺動脈造影　59, 64
肺ノカルジア症　259
肺剥皮術　103
肺分画症　289
肺胞出血　179
肺胞蛋白症（PAP）　68, 172, 375, 378
肺ムーコル症　244, 247
肺毛細血管腫症（PCH）　285
肺葉外分画症　289
肺葉内分画症　289
剥離性間質性肺炎　144, 213
パクリタキセル　89, 96, 97, 107
ばち指　2, 6
発熱　42
　　──性好中球減少　114
鼻カニュラ　325
パパニコロウ染色変法　70
パパニコロウ分類　18
パラアミノサリチル酸　226
バレニクリン　133
パロノセトロン　115, 116
バンコマイシン　115, 255

ひ

非結核性抗酸菌（NTM）症　232
非小細胞癌　74, 87, 95
皮疹　117
非侵襲的陽圧換気療法（NPPV）　196,
　310, 320, 328, 339
非ステロイド抗炎症薬（NSAIDs）
　191, 314
ビスホスホネート製剤　123
非定型肺炎　249, 254

ビデオ喉頭鏡　335, 337
ヒドロコルチゾン　195
ビノレルビン　88, 91, 97
皮膚筋炎　149, 151
ピペラシリン／タゾバクタム　255,
　259
非扁平上皮　92
びまん性胸膜肥厚　297
びまん性胸膜疾患　10, 19, 271, 363
びまん性肺胞出血　179, 365
びまん性肺胞傷害（DAD）　359
肥満性肺胞低換気症候群　300
びまん性汎細気管支炎　185, 217
ヒューバー針　110
ピラジナミド　226
ピランテルパモ酸塩　262
ピルフェニドン　140
ビンクリスチン　107

ふ

不安　128
フェンタニル　353
腹臥位CT　23
副作用　112, 227
副鼻腔気管支症候群　194, 217
腹膜中皮腫　297
プラジカンテル　261
プラチナ製剤　88, 90
プラチナダブレット　90, 91
フルコナゾール　246
フルシトシン　246
フルマゼニル　40
プレドニゾロン　107, 147, 159, 177,
　181, 246, 270, 273, 276, 372
プロカテロール　195
プロクロルペラジン　126
プロポフォール　353
分泌細胞正常化薬　5
分離肺換気　344
分類不能型特発性間質性肺炎　146

へ

平均肺動脈圧（mPAP）　59

392

閉塞性細気管支炎　185, 205
閉塞性睡眠時無呼吸　300
閉塞性無呼吸　33
ペグフィグラスチム　113
ベタメタゾン　122
ペニシリンG　254
ベバシズマブ　90, 91, 93
ヘパリン類似物質　118
ペメトレキセド　90, 92, 93, 97, 103
ベルクロラ音　6
ペンタゾシン　40
ペンタミジン　246, 368
ベンチュリマスク　325
ペンブロリズマブ　91
扁平上皮癌　74

ほ
放射線化学療法　95
放射線照射　84
放射線治療　121, 123
放射線療法　106
蜂巣肺　25
ホスホジエステラーゼ阻害薬　187
ボリコナゾール　244, 246, 368
ホルモテロール　188
ホルモン療法　163

ま
マイコプラズマ抗体　11
末梢静脈確保　108
末梢神経障害　229
慢性咳嗽　191
慢性過敏性肺炎　139
慢性間質性肺疾患　2
慢性血栓塞栓性肺高血圧（CTEPH）
　65, 287
慢性好酸球性肺炎　175
慢性呼吸器疾患　313
慢性呼吸不全　305, 309
慢性肺アスペルギルス症　241
慢性閉塞性肺疾患（COPD）　2, 67,
　184, 201, 349

み
ミカファンギン　245, 368
ミダゾラム　40, 353
ミノサイクリン　54, 255, 270
ミノマイシン　118
ミルタザピン　129, 314

め
メチルプレドニゾロン　181, 195, 273,
　364
メトトレキサート　150, 270
メトロニダゾール　293
メロペネム　114
免疫グロブリン性アミロイドーシス
　280

も
目標エネルギー必要量　356
モルヒネ　4, 313, 353
問診　2, 39

や
薬剤性肺炎　150, 229
薬剤性肺障害　271
薬疹　228

ゆ
癒着剤　53

よ
陽圧換気療法（CPAP）　303
抑うつ　128
予測体重　340
予防的全脳照射　85

ら
ラメルテオン　130

り
リウマチ　150
リザーバーシステム　326
リザーバー付き酸素マスク　326
リスペリドン　130

リゾチーム　10
リツキシマブ　276
リドカイン　40
　──中毒　42
リネゾリド　255
リファブチン　226
リファンピシン　226, 235, 238
リポイド肺炎　292, 293
硫酸アトロピン　40
良性呼吸器疾患　305
良性石綿胸水　297
リンパ球性間質性肺炎　214
リンパ増殖性肺疾患　275
リンパ脈管筋腫症　68, 160, 185

れ
レジオネラ肺炎　367
レボフロキサシン　115, 226, 254, 255
レルベア　199, 204

ろ
ロイコトリエン受容体拮抗薬　197
労作時呼吸困難　2, 184
ロキシスロマイシン　219
ロキソプロフェン　126
濾胞性細気管支炎　214
ロラゼパム　115, 128

呼吸器内科実践 NAVI 〜"近中"の極意〜

2018 年 5 月 10 日　発行

監修者　林　清二
発行者　小立鉦彦
発行所　株式会社　南 江 堂
☎113-8410　東京都文京区本郷三丁目 42 番 6 号
☎（出版）03-3811-7236　（営業）03-3811-7239
ホームページ http://www.nankodo.co.jp/

印刷・製本　日経印刷
装丁　渡邊真介

Practical Handbook of Respiratory Medicine
© Nankodo Co., Ltd., 2018

Printed and Bound in Japan
ISBN978-4-524-25989-2

定価は表紙に表示してあります.
落丁・乱丁の場合はお取り替えいたします.
ご意見・お問い合わせはホームページまでお寄せください.

本書の無断複写を禁じます.

JCOPY 〈（社）出版者著作権管理機構　委託出版物〉

本書の無断複写は, 著作権法上での例外を除き, 禁じられて
います. 複写される場合は, そのつど事前に,（社）出版者著
作権管理機構（TEL 03-3513-6969, FAX 03-3513-6979,
e-mail: info@jcopy.or.jp）の許諾を得てください.

本書をスキャン, デジタルデータ化するなどの複製を無許諾
で行う行為は, 著作権法上での限られた例外（「私的使用の
ための複製」など）を除き禁じられています. 大学, 病院,
企業などにおいて, 内部的に業務上使用する目的で上記の行
為を行うことは私的使用には該当せず違法です. また私的使
用のためであっても, 代行業者等の第三者に依頼して上記の
行為を行うことは違法です.

〈関連図書のご案内〉

*詳細は弊社ホームページをご覧下さい《www.nankodo.co.jp》

検査ができない!? 専門医がいない!?
現場で役立つ呼吸器診療レシピ
長尾大志　著　　　　　　　　A5判・216頁　定価（本体3,500円＋税）　2018.3.

むかしの頭で診ていませんか?
呼吸器診療をスッキリまとめました
滝澤始　編　　　　　　　　A5判・230頁　定価（本体3,800円＋税）　2017.11.

〜臨床・画像・病理を通して理解できる!〜
呼吸器疾患：Clinical-Radiological-Pathologicalアプローチ
藤田次郎・大朏祐治　編　　　B5判・280頁　定価（本体10,000円＋税）　2017.4.

プライマリ・ケアの現場でもう困らない!
止まらない"せき"の診かた
田中裕士　著　　　　　　　　A5判・180頁　定価（本体3,000円＋税）　2016.9.

呼吸器科医のための サルコイドーシス診療ガイド
杉山幸比古　監修
　　　　　　　　　　　　　　B5判・310頁　定価（本体9,500円＋税）　2016.11.

間質性肺炎合併肺癌に関するステートメント
日本呼吸器学会腫瘍学術部会・びまん性肺疾患学術部会　編
　　　　　　　　　　　　　　A4変型判・126頁　定価（本体3,000円＋税）　2017.10.

難治性びまん性肺疾患 診療の手引き
日本呼吸器学会　監修
　　　　　　　　　　　　　　A4変型判・112頁　定価（本体2,800円＋税）　2017.10.

特発性肺線維症の治療ガイドライン2017
日本呼吸器学会　監修
　　　　　　　　　　　　　　A4変型判・92頁　定価（本体2,800円＋税）　2017.2.

特発性間質性肺炎診断と治療の手引き（改訂第3版）
日本呼吸器学会びまん性肺疾患 診断・治療ガイドライン作成委員会　編
　　　　　　　　　　　　　　A4変型判・166頁　定価（本体3,800円＋税）　2016.12.

定価は消費税率の変更によって変動いたします. 消費税は別途加算されます.